救急外来「まさか！」の症例53

日常にひそむ思考の落とし穴と診断のポイント

千代孝夫／編
日本赤十字社和歌山医療センター
救急集中治療部

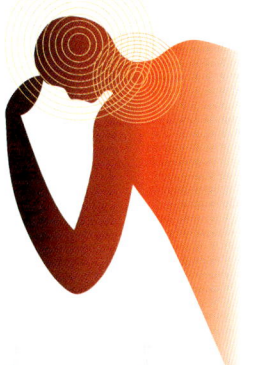

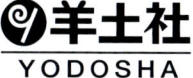

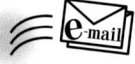 **「羊土社メディカルON-LINE」へ登録はお済みですか？**

羊土社ではメールマガジン**「羊土社メディカルON-LINE」**にて，毎月2回(原則：第2，4金曜日)，羊土社臨床系書籍・雑誌の最新情報をはじめ，求人情報や学会情報など，役立つ情報をお届けしています．
登録・配信は**無料**です．まだ登録がお済みでない方は，今すぐ羊土社ホームページからご登録下さい！
また，**「羊土社メディカルON-LINEモバイル」**もございます．どうぞこちらもご利用ください！

羊土社ホームページ http://www.yodosha.co.jp/

▼ 羊土社書籍の内容見本，書評など，情報が充実！ ▼ わかりやすい分類で，ご希望の書籍がすぐに見つかります！
▼ 求人情報・学会情報など役立つ情報満載　　　　　　　　　　　　　　　　　　　　ぜひご活用ください！！

序
－愛は勝つ－

　2005年に，「事故・事件・アウトドア編」，2006年に「小児・高齢者・女性編」として，よく遭遇する典型的な救急疾患に対して，ベテラン（古狸医）が行う診療の流れを記載した本を出版した（「シミュレーションで学ぶ救急対応マニュアル1，2」．羊土社）．その序文に，対極として全く逆の状況（信じられない「非典型例」）もあることを念頭におかねばならないことを述べたが，今回は，それらの「まさか！」の症例集である．

　古狸医は，心電図，血液検査正常の心筋梗塞，walk inの大動脈解離，頭痛のないSAH，歩行可能な大腿骨骨折，ピンピンしている肺動脈塞栓症，腹痛のない腸間膜動脈塞栓，のあることを経験として知っている．そして，非典型例は経験が増えれば増えるほどファイルされる．若手（チビ医者）にとっては"愛は勝つ"ものだが，古狸は愛は（稀に？ ときに？ しばしば？）滅びることを知っている．今回は，それらのなかで「古狸」でさえ冷や汗を流したような世界記録的な「まさか！」の症例集である．恐怖の本とも言える本である．

　また，臨床医学の進歩の方策の1つとして，経験の積み重ねから導かれる知見がある．個人の1つの珍しい経験症例，ビックリした体験から医学の進歩ははじまる．初めて腸腰筋膿瘍による敗血症をみた人，気腫性腎盂腎炎をみた人，降下型縦隔炎をみた人，横紋筋融解症をみた人，電撃性紫斑病をみた人は，「？？？？」でしかなかったが，それらが集積されてくると「フンフン」から「ホッホー」になる．そして最後に，「コレコレ」として知見として周知される．

　本書により，「医学の世界にはありえないことなぞない」，「どんなことでも起こりうるのが救急の世界だ」，ということを学んでもらいたい．

　体裁は，最終診断であった疾患群別に分け，脳，中枢神経，呼吸器，循環器，消化器，外傷，中毒から，その他敗血症，電解質異常，内分泌まで，タイトルの，「まさか・・・」，「・・・とは！」，「・・・だった！」，「惑わされるな」などからはじまり，事例紹介，経過，対応医の思考，予期診断，危機を回避した経過，最終診断までの，臨床の流れと，疾患の概説，参考文献までを記載した．

　本書が，若手医師から中堅医師まで，すべての方の今後の救急医療の施行に寄与できることを確信している．ひとりでも多くの方に知見を得て頂きたいのが私の願いであり，それが全てある．

2008年8月

日本赤十字社和歌山医療センター
千代孝夫

救急外来
「まさか!」の症例 53
日常にひそむ思考の落とし穴と診断のポイント

序 .... 千代孝夫
Color Atlas 10

第1章　脳・中枢神経

case 1　心筋梗塞？ まてよ，心カテ前に頭部CT！
主訴 意識消失 ➡ 最終診断 くも膜下出血 .... 武山佳洋，今泉　均　16

case 2　－いつもの過換気症候群－
また過換気か．多いなあ．紙袋をあてて…
主訴 呼吸苦，両手足のしびれ ➡ 最終診断 脚気，Wernicke脳症… 有吉孝一　21

case 3　「問題はないと思いますが，念のために検査しておきましょう」
主訴 呼吸困難 ➡ 最終診断 乳癌の頭蓋骨斜台部転移
.... 木内俊一郎，箱田　滋，新谷　裕　24

case 4　MRIで異常なしと診断されていた頭痛の患者さん．
まさか！ 脳動脈瘤破裂のくも膜下出血だったとは！
主訴 頭痛 ➡ 最終診断 脳動脈瘤破裂によるくも膜下出血
.... 鈴木恭一，児玉南海雄　28

case 5　失立発作？ 精神疾患の既往に惑わされるな
主訴 ふらつき，めまい ➡ 最終診断 頚椎症による椎骨脳底動脈循環不全
.... 後藤庸子，有賀　徹　33

case 6　閉鎖空間＋排気ガス＋脱力なら一酸化炭素中毒だ！まてよ…
主訴 頭痛と吐き気，ふらつき ➡ 最終診断 脳梗塞 .... 今　明秀　38

case 7　おっと危ない！ めまい発作の原因が延髄梗塞だった！
主訴 回転性めまい ➡ 最終診断 Wallenberg症候群 .... 中　大輔　43

case 8 えっ！ 異常言動の原因が静脈洞血栓症だったとは！
主訴 異常言動 ➡ 最終診断 上矢状静脈洞血栓症 ……………… 中　大輔　47

第2章　呼吸器

case 9 失神？ 感染症に誘発された痙攣と痙攣後の意識障害？
主訴 一過性意識障害 ➡ 最終診断 扁桃周囲膿瘍による気道閉塞と低酸素血症
……………………………………………………… 井上哲也，箕輪良行　52

case 10 まさか気胸とは！！ 昏睡，瞳孔散大，異常高血圧から脳血管障害を疑ったが，処置の遅れから緊張性気胸に陥った！
主訴 意識障害 ➡ 最終診断 病着時は気胸（非緊張性）で時間経過とともに緊張性気胸へ
……………………………………………………………………… 清水敬樹　57

case 11 気管支喘息で体重減る？
主訴 呼吸困難 ➡ 最終診断 気管腫瘍とリンパ節による気管狭窄 … 鍛冶有登　62

case 12 呼吸音は右減弱，左消失．左緊張性気胸で緊急脱気だ！
でも，あれれ？
主訴 呼吸苦 ➡ 最終診断 結核で左肺摘出術後に残存する右肺に自然気胸を起こした．
チェックバルブにより緊張性気胸になり，意識低下をきたした
…………………………………………………………… 河野匡彦，鈴木幸一郎　66

case 13 まさか妊娠中期の胸痛で受診した患者が肺血栓塞栓症だったとは！
主訴 胸部痛 ➡ 最終診断 肺血栓塞栓症 ………………… 内出一郎，森田峰人　70

case 14 1年以上も同じ症状が続いていて，かかりつけ医もいるんだから，わざわざ救急を受診しなくても…
－患者アドボケイトとしての救急医－
主訴 右腕の痛み ➡ 最終診断 肺癌，パンコースト症候群 ………… 有吉孝一　75

case 15 よくある蜂窩織炎として治療開始．
実は深部静脈血栓症，肺血栓塞栓症を発症していた．
主訴 右下腿腫脹 ➡ 最終診断 深部静脈血栓症・肺血栓塞栓症 …… 渋谷　卓　79

第3章　循環器

case 16 冷や汗では済まない！ 急性心筋梗塞の心電図を見落としていた
主訴 意識レベル低下 ➡ 最終診断 急性心筋梗塞 ……………………… 太田　凡　83

case 17 まさか！ 脳幹梗塞の診断でStanford A型急性大動脈解離にrt-PAを使うとこだった！
主訴 突然の意識障害 ➡ 最終診断 Stanford A 型急性大動脈解離
………………………………………………………… 神應知道，鈴木　卓　89

case 18 あれっ？ 頭痛と意識障害で搬入された患者さんだけど，この胸部X線写真気になる…
主訴 頭痛・意識障害 ➡ 最終診断 急性大動脈解離（Stanford A 型）
………………………………………………………… 大泉　旭，川井　真　94

case 19 受診122回までは精神疾患，受診123回目は身体疾患！
主訴 頭痛 ➡ 最終診断 急性心筋梗塞 ………………………… 久保健児　99

case 20 脳内出血！ いや，ちょっと待て，ちょっとおかしいぞ！
主訴 頭痛 ➡ 最終診断 細菌性心内膜炎 ……………………… 西野正人　104

case 21 まさか！ 左側腹部痛・下血の原因が，胸部大動脈解離だった！
主訴 左腰痛，左側腹部痛，下血 ➡ 最終診断 Stanford B 型胸部大動脈解離
………………………………………………………… 藤田尚宏　110

case 22 うわさには聞いていた！ 心筋梗塞の典型的非典型例に遭遇！
主訴 むかつき ➡ 最終診断 心筋梗塞 ………………………… 堀口真仁　116

case 23 わがままな腰痛患者？ 念のためにチェックを…
感染性腹部大動脈瘤切迫破裂だった！
主訴 腰痛 ➡ 最終診断 感染性腹部大動脈瘤 ……………… 川嶋隆久　122

case 24 下腿の灼熱感は脊柱管狭窄症によるものと診断されている…
数日前より灼熱感が増悪！急性下肢虚血であった
主訴 右足趾の灼熱感 ➡ 最終診断 閉塞性動脈硬化症の急性憎悪 … 渋谷　卓　127

case 25 まさか，尿路結石のはずが…
主訴 左腰背部痛 ➡ 最終診断 腹部大動脈瘤破裂 …………… 山口　均　132

case 26 まさか，吐血の原因が大動脈瘤の破裂だった！
主訴 吐血 ➡ 最終診断 腹部大動脈瘤（AAA）破裂の十二指腸への穿通
………………………………………………………… 久保健児　136

case 27 「水が流れる」理解困難な訴えの裏にあった意外な疾患とは？
主訴 右耳から左耳に水が流れる感じ ➡ 最終診断 洞不全症候群
………………………………………………………… 後藤庸子，有賀　徹　141

case 28 まさか！痙攣の原因が急性大動脈解離だった！
主訴 痙攣 ➡ 最終診断 急性大動脈解離（Stanford A 型）による脳虚血
……………………………………………………… 武山佳洋，今泉 均　146

第4章　消化器

case 29 DKAによる意識障害にNOMIが合併するなんて！
主訴 意識障害 ➡ 最終診断 DKA，NOMI（非閉塞性腸管虚血）
……………………………………………………… 神應知道，鈴木 卓　152

case 30 呼吸困難で消化管穿孔を疑いますか？
主訴 呼吸苦と胸部圧迫感 ➡ 最終診断 十二指腸潰瘍穿孔 ………… 森田 大　157

case 31 「膿胸の患者です」「はい，わかりました」
主訴 左側腹痛 ➡ 最終診断 突発性食道破裂 ……………………… 有吉孝一　163

case 32 え!? くり返す腹痛の原因が上腸間膜動脈解離とは…
主訴 間欠的な臍周囲の鈍痛 ➡ 最終診断 上腸間膜動脈解離
……………………………………… 木内俊一郎，箱田 滋，新谷 裕　167

case 33 CPAから蘇生後脳症となりDNARへ… 意識レベルアップ!?
原因は絞扼性イレウスだった！
主訴 CPA ➡ 最終診断 絞扼性イレウス ……………………………… 松原峰生　171

case 34 左下腹部痛で来院，左の尿路結石疑いで精査，一般的な虫垂炎であった
主訴 腹痛 ➡ 最終診断 通常の右の虫垂炎 ……………………………… 松原峰生　175

case 35 軽症に見える薬物の大量服用例！ でも侮ってはいけない！
経過観察だ！
主訴 気分不良 ➡ 最終診断 アスピリン大量服用，重症肝不全（多臓器不全）
……………………………………………………………………… 西野正人　178

第5章　外傷

case 36 痙攣で頭部打撲？ 頭部打撲で痙攣？ その答えは日常にあり！
主訴 意識障害，痙攣発作
➡ 最終診断 水中毒による痙攣発作と意識障害，ならびに頭部打撲による外傷性くも膜下出血と急性硬膜下血腫
……………………………………………… 河野匡彦，鈴木幸一郎　184

case 37 まさか！意識が回復したら左目が見えなくなっていた
主訴 意識障害 ➡ 最終診断 左視束管骨折 ……………………… 今野公士　189

case 38 まさか！小児の外傷性意識障害と思ったら…対麻痺が…
主訴 前額部裂創＋意識障害 ➡ 最終診断 胸髄損傷（＋頭部外傷＋大腿骨骨折）
……………………………………………… 喜多村泰輔，石河利之，田中潤一　193

case 39 刺創は肺だけ？落ち着いて考えれば当然だよな！
主訴 ナイフによる胸部刺創 ➡ 最終診断 心臓刺傷 ……………… 堀口真仁　199

case 40 FAST・CTで異常なし！なのに腹腔内蔵器損傷が…
主訴 腹痛 ➡ 最終診断 骨盤骨折＋小腸完全断裂＋小腸穿孔
……………………………………………… 喜多村泰輔，山崎繁通，大田大樹　204

case 41 顔がチョット痛い
主訴 顔面打撲 ➡ 最終診断 顔面の骨折と，腹部鈍性外傷による小腸損傷
……………………………………………………………………… 鍜冶有登　210

case 42 骨盤骨折か…確認のアンギオだけでもしてみよう…
アンギオ室で急変だ！
主訴 腰の痛み ➡ 最終診断 骨盤骨折（重症）……………… 辻本登志英　214

第6章　中毒

case 43 やはり，一酸化炭素中毒で遅発性脳症（間欠型）が発症した！
主訴 意識障害 ➡ 最終診断 一酸化炭素中毒遅発性脳症（間欠型）… 川嶋隆久　218

case 44 まさか！除脈を伴う失神発作の原因が一酸化炭素中毒だった！
主訴 胸部違和感，失神，下顎部割創 ➡ 最終診断 急性一酸化炭素中毒
……………………………………………………………………… 藤田尚宏　224

case 45 不明の液体大量服用の場合にはまず成分を確認すること．
内視鏡検査を急いだあまり，高カリウム血症に気づいたときには
心室細動！
主訴 腹痛 ➡ 最終診断 炭酸カリウム服用からの高カリウム血症，心室細動
……………………………………………………………………… 清水敬樹　229

第7章 その他

case 46 急性発症の敗血症性ショックと凝固障害．
まずは蘇生と全身管理だが，原因がわからない
　主訴 全身倦怠，意識混濁，熱発 ➡ 最終診断 原因感染巣：急性壊死性潰瘍性歯肉炎，
　　　　　　　　　　　　　　　　　　　　　　上下顎歯槽骨炎由来の敗血症性ショック
　　……………………………………………………… 井上哲也，山口大介，石井 健　234

case 47 どうして吸気性喘鳴が聞こえるの？？
　主訴 喘鳴 ➡ 最終診断 頸部〜縦隔リンパ管腫 ………… 北野尚美，吉川徳茂　238

case 48 そんな，ただの風邪のはずが…
　主訴 頭痛，咽頭痛 ➡ 最終診断 甲状腺機能亢進症（Basedow病）
　　……………………………………………………………………… 山口 均　244

case 49 原因不明の敗血症，まさか川崎病だったとは！
　主訴 不明熱 ➡ 最終診断 川崎病 …………… 太田育夫，山本雄豊，坂田育弘　248

case 50 えっ！ 眼が見えると言ったのに〜
　主訴 歩行困難 ➡ 最終診断 急性閉塞隅角緑内障発作 ……………… 太田 凡　252

case 51 旅行者が発熱と軽い腹痛 … 採血結果で目が開いた！
　主訴 発熱，腹痛 ➡ 最終診断 神経芽細胞腫　病期Ⅳb
　　……………………………………………………… 北野尚美，吉川徳茂，篠﨑正博　256

case 52 縮瞳と意識障害とくれば，橋出血，有機リン中毒，麻薬中毒．
まてよサリンか…
　主訴 喀痰と呼びかけへの不応答 ➡ 最終診断 服薬薬剤によるコリン作動性クリーゼ
　　……………………………………………………………………… 今 明秀　262

case 53 大変だ，早く脱水を補正しなくちゃ
　主訴 しゃべりにくい，四肢脱力 ➡ 最終診断 希釈性低ナトリウム血症＋糖過負荷
　　……………………………………………………………………… 辻本登志英　268

索　引 ……………………………………………………………………………… 273

Color Atlas

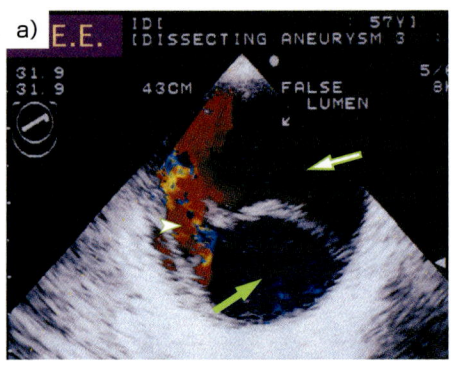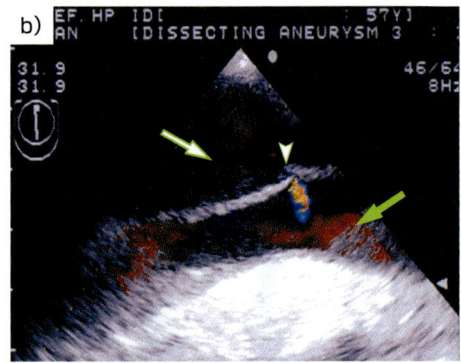

❶ TEEによる遠位下行大動脈のエントリーの証明
（p114，図3参照）
a）短軸像，b）長軸像
真腔（→），偽腔（⇒），jet flow（entry）（▷）

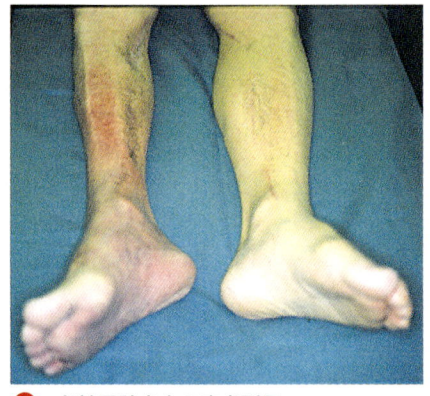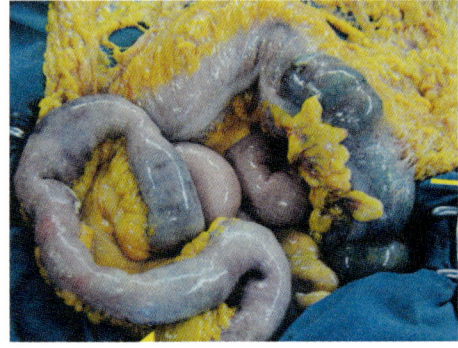

❷ 急性下肢虚血の皮膚所見
（p128，図1参照）
右下腿に皮膚色発赤部分を認める．同じ範囲に皮膚温低下を認めた

❸ 術中所見
（p154，図2参照）
全結腸・回腸の一部に虚血および壊死を認める．虚血および壊死の所見は分節的で非連続的であった

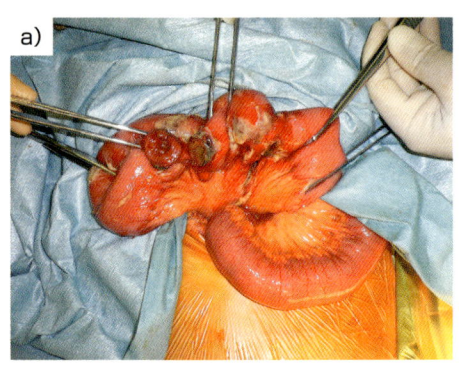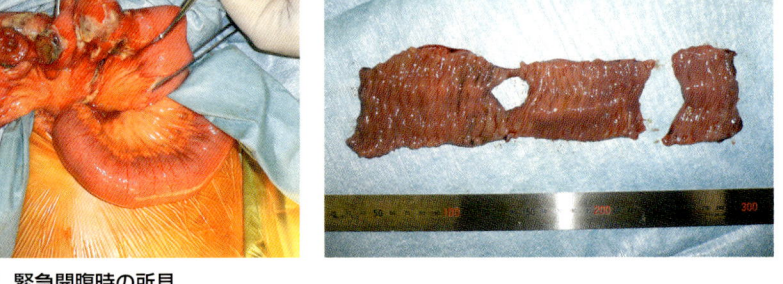

❹ 緊急開腹時の所見
（p207，図4参照）
a）開腹時の小腸の様子　b）部分切除された小腸標本：完全断裂と穿孔を認める

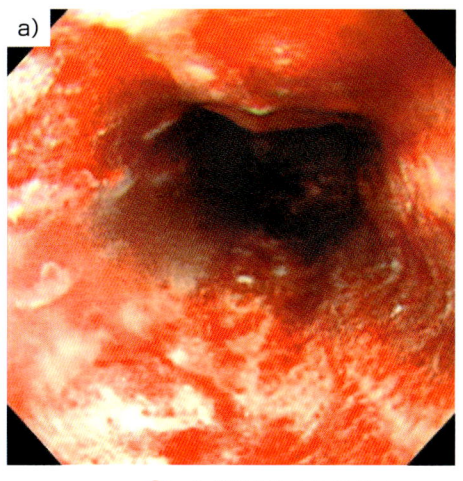
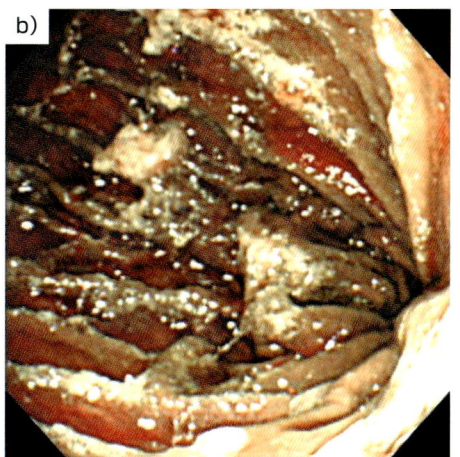

❺ 上部消化管内視鏡検査
（p231, 図3参照）
a) 食道下部：全周性の易出血性びらんと発赤を認める
b) 食道下部，胃前庭部：粘膜の灰白色化が強く，腐食が進行していた

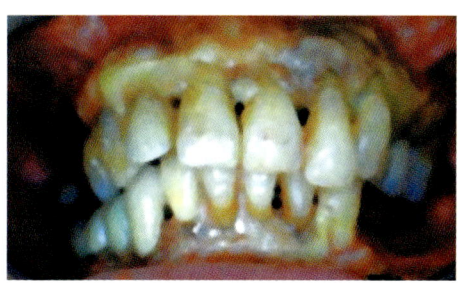

❻ 急性壊死性潰瘍性歯肉炎
（p236, 図1参照）

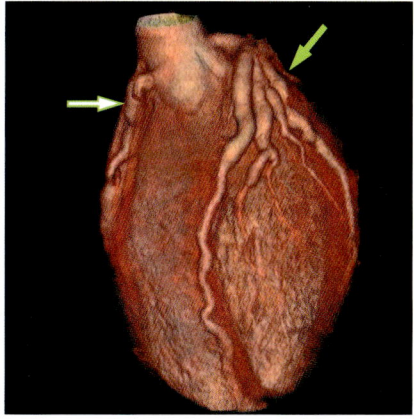

❼ 心臓3DCT
（p250, 図2参照）
左前下行枝についても拡張が著明に認められる（⇨）．右冠動脈はSegment 3まで拡張を著明に認める（→）

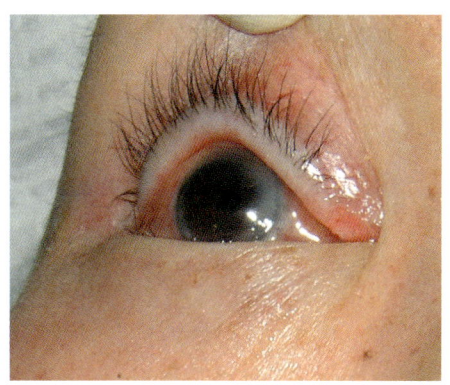

❽ 入室時の縮瞳
（p262, 図1参照）

執筆者一覧

■ 編集

千代孝夫	CHISHIRO Takao	日本赤十字社和歌山医療センター救急集中治療部

■ 執筆者 (五十音順)

有賀　徹	ARUGA Tohru	昭和大学病院救急医学科
有吉孝一	ARIYOSHI Koichi	佐賀大学医学部附属病院救命救急センター・危機管理医学講座
石井　健	ISHII Ken	東京大学医学部附属病院救急部・集中治療部
石河利之	ISHIKO Toshiyuki	福岡大学病院救命救急センター
井上哲也	INOUE Tetsuya	船橋市立医療センター救命救急センター
今泉　均	IMAIZUMI Hitoshi	札幌医科大学救急・集中治療医学講座
内出一郎	UCHIIDE Ichiro	東邦大学医療センター大森病院産婦人科
大泉　旭	OIZUMI Akira	日本医科大学病院附属病院高度救命救急センター
太田育夫	OTA Ikuo	近畿大学医学部救急医学
大田大樹	OTA Daiki	福岡大学病院救命救急センター
太田　凡	OHTA Bon	湘南鎌倉総合病院　救急総合診療科
鍛冶有登	KAJI Arito	大阪市総合医療センター　救命救急センター
川井　真	KAWAI Makoto	日本医科大学病院附属病院高度救命救急センター
川嶋隆久	KAWASHIMA Takahisa	神戸大学大学院医学研究科外科系講座災害・救急医学分野
神應知道	KAN'O Tomomichi	北里大学医学部救命救急医学
北野尚美	KITANO Naomi	和歌山県立医科大学小児科学
喜多村泰輔	KITAMURA Taisuke	福岡大学病院救命救急センター
木内俊一郎	KIUCHI Shun-ichiro	財団法人田附興風会医学研究所北野病院救急部
久保健児	KUBO Kenji	日本赤十字社和歌山医療センター　救急集中治療部
河野匡彦	KONO Masahiko	特定医療法人鴻仁会岡山中央病院
児玉南海雄	KODAMA Namio	福島県立医科大学脳神経外科
後藤庸子	GOTO Yoko	昭和大学病院総合内科 (ER)
今　明秀	KON Akihide	八戸市立市民病院救命救急センター
今野公士	KONNO Kimihito	杏林大学アイセンター

坂田育弘	SAKATA Ikuhiro	近畿大学医学部救急医学
篠﨑正博	SHINOZAKI Masahiro	和歌山県立医科大学救急治療部
渋谷　卓	SHIBUYA Takashi	東宝塚さとう病院血管外科
清水敬樹	SHIMIZU Keiki	さいたま赤十字病院救命救急センター
新谷　裕	SHIN-YA Hiroshi	財団法人田附興風会医学研究所北野病院救急部
鈴木幸一郎	SUZUKI Koichiro	川崎医科大学救急医学
鈴木恭一	SUZUKI Kyouichi	福島赤十字病院脳神経外科
鈴木　卓	SUZUKI Takashi	北里大学医学部救命救急医学
武山佳洋	TAKEYAMA Yoshihiro	市立函館病院救命救急センター
田中潤一	TANAKA Junichi	福岡大学病院救命救急センター
辻本登志英	TSUJIMOTO Toshihide	日本赤十字社和歌山医療センター救急集中治療部
中　大輔	NAKA Daisuke	日本赤十字社和歌山医療センター脳神経外科
西野正人	NISHINO Masato	国立病院機構大阪医療センター救命救急センター
箱田　滋	HAKODA Shigeru	財団法人田附興風会医学研究所北野病院救急部
藤田尚宏	FUJITA Naohiro	佐賀県立病院好生館救命救急センター
堀口真仁	HORIGUCHI Masahito	京都大学大学院医学研究科循環器内科
松原峰生	MATSUBARA Mineo	大津赤十字病院救急部
箕輪良行	MINOWA Yoshiyuki	聖マリアンナ医科大学救急医学教室
森田　大	MORITA Hiroshi	大阪医科大学救急医療部
森田峰人	MORITA Mineto	東邦大学医療センター大森病院産婦人科
山口大介	YAMAGUCHI Daisuke	東京大学医学部附属病院救急部・集中治療部
山口　均	YAMAGUCHI Hitoshi	大垣市民病院救命救急センター
山崎繁通	YAMASAKI Shigemichi	福岡大学病院救命救急センター
山本雄豊	YAMAMOTO Yutoyo	近畿大学医学部救急医学
吉川徳茂	YOSHIKAWA Norishige	和歌山県立医科大学小児科学

救急外来
「まさか!」の症例 53
日常にひそむ思考の落とし穴と診断のポイント

第1章　脳・中枢神経

第2章　呼吸器

第3章　循環器

第4章　消化器

第5章　外　傷

第6章　中　毒

第7章　その他

第1章 脳・中枢神経

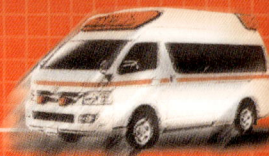

case 1　心筋梗塞？ まてよ，心カテ前に頭部CT！

> 対応医：年間搬入患者数約22,000人，24時間全例応需の救命救急センターに勤める救急専従医

事例紹介

1 搬入から初期対応までの経過

【症例】42歳，女性
【主訴】意識消失
【現病歴】5月某日夕方，乗用車運転中に奇声を発し意識消失．同乗者の呼びかけに反応しないため救急要請．救急隊現着時意識レベルJCS 3に回復，右共同偏視あり．心電図モニター上ST上昇がみられたため，循環器疾患を疑われ当院搬送された．搬入時，特に症状の訴えはなかった．
【バイタルサイン】呼吸：18回/分，血圧：113/71mmHg，脈拍：82回/分，体温：36.6℃，SpO_2：97%（room air），意識レベル：JCS 1

【身体所見】

瞳孔	3mm正円同大，左右差なし，対光反射あり，右共同偏視	腹部	平坦，軟，圧痛なし，腸雑音聴取可，腫瘤は触知せず
眼瞼結膜	貧血なし，黄疸なし	四肢	浮腫なし
頸部	頸静脈怒張なし	皮膚	正常
心音	正常	神経	四肢知覚・運動正常
呼吸音	正常		

【血液検査】

血算					
WBC	12,000/μL	D-dimer	4.4μg/mL	Cre	0.6mg/dL
RBC	405万/μL	ATⅢ	82%	Amy	64IU/L
Hb	12.5g/dL	TP	7.2g/dL	GLU	141mg/dL
Ht	36.8%	AST/ALT	40/30IU/L	CRP	0.1以下（mg/dL）
PLT	18.3万/μL	LDH	204IU/L	CK	73IU/L
生化学		T-Bil	0.5mg/dL	CK-MB	16.5ng/mL
		Na	140mmol/L	ミオグロビン	54.3ng/mL
PT	10.0秒（INR：0.92）	K	3.2mmol/L	トロポニンⅠ	0.04ng/mL
APTT	25.6秒	Cl	106mmol/L	BNP	17.6pg/mL
Fib	177mg/dL	BUN	16mg/dL		

2 初期対応

末梢静脈ラインから輸液を開始した．簡易血糖測定の結果は154 mg/dLであり低血糖発作は否定された．心電図のモニターを装着するとⅡ誘導でST上昇を認めた．さらに12誘導心電図を施行したところ，広範な誘導でST上昇を認めた（図1）．直ちに心臓超音波検査を施行してみると，全周性の左室壁運動低下を認めた．患者に対し再度，胸痛や頭痛，嘔気などの症状がないか確認したが，「頭がボーッとしている以外はなんともない」と返答する．

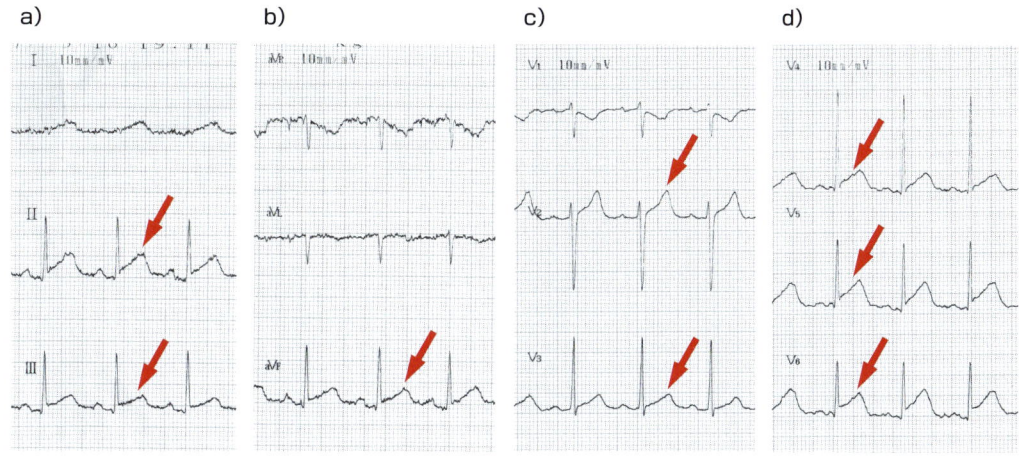

図1 心電図所見
12誘導心電図で広範囲にST上昇（➡）を認める

ここまでの対応医の思考

意識消失があったが現在は回復しており，頭痛や嘔気などの随伴症状も認めない．血圧は正常で麻痺はなく，右共同偏視が気になるが脳血管障害は否定的か？
心電図と超音波検査所見から広範囲心筋梗塞などの虚血性心疾患が疑われ，発症時に失神を伴ったものと考えられる．循環器科緊急コールのうえ，緊急冠動脈造影，再灌流療法が必要か．

3 危機を回避した経過

● 初期評価後

心筋梗塞を疑ったが，共同偏視や意識障害の残存が気になる．同じ初療室で別の患者の初療にあたっていた上級医に，上記の所見と専門医コンサルトについて相談した．

● 危機を回避した対応

上級医は，心電図，超音波検査所見が冠動脈支配と一致せず，局所的な異常が明らかではないため心筋梗塞は否定的と考えた．脳血管障害を除外するため先に頭部CTを施行し，心筋マーカーなどの血液検査結果を待つ方針とした．その結果頭部CTで鞍上槽，四丘体槽，シルビウス裂に高吸収域を認め，くも膜下出血と診断した（図2）．

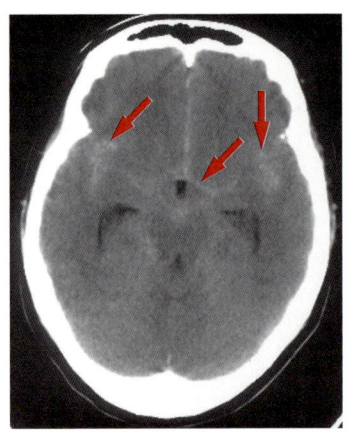

図2　頭部CT所見（第三脳室・中脳レベル）
くも膜下出血を認める（➡）

4　最終診断と対応

　直ちに脳神経外科医にコンサルトし，ニカルジピン持続投与を開始し，脳血管撮影を施行した．前交通動脈に径約3 mmの動脈瘤を認め，脳動脈瘤破裂によるくも膜下出血（Fisher Ⅱ，Hunt & Kosnik Ⅱ，WFNS 1）の診断で脳神経外科入院となった．第2病日に開頭クリッピング術施行，術中の循環動態は安定していた．第6病日にたこつぼ型心筋障害と心不全症状を呈したが，経過観察により徐々に回復し，脳血管攣縮などの合併もなく，第18病日に意識清明で退院した．

〈最終診断〉
くも膜下出血

解　説

A　誤診・失敗の原因：随伴所見による心疾患との先入観

● 頭痛がなく，STが上昇しているくも膜下出血

　くも膜下出血（SAH）では，「突然発症した，人生最悪の頭痛」といった特徴的な病歴がない場合，診断が遅れることがある．特に**軽症例では意識障害が軽度で，神経脱落症状も伴わないため見逃されやすい**．また，心電図異常や心筋障害を合併し，循環器疾患と誤診されることもある．本症例の診察時には他の救急搬入が重なっていたこともあり，心電図所見から心筋梗塞を疑い，「まずい！　早く循環器科にコンサルトしなければ！」と焦ってしまった．

● SAHが見逃される原因

　SAHは初回診察で12～25％が誤診されているという．症状が軽度で意識障害を伴わない場合，頭部CTを撮影せずに見逃されたり，多彩な随伴症状に着目し，他の疾患と誤診されることが多い．
　表3に見逃し・誤診の原因を示す．

表3 SAHが見逃される原因

原因となる所見	説明
重篤感がない ・意識障害がない ・頭痛がない，または軽度 ・嘔気・嘔吐がない ・神経脱落症状がない	軽症の場合，意識障害や頭痛の程度が軽く，歩いて外来を受診することもある．頭痛の程度が軽く鎮痛薬などで軽快した場合，**機能性頭痛や心因性疾患**と誤診されやすい．また，発症時に一過性の意識消失を伴った場合，「激しい頭痛」を憶えていないことがあり注意が必要．神経脱落症状は伴わないことが多い
発熱を伴う	発症後に発熱を認めることがあり，嘔吐や頭痛を伴っても，**感冒や胃腸炎，髄膜炎**などの感染症と誤診されやすい
後頭部痛がある	後頭部痛を頸部の痛みとして訴えた場合，**頸椎疾患**と誤診されやすい
項部硬直がない	発症6時間以内は伴わないことが多い
血圧が高い	他の症状（頭痛，嘔吐）が軽度の場合は**高血圧性脳症**と誤診されやすい
心電図異常・心筋障害	「脳性T波」を伴ったり，心筋障害によりCKやトロポニン値が上昇する．**心筋梗塞などの循環器疾患**と誤診されやすい
胸部X線写真異常・呼吸困難	重症例の20〜30％で，カテコラミンの異常分泌に伴う肺水腫が出現する．**呼吸器疾患や心不全**と誤診されやすい
頭部CTを施行しない	見逃しの原因として多い．症状が軽度の場合，他疾患を疑いCTを施行しない
頭部CTで出血がない	出血が少量の場合，貧血（Hb10g/dL以下）がある場合，発症から数日が経過している場合，CTで診断困難
腰椎穿刺でキサントクロミーを認めない	発症早期（12時間以内）や，発症から長時間（2週間以上）経過している場合は検出されない．血性髄液であるのにtraumatic tap（外傷性穿刺）と誤診されることもある
外傷を伴う	発症時の意識消失により転倒し外傷を負った場合，**外傷治療が優先**される

B 本症例で必要な鑑別診断

● 失神

原因は多岐にわたるが，致命的なものとして**虚血性心疾患や致死的不整脈，大動脈解離などの心大血管疾患をまず除外する**．次にてんかんやSAHなどの脳血管障害，消化管出血などの出血性疾患が重要であり，病歴や随伴症状を参考にしながら鑑別する．頻度としては迷走神経反射や起立性低血圧が多いが，診断のつかないこともある．

● 心電図異常（ST上昇）

心筋障害をきたす疾患を考える．冠動脈支配に一致した局所的なST上昇であれば，心筋梗塞や異型狭心症などの虚血性心疾患をまず鑑別する．広範な上昇を伴う場合，心膜炎や心筋炎を考えるが，本症例のような**脳血管障害に伴うST変化**も忘れてはならない．

C 本症例の落とし穴，確定診断に至ったポイント

● 一過性の頭蓋内圧上昇による意識消失

SAHの発症時に頭蓋内圧が一過性に上昇し，意識消失をきたすことがある．本症例も発症時に一過性意識消失を伴っており，このような場合，**逆行性健忘により「突然の頭痛」が「忘れられる」ことがあり，注意が必要である．**さらにST上昇を伴う心筋障害を合併し，心筋梗塞との鑑別に迷った．

● カテコラミン異常分泌による心電図異常

　SAHでは，交感神経緊張視床下部の機能不全に伴うカテコラミン異常分泌により，心筋障害や肺水腫を合併することがある．心電図異常としてはST上昇やT波増高，QT間隔の延長などがみられ，「脳性T波」として知られている．

　カテコラミン異常分泌に伴う心筋障害では，心エコー上全周性かまたは心基部に一致した壁運動の低下がみられ，**冠動脈支配と一致しないことが虚血性心疾患との鑑別になる**．通常，脳出血では高血圧を合併することが多いが，**本症例では心筋障害に伴う左室壁運動低下によりマスクされ，正常血圧を示したものと思われる**．

　心電図異常や心筋障害は一過性であり，回復は早く予後に影響しないため，脳動脈瘤の治療を迅速に進めるべきとされる．相談を受けた上級医は，実は以前に苦い経験をしていた．類似した症例で緊急冠動脈造影を施行したが異常なく，検査後の頭部CTでSAHがみつかったのである．

● SAHを見落とさないために

　今回は循環器科コンサルトの前に診断することができた．SAHは頭部単純CTで90％以上診断できるが，CTで発見されない場合も数％ある．CT所見が陰性であっても，病歴から疑わしい場合は腰椎穿刺を考慮する．また，発症直後は血清カリウム値の軽度低下を伴うことが多い印象があり，筆者は参考にしている．

D もしも見落としたら？

　本疾患では，診断が遅れ脳動脈瘤の再破裂をきたすと，意識障害が悪化し予後不良となる．再破裂は1回目の破裂後24時間以内に多く，とりわけ6時間以内に多いとされていることから，迅速な診断が予後に影響する．**頭部CTを施行すればほぼ診断可能である**ので，SAHの非典型例を知り，常に念頭においておくことが迅速な対応につながる．

　治療は早期の動脈瘤再破裂予防が重要であり，手術療法（開頭クリッピング術）の他に，近年はより低侵襲な血管内治療（コイル塞栓術）も普及している．

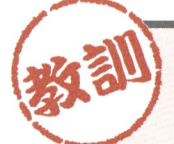

- くも膜下出血に心筋障害を合併し，循環器疾患との鑑別に迷うことがある
- 発症時に意識消失があった場合，頭痛がマスクされるので注意が必要
- くも膜下出血の非典型例を念頭に置き，疑ったら頭部CTを撮像することが迅速な診断につながる

文献・書籍（さらに知識を深めたい方へ）

1）Edlow, J. A. & Caplan, J. R.：Avoiding pitfalls in the diagnosis of subarachnoid hemorrhage. N. Engl. J. Med., 342：29-36, 2000
2）Kowalski, R. G. et al.：Initial misdiagnosis and outcome after subarachnoid hemorrhage. JAMA, 291：866-869, 2004
3）「神経救急・集中治療ガイドライン」（有賀　徹 監訳）．メディカルサイエンス・インターナショナル，2006
4）「症候からの鑑別診断の進めかた」（瀧　健治 他 編）．羊土社，2003

　　　　　　　　　　　　　　　　　　　　　　　　　　　　　　　　＜武山佳洋，今泉　均＞

第1章　脳・中枢神経

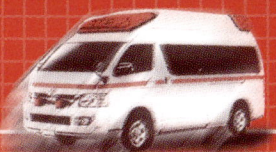

case 2 ーいつもの過換気症候群ー
また過換気か．多いなあ．紙袋をあてて…

> 対応医：年間患者総数35,000人，救急車搬入6,000台に対応するER型救命救急センター2年目研修医

事例紹介

1 搬入から初期対応までの経過と血液検査結果

- 【症例】38歳，女性
- 【主訴】呼吸苦，両手足のしびれ
- 【既往歴】特記なし
- 【現病歴】2年前からのダイエットで体重を20kg以上減量した．最近疲れやすく気力が起こらない．夜寝る前に息苦しく，手足もしびれてきたので夫に連れられて受診した．
- 【バイタルサイン】血圧：90/50mmHg，脈拍：60回/分，呼吸回数：24回/分，体温：35.5℃，SpO_2：100％（室内気）．意識混濁状態で，すぐに傾眠傾向になる．
- 【身体所見】

眼瞼結膜	貧血なし/黄疸なし	心音	雑音なし
顔面	浮腫あり	腹部	平坦，軟，圧痛なし
頸静脈	怒脹なし	四肢	浮腫あり
呼吸音	清		

2 初期対応

とりあえず辛そうなのでブドウ糖入りの維持液を持続点滴静注した．過換気に対して紙袋をあててペーパーバック法で対応した．一応**動脈血ガス分析**を採取するとCO_2が低下しており過換気で間違いなさそうだった（表）．

注）ペーパーバック法は低CO_2血症の改善効果が乏しく，低酸素血症の発生の危険性が高いため，現在では施行されていない

表　動脈血ガス分析（room air）

動脈ガス分析：room air		生化学	
pH	7.35	Na	145mEq/L
pO_2	110mmHg	K	4.5mEq/L
pCO_2	20mmHg	Cl	105mEq/L
BE	−10mmol/L	GLU	90mg/dL
HCO_3^-	15mmol/L		

> **ここまでの対応医の思考**
>
> いままで過換気の患者さんはたくさん診てきたけど，ずいぶん苦しそうだなあ．なにか鎮静薬を出した方がいいかなあ．

3 危機を回避した経過

なかなか症状が治らない．後期研修医のW先生に相談すると，過換気症候群ならセルシン®を3錠分3で出して帰宅可だという．不安なので男らしさのなかに知性と教養がかいまみえるベテランのC先生に聞いてみた．「これは**代謝性アシドーシスを補正しようとして過換気になっているんだよ**」と言う．気をつけて心音を聴取すると明らかにギャロップリズムであった．膝蓋腱反射は何度やっても出なかった．

4 最終診断と対応

脚気，Wernicke脳症．ただちにチアミン（ビタミンB_1）100 mgの静脈注射を行った．

> 〈最終診断〉
> 脚気，Wernicke脳症

解　説

A 誤診・失敗の原因：慣れによる油断

● いつもの過換気と思わない

いろいろな患者をみて典型例がわかってきたところに落とし穴は現れる．なんでも相談する1年目研修医に比べ，2年目研修医がより危険である．典型例にみえて，なにかおかしな所があることに気づかねばならない．

● 背景がある

現代では起こりにくい疾患であるが，本症例では，過激なダイエットが誘引となった．他にアルコール依存症，神経性食思不振症で起こりうる．高カロリー輸液中にビタミンB_1を投与しなかったことによる訴訟例はよく知られている．

B 本症例で必要な鑑別診断

● 意識状態，手足のしびれなど，神経症状で鑑別すべきもの（：鑑別方法）
① 糖尿病性ケトアシドーシス：血液ガス．尿中ケトンを測定
② Guillain-Barré症候群：髄液検査でタンパク細胞解離現象（細胞数は正常，タンパク濃度増加）

③ 重症筋無力症：テンシロンテスト（アンチレクス®静注）による症状改善
④ 周期性四肢麻痺（甲状腺機能亢進症）：K低値，FT_3，FT_4，TSHを測定
⑤ 熱中症：深部体温上昇

● 呼吸症状で鑑別すべきもの
⑥ 気胸：聴診，胸部X線撮影
⑦ 気管支喘息：聴診上，喘鳴聴取．喘鳴が聴こえないsilent chestにも注意！

C 本症例で診断確定に至ったポイント

　本症例では，検査結果に対する研修医の対応に問題があった．最近，ポジティブフィードバックは有用であり，褒めて伸ばすことの大切さが云々されている．しかし研修医指導のABCD（**あ**ほ，**ぼ**け，**か**す，**ど**け：ⓒ 寺沢秀一先生）で育った世代である指導医はこれが苦手である．もっとも，本症例において研修医を褒めるところはあまりない．あえて言えば，そのまま帰すのが不安なので，近くにいた上級医に相談したところである．このようにすぐ気軽に上級医に相談できるのがER型救命センターの利点であり，これを利用して，自分の納得のいく答えが出るまで次々にいろんな医師に相談してゆく研修医は存在する．指導医にとってはうっとうしいが，患者にとってはより安全というわけだ．

　もう1つ褒めるとすれば，過換気症候群全例に動脈血ガス分析が必要ではないが，何か調子が悪そうだから，検査しておいたところである．もっとも，解釈が間違っていては何にもならないが．

D もしも見落としたら？〜見落とさないために

　意識障害患者で血糖値のチェックはルーチンにするべきである．また**血糖を上げるためにブドウ糖を投与する場合，チアミン（ビタミンB_1）を一緒に投与することを考慮すべきである．**

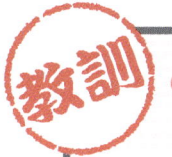

● 過換気症候群，ヒステリーという診断で片付けることのリスクを承知しておく

文献・書籍（さらに知識を深めたい方へ）
1) 寺沢秀一：「研修医当直御法度 症例帖」，三輪書房，pp1-5, 2002

<有吉孝一>

第1章　脳・中枢神経

case 3　「問題はないと思いますが，念のために検査しておきましょう」

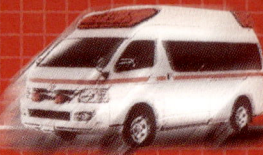

対応医：700床の総合病院救急部に勤める救急専従医

事例紹介

1　基礎疾患と現病歴

【症例】31歳，女性

【主訴】呼吸困難

【既往歴とその経過】救急受診の6カ月前に乳がんの手術を行い，その後数カ月間放射線療法を受けていた．2カ月前に乳腺外科外来で頭部CTを撮り，異常なしとの診断がなされていた．1カ月前には乳腺外科の外来カルテに，主治医は「経過は良好」と記載していた．

【現病歴】4月2日（救急受診1回目）に過呼吸発作を起こし，夜間に当院救急外来に救急搬送された．当直研修医は過換気症候群と判断し，紙袋再呼吸を施行した．

　数十分後，過呼吸は消失し意識も清明となったため問診をしたところ，「最初に軽い頭痛があった」とのことであった．そのため頭部CTを撮ったが，当直医が異常なしと判断し過換気症候群と診断して帰宅させた．

　しかし，その後も5日（同2回目），9日（同3回目）に夜間に軽い頭痛を前駆症状とする過呼吸発作を起こし救急外来を受診した．その度に紙袋再呼吸で対処するだけで症状が消失していたので帰宅させていた．今回（11日：同4回目）も朝から前3回と同様の症状を訴えて救急搬送された．

【バイタルサイン】血圧：107/70 mmHg，脈拍：67回，呼吸数：60回，体温：37.1℃，SpO_2：99％であった．

2　初期対応

これまでの経緯から今回も過換気症候群であろうと判断した．過呼吸に対して紙袋再呼吸を施行した．過呼吸は約30分で軽快したが，頭痛が今までにないほど強く続いていたため，ジクロフェナクナトリウム（ボルタレン®）坐薬を挿肛した．1時間後も痛みが改善しないため，ペンタゾシン（ソセゴン®15mg）を筋注した．

注）紙袋再呼吸（ペーパーバック法）は低CO_2血症の改善効果が乏しく，低酸素血症の発生の危険性が高いため，現在では施行されなくなってきている

「問題はないと思いますが，念のために検査しておきましょう」 case 3

ここまでの対応医の思考

　乳癌の手術後であったが，放射線療法も終了し乳腺外科の主治医が「経過は良好」とカルテに記載していたこと，1回目の救急受診日の頭部CTでは「異常所見は認めない」と記載されていたこと，過去3回の来院時にも紙袋再呼吸と鎮痛薬の服用だけで過呼吸，頭痛が消失していたことなどから，今回も精神的なストレスが原因だろうと考えられる．しかし今回は今までより頭痛が強く，鎮痛薬の効果もなくペンタゾシンまで使わなければならない．**ひょっとして何か身体疾患が隠れているのかもしれない**．

3 危機を回避した経過

　今回は転移性脳腫瘍などの有無を精査するために，**念のため頭部MRIを施行した**．脳腫瘍に注意して画像をみたが，特に異常は認めなかった．しかし気になり，さらに放射線科医にみてもらったところ，頭蓋底骨斜台部に骨破壊を伴う腫瘍（おそらく転移性頭蓋骨腫瘍）が認められるとの所見であった（図）．

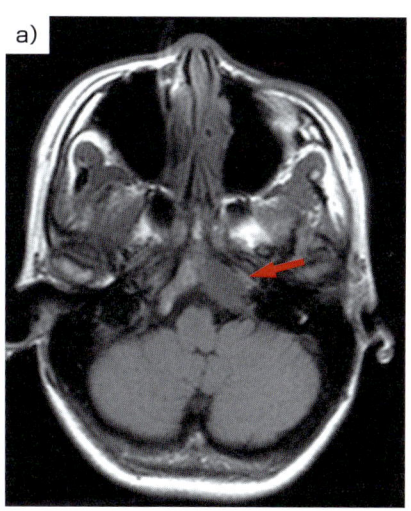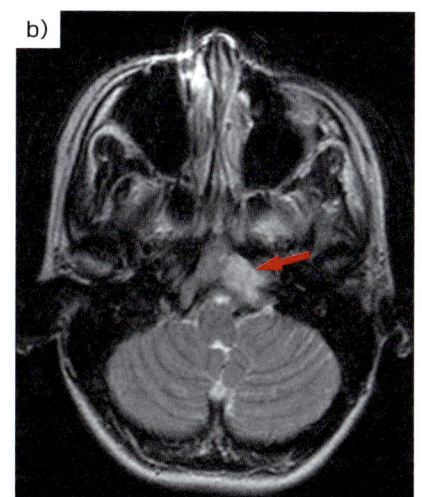

図　頭部MRI
a）T1強調画像
b）T2強調画像
斜台部に腫瘍性病変を認める（→）

4 最終診断と対応

　直ちに乳腺外科の主治医へコンサルトし，本人，家族と相談のうえ緊急入院となった．脳外科医の診察では，「脳圧亢進症状はなく腫瘍のある場所やその大きさからして，この腫瘍が頭痛の原因になるとは考えにくい，脳外科としては今は積極的な治療はない」との見解であった．
　ステロイドの点滴と非ステロイド性鎮痛薬の投与で頭痛などの症状が軽快したので第12病日に退院した．しかしその後，脊椎，仙骨に次々と骨転移がみつかり，ホルモン療法を開始し入退院をくり返している．

> **〈最終診断〉**
> 乳癌の頭蓋骨斜台部転移

解　説

A　誤診・失敗の原因：**精神的な疾患であろうという先入観と気の緩み**

　救急現場では精神的な要因から生じるさまざまな症状を主訴として来院する患者も多い．特に同じ症状を訴えくり返し救急受診する患者に対しては，受け入れる医療スタッフ側も**気が緩み**，慎重さを欠いた診療態度を示すことも少なくない．しかしそういった**気の緩みが生じたときに誤診が起きやすくなる**．しかも一度緩んだ気持ちはなかなか立て直せない．いつもと同じだろうと思って数時間様子を診た後で，「うーん，今日はいつもと少し違うな」と心の片隅で感じても，「じゃあ，今から検査をしていきましょう」と気持ちを切り替えるのはなかなか難しい．

　気の緩みが修正できないなら，最初から心のギアを入れておいた方が楽である．いつもと同じ症状だから今回も精神的なものだろうといった先入観は捨て，不定愁訴のなかに危険な疾患が隠れていることを十分に念頭に入れて診察にあたるべきである．身体疾患をすべて除外してはじめて「精神的要因によるものであろう」との判断を下すよう，日頃から心がけておかなければならない．

B　本症例で必要な鑑別診断

　悪性腫瘍全体のうち頭蓋底骨転移は6.2％との報告もある[1]．逆に頭蓋底骨転移の原発部位は**乳腺**が最も多く54％で，次いで**肺，前立腺**（13％）となっている[2]．頭蓋底骨転移による臨床症状は頭痛，眼痛などの疼痛が54％で最も多いが，複視，嚥下障害，構音障害，味覚障害などの脳神経症状で発症するものもみられる．しかし斜台部の腫瘍では頭痛だけか無症状のことが多く[3]，発見されないまま経過した症例も少なからずある可能性がある．今後，CTやMRIの精度の向上とともに頭蓋底骨，特に斜台部への転移の報告も増加するものと思われる．

　頭蓋底骨転移自体が直ちに生命予後に大きな影響を与えることは少ないが，患者のQOL（quality of life：生活の質）の面からも早期の診断と治療が必要である．乳がんの治療中に頭痛，眼痛などがみられたら，頭蓋底骨転移も念頭において頭部MRIなどの検査を早期に行わなければならない．

C　本症例で診断確定に至ったポイント

　救急医療では，患者の症状がもともとかかっている疾病に起因するのか，新たに別の疾病が発症したのかの判断は容易ではない場合がある．過去の検査や治療の情報をできるだけ入手し，参考にしなければならないのは当然である．ただ一方で，主治医やこれまで診察した医師の所見を鵜呑みにするのも危険である．例えばめまい発作で来院した患者がも

ともと内耳性めまいと診断がされていても「今回のめまいは脳梗塞かもしれない」と疑う必要がある．しかし，だからといってめまいで来院する患者全員に毎回頭部MRIを行わなければならないか，というとそうではない．

　本症例でも，主治医は外来カルテに「経過は良好」と記載していたし，9日前に当直医が頭部CTを撮り異常なしと判断していた．しかし今回は，主治医の所見を鵜呑みにすることなく**念のため頭部MRIを撮ったことが確定診断に至った．しかし，もし異常がなければこの検査はやりすぎ，不要と非難されたかもしれない．念のための検査が必要かやりすぎかの判断は救急外来では永遠の課題である．**ただ，検査は常に必要最小限にとどめ，それでも的確な診断が行える診療能力を身につけるよう心がけなければならない．

D もし見落としていたら？

　患者は例え救急・時間外受診であっても，症状が続き2回，3回と受診した場合，そこで見落とすと「何度も同じ症状で受診しているのに，なぜあのときしっかり診断してくれなかったのか」と，医療機関に対する不信感や不満は2倍，3倍と膨れ上がる．今回も，母親が心配し何度も救急外来を訪れているのにそれまで正診に至っていない．もしその後，乳腺外来ではじめて腫瘍が発見されていたら，救急外来に対するクレームがきた可能性が高い．

　救急・時間外外来を同じ症状で再度訪れた場合は，前回の診察時よりさらに慎重に対応しなければならない．

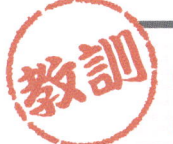

- 精神疾患を疑っても，まず身体疾患の除外診断を十分に行う
- 乳がん患者は経過中に骨転移を合併することが多いが，今後は画像の精度の向上とともに，さらに報告数が増えると思われる
- 救急外来に再度受診してきた患者には，前回以上に慎重に対応しなければならない

文献・書籍（さらに知識を深めたい方へ）
1）恩田　純 他：悪性腫瘍の骨転移―頭蓋骨転移症例の検討．IRYO，43：300-306，1989
2）林　真也 他：頭蓋底骨転移の放射線治療経験．癌の臨床，40：413-418，1994
3）照井慶太 他：斜台部に発生したfibrous dysplasiaの1例．Neurological Surgery，35：895-899，2007

＜木内俊一郎，箱田　滋，新谷　裕＞

第1章 脳・中枢神経

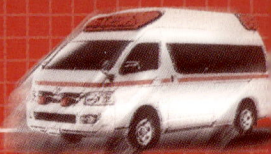

case 4 MRIで異常なしと診断されていた頭痛の患者さん．まさか！ 脳動脈瘤破裂のくも膜下出血だったとは！

対応医：救急センターを併設する総合病院に務める脳神経外科医

事例紹介

1 搬入から初期対応までの経過と神経症状

【症例】 51歳，男性
【主訴】 頭痛
【現病歴】 9月20日に突然の頭痛が出現．同日A病院を受診した．頭部MRIで明らかな異常は認められず，緊張性頭痛と診断され帰宅した．しかしその後も頭痛は持続し，消失しないため，9月27日に当院救急外来を受診した．
【身体所見】 意識清明，神経学的に明らかな異常所見なし．項部硬直などの髄膜刺激症状も認めない．頭痛は後頸部の鈍痛で嘔気・嘔吐はない．

2 初期対応

緊急に頭部CTを施行したが，頭蓋内に明らかな異常は認めなかった．A病院で施行されたMRIで異常はないと診断されていることや項部硬直も認められないことから筋緊張性頭痛が持続しているとも考えられるが，現病歴および症状からくも膜下出血（SAH）の可能性は否定しえないと判断した．このため3次元CT血管撮影（3D-CTA）を施行したところ，両側内頸動脈後交通動脈分岐部動脈瘤を認めた（図1）．この脳動脈瘤が破裂

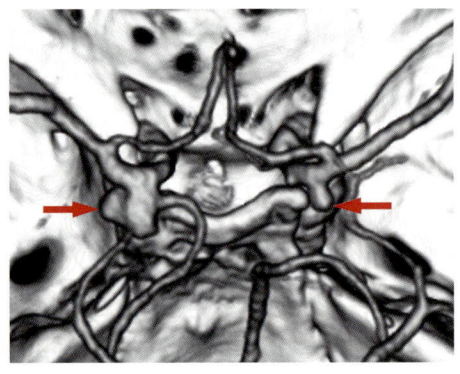

図1　3D-CTA
両側内頸動脈後交通動脈分岐部内頸動脈（→）を認めた

動脈瘤である可能性もあるため，直ちに点滴ルートを確保し，塩酸ジルチアゼム（ヘルベッサー®）を持続点滴静注し，最高血圧を100〜120mmHgの間にコントロールした．

> **ここまでの対応医の思考**
>
> 3D-CTAで認めた脳動脈瘤が破裂動脈瘤であれば，緊急に再破裂予防のための手術を行う必要がある．A病院で施行されたMRIで異常はないと言われているが，診断に誤りはないのだろうか？

3 危機を回避した経過

A病院で施行された頭部MRIを取り寄せて再確認したところ，FLAIR（fluid attenuated inversion recovery）画像でくも膜下腔に高信号域（high intensity area：HIA）が散在している所見を認めた（図2）．

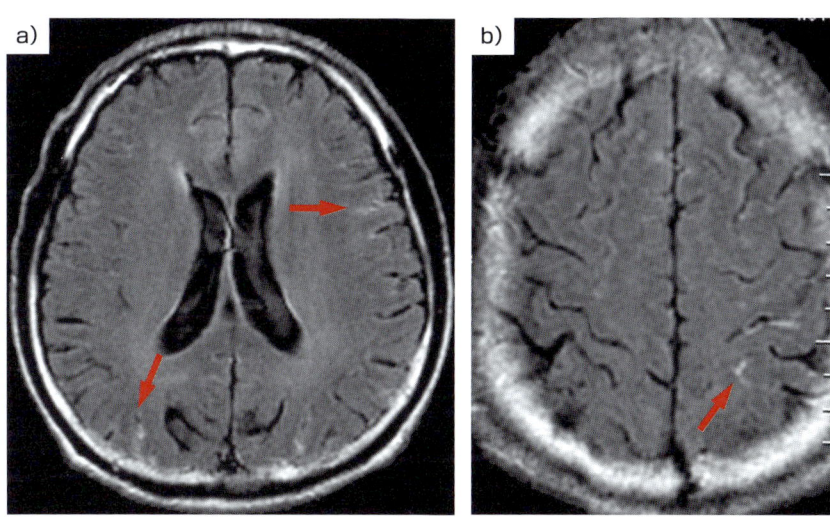

図2　A病院で施行された頭部MRI
脳溝内に高信号（➡）を認める

4 最終診断と対応

9月20日の頭痛は脳動脈瘤破裂によるSAHであったと判断し，緊急に開頭手術を施行した．術中所見で左内頸動脈瘤の壁には薄い血餅が付着し，その周囲の脳表は黄色調を呈していたことから，動脈瘤破裂によるSAHであったことを確認した．両側の内頸動脈瘤をクリッピングし手術を終了した．術後，意識清明で神経学的異常はなく自宅退院した．

〈最終診断〉
脳動脈瘤破裂によるくも膜下出血（subarachnoid hemorrhage：SAH）

解　説

A 診断に迷った原因：慢性期における画像診断の限界

● CTによる画像診断

　　SAHのほとんどの症例は頭部CTで診断されている．SAHは発症直後のCTにおいて高吸収域としてとらえられる．しかし，発症後いつまで高吸収域が認められるかについては，SAHの程度によって異なってくるため一概には言えない．

　　発症当日のCTでは90％以上が診断可能であり[1]，数日以内，特に5日以内なら高頻度にSAHが診断できるというのが一般的な意見である．

　　本症例では，当院受診時すでにSAH発症から7日経過し，CTで確認できない程度に血腫は消退していたためにCTでは診断しえなかった．

● MRIによる画像診断

　　最近，CTを施行せずにMRIのみで診断・治療を行っているクリニックが増えている．MRIによるSAHの診断能に関しては，T1強調画像とT2強調画像のいずれもiso-densityを示すことから検出は困難である．一方，FLAIR画像ではSAHが脳実質や髄液より高信号に抽出されるため診断が可能である．また，微小なSAHの検出も可能であり有用な方法である．

　　今回はA病院でMRIのFLAIR画像を撮影され所見があったにもかかわらず，その異常所見を担当医が把握しえていなかった．CTに比較して未だMRIの診断に慣れていない医師も少なくないが，わずかな病変も見逃さずに診断する技量が求められる．

B 本症例で必要な鑑別診断

　　頭痛を症状とする疾患は数多く存在するが，生命に直結する重篤な疾患か否かを迅速に診断することが重要である．何よりも最初にSAHが否定できるか否かを診断しなければならない．

● SAHによる頭痛

　　SAHを診断するうえで重要なのは患者の臨床症状とCTなどの画像所見である．**SAHにおける最も特徴的な症状は激烈な頭痛である**．頭痛は，これまでに経験したことのないような激しい痛みであり，「頭をバットで殴られたような」などと表現される場合が多い．この頭痛は頑固で1週間以上持続するものが多い．項部硬直やkernig徴候などの髄膜刺激症状が必発のように教科書に記載されているが，SAH発症直後（数時間以内）や出血量が少ない症例，また1週間程度経過した慢性期の症例にはみられないこともあり，注意を要する．項部硬直がないからと言ってくも膜下出血を否定してはならない．

● 画像診断

　　臨床症状からSAHが疑われた場合，引き続き侵襲の少ない画像診断を行う．通常はCTで脳槽やくも膜下腔に認められる高吸収域により診断する．出血の程度が軽い場合や本症例のように**発作後1週間以上経過した症例では血腫が描出されない場合があり注意を要する**．

MRIでもFLAIR画像により急性期から亜急性期には脳槽，くも膜下腔に高信号域を認めることで診断が可能である[2]．亜急性期以降ではCTよりも感度が優れている．FLAIR画像とは，髄液を低信号にしたT2強調画像と考えてよい．髄液以外のT2強調画像で高信号を示すものはFLAIR画像でも高信号となるため，血腫やタンパク濃度の高い病変で高信号を示す．具体的には，くも膜下血腫や髄膜炎（図3a），類上皮腫（図3b）・上皮腫などがあげられる．また血流の遅い血管（図3c）やモンロー孔付近や脳底部を含めた後頭蓋窩でみられる髄液の乱流（図3d）も高信号として描出される場合があるので注意が必要である．これらは臨床症状や高信号の分布・形態により鑑別する．

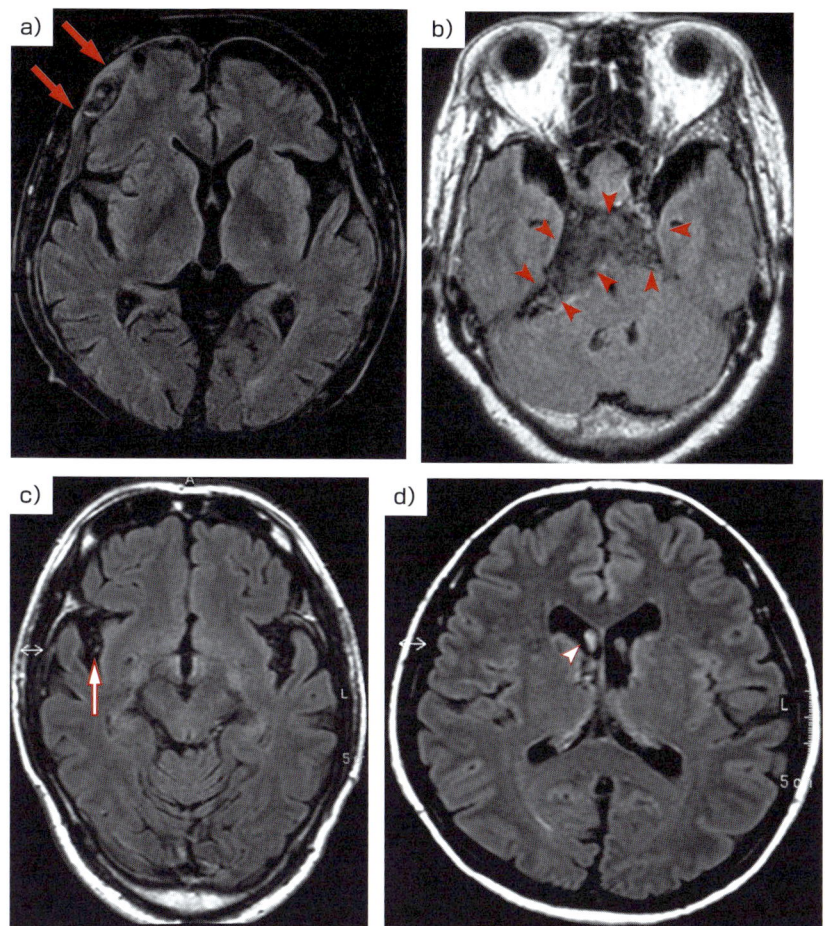

図3　FLAIR像で脳槽および脳溝内の高信号を示す疾患や組織
a）癌性髄膜炎（➡），b）類上皮腫（▶），c）血管（⇨），d）髄液の乱流（▷）

● 腰椎穿刺による髄液検査

腰椎穿刺による髄液検査は，典型的な症状を呈しているにもかかわらず，CT上明らかな高吸収域を認めない場合に用いる．最初から本法を施行すると，頭蓋内圧が亢進している場合には脳ヘルニアを起こす危険があり，さらに穿刺時の疼痛により血圧が上昇し再出血をきたす危険もある[3]．髄液の性状は，発作後1週間以内は血性であることが多いが，

軽度の出血例や慢性期症例では必ずしも血性とは限らない．そうした場合には髄液の上清液を調べる必要がある．赤血球が溶血することにより出血後2時間ほどで髄液中にはオキシヘモグロビンが出現し，髄液の上清液は赤色を呈する．さらに3日ほどしてビリルビンが出現すると黄褐色を呈する．これらの所見も10～30日ほど後には消失し上清液も水様透明となる．

C 本症例で診断確定に至ったポイント

担当医はくも膜下出血が否定できないと判断して3D-CTAを施行し，さらに他院のMRIを取り寄せて確認を行うことで破裂脳動脈瘤の診断に至った．前述したようにSAHの症状は激烈であり多くの症例で診断は容易であるが，頭痛の程度が軽く筋緊張性頭痛や片頭痛あるいは感冒などと誤った診断をなされている症例も存在する．**頭痛が例え軽度であっても，SAHという生命に直結する重篤な疾患の存在を失念しないことが診断確定に至るポイントである．**

D もしも見落としたら？～見落とさないために

SAH症例の予後に関しては，初回出血により10％が死亡し25％が重篤となる．そして，65％が治療対象となるが，このうちの30％程度は予後不良であり，その最大の原因は再出血であると言われている[4]．再出血はSAH発症後24時間以内に最も起こりやすいことから，初期治療に携わる医師がいかに考え，いかに診断し，いかに治療するかにより患者の予後が大きく変わることを認識すべきである．

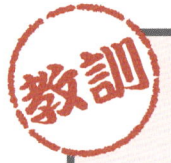

- SAHはその特徴ある症状とCT所見からほとんどの症例で診断は容易である．しかしその一方で非典型的な症状を呈する症例も稀ならず存在する．臨床医は常に緊急性の高いものを優先的に診断・除外する必要があり，頭痛を訴える症例に対しては何よりもまずSAHを念頭におかなければならない．

文献・書籍（さらに知識を深めたい方へ）

1) van Gijn J. & Rinkel, G. J. : Subarachnoid hemorrhage : diagnosis, causes and management. Brain, 124 : 249-278, 2001
2) 「新版よくわかる脳MRI」（青木茂樹 他 編），秀潤社，2004
3) 「標準脳神経外科 第10版」（山浦 晶 他 編），医学書院，2006
4) Jane, J. A. et al. : The natural history of aneurysms and arteriovenous malformations. J. Neurosurg., 62 : 321-323, 1985

<鈴木 恭一，児玉南海雄>

第1章　脳・中枢神経

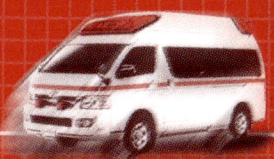

case 5　失立発作？ 精神疾患の既往に惑わされるな

> 対応医：救急専属半年の5年目内科医

事例紹介

1　搬入から初期対応までの経過

【症例】37歳，女性

【主訴】ふらつき，めまい

【現病歴】うつ病の既往があり11月15日まで抗うつ薬を内服していた．11月30日16：30頃，1人で買い物中に突然「後ろから髪を引っ張られる感じ」がしてその場に座り込むように倒れた．このとき，悪心と軽度の頭痛はあったが，意識消失，眼前暗黒感，蝸牛症状は自覚されず，嘔吐もなかった．歩行不能のため家族に迎えに来てもらい，背負われて帰宅したが，その後も悪心・非回転性のめまい感が続くため救急要請し，17：30に当院救急外来を受診した．先行感染・血便なし．

【既往歴】うつ病（36歳），網膜剝離（37歳）．今回のような症状は初めて．

【内服薬】防風通聖散，ロキソプロフェン（ロキソニン®）60 mg/回・頭痛時頓用，ブロチゾラム（レンドルミン®）0.25 mg/日

【嗜好歴】アルコール：なし，タバコ：20本/日×17年間

【最終月経】11月20〜25日．過多月経なし．不正出血・妊娠の可能性なし．

【バイタルサイン】血圧：100/72 mmHg，脈拍：65回/分・整，体温：35.9℃，SpO_2：99%（room air），意識清明

【身体所見】

頭部打撲痕	なし	心音	雑音なし
眼瞼結膜	貧血なし	呼吸音	副雑音なし
眼球結膜	黄疸なし	腹部	平坦・軟・圧痛なし
頸部	頸静脈怒張なし	腸雑音	正常
血管雑音	なし	四肢	浮腫なし
右前頸部	1 cm大のリンパ節触知	両側橈骨動脈触知	良好

（次頁に続く）

救急外来「まさか！」の症例53　33

（前頁の続き）

神経所見			
上肢Barré試験	陰性	Weber試験・Rinne試験	異常なし
下肢Mingazzini試験	陰性	構音障害・カーテン徴候	なし
視野	異常なし	舌偏位	なし
瞳孔	左右2.5mm正円同大	回内回外試験・指鼻指試験	異常なし
眼球運動異常・複視・眼振	なし	Babinski反射	陰性
顔面知覚異常	なし	深部腱反射	異常なし
顔面麻痺	なし	上肢の挙上による症状の再現	なし

【血液検査】

血算		生化学		Amy	64 IU/L
WBC	5,000/μL	AST	20 IU/L	GLU	104 mg/dL
RBC	395/μL	ALT	24 IU/L	Na	142.1 mEq/L
Hb	13.0 g/dL	T-bil	0.4 mg/dL	K	4.0 mEq/L
Ht	37.8%	CK	70 IU/L	Cl	110.7 mEq/L
PLT	33.9/μL	BUN	6.3 mg/dL	CRP	<0.2 mg/dL
		Cre	0.5 mg/dL		

2 初期対応

　救急隊により仰臥位で搬送され，その状態では悪心・めまい感ともほとんどないとのことであった．頭位めまいの可能性もあるため，まずは仰臥位での安静を指示し，ルートを確保した．

ここまでの対応医の思考

　身体所見上，特記すべき所見はなく，仰臥位で施行した下肢の徒手筋力テストにも大きな問題はなかった．この時点で患者はトイレへの移動・排尿を希望したが，自力では坐位ならびに立位保持，歩行が不可能であった．めまい・体幹失調というよりも，四肢の脱力により立つことができない様子であった．来院時，精神状態は安定しており，会話の内容にも矛盾を感じなかったが，2週間前まで抗うつ薬を内服していたことから，解離性障害による失立発作を強く疑った．

3 危機を回避した経過

　床上での排尿の後，仰臥位で診察を続行．頭位の変換による眼振の確認は最後に行う予定であったが，研修医が通常の流れで胸鎖乳突筋力を評価しようと頸部を左へ回旋させたところ，眼前暗黒感・めまい感が誘発された．非常に強い訴えであったためすぐに中断したところ，症状はすみやかに消失した．この時点で本人に頸椎症の既往を確認したところ，2年前に頸椎症の診断を受け，牽引療法を施行された経験のあること，最近は腕枕でテレビを見ていると1分程度で上肢がしびれてしまうことが明らかになった．

4 最終診断と対応

　　頸椎カラーを装着し，頭部単純CTおよび頸椎単純X線写真の撮影を行った．頭部単純CTでは異常を認めなかったが，頸椎単純X線写真でC5・6の椎間の狭小化と骨棘形成が認められた．頸椎カラー装着下では，立位・歩行とも可能であり，左側頭位にしてもめまい・眼振は誘発されなかった．

　　これらの所見から，頸椎症による椎骨脳底動脈循環不全と診断した．念のため，当日神経内科にも診療依頼したが，同様の診断であった．そこで，翌日必ず整形外科を受診するよう指示し，頸椎カラー装着のまま帰宅させた．

〈最終診断〉
頸椎症による椎骨脳底動脈循環不全

解　説

A 誤診・失敗の原因：心因性疾患との先入観

- 精神疾患の既往と「後ろから髪を強く引かれる感じがして立てなくなった」という訴えから，心因性疾患との先入観を抱いてしまった
- 臥位では症状・有意な所見がないのに，坐れない・立てない・歩けないという状況から，解離性障害をさらに強く疑ってしまった

B 本症例で必要な鑑別診断

　　本症例は片麻痺を認めないことから，平衡障害をきたす器質的疾患のうち，表1A，Bの2つの病態が鑑別にあげられる．

　　また，めまいを伴う精神科的疾患としては，不安障害，身体表現性障害，気分障害などがある．

　　精神疾患に伴うめまいには以下のような特徴がみられる．
　　① 回転性よりも浮動感，ふらつき感として訴えられる場合が多い
　　② めまい以外にも身体や思考，行動に障害をきたすことが多い

　　不安障害のめまいでは，パニック障害の診断基準にあるような動悸，発汗，息切れ，呼吸促進，悪心，嘔気などの自律神経症状や震え，胸痛，感覚麻痺，冷汗などや精神症状としての離人感や恐怖感を伴うことが多い．特に，過呼吸症状をきたすことが圧倒的に多いといわれている．

表1 片麻痺を伴わずに平衡異常をきたす疾患

A) 間欠性全身性筋力低下をきたしうる疾患（分単位で発症する急性不全四肢麻痺を生じうる疾患）

① 電解質異常（K↓↑，Ca↑，Na↓，P↓，Mg↑）
② 筋疾患
　　イオンチャンネル病（周期性四肢麻痺）
　　代謝性筋障害（炭水化物または脂肪酸の利用障害，ミトコンドリア機能異常）
③ 神経筋接合部疾患
　　　重症筋無力症
　　　Lambert-Eaton症候群
④ 中枢神経系疾患
　　　脳幹部または頸髄の一過性虚血発作
　　　一過性大脳虚血
　　　多発性硬化症

B) 筋力低下を伴わないが平衡異常をきたしうる疾患

① 脳幹部病変
② 小脳失調
③ 中枢または末梢前庭性平衡異常
④ 非対称性感覚性疾患
　　（末梢の感覚神経，後根神経節細胞，脊髄後索，脳幹毛帯系，視床，皮質頭頂葉に影響を及ぼす病巣）
⑤ 前頭葉性疾患
⑥ 基底核疾患

＊文献6 p141 表21，p144 図21-24を参考に作製

C 本症例の落とし穴・確定診断に至ったポイント

　本症例は，臥位での診察上，眼振や筋力低下など有意な所見がないにもかかわらず，坐位・立位では脱力・ふらつきなどにより自力で姿勢を維持することができず，歩行も不可能であった．この様子は，やや不自然に思われるほど極端であり，精神科への通院歴がある点からも解離性障害を強く疑った．しかし，うつ病については症状の軽快により内服を終了しており，来院時の精神状態も安定したこと，発症時にもパニック症状を伴っていなかったことなどが矛盾していた．

　今回，臥位でも頸部回旋により症状が再現されたことで，頸性めまい（椎骨脳底動脈循環不全）を疑うきっかけが得られ，頸椎症の既往の確認，頸椎カラーの試着につながった．特に，頸椎カラーの装着による症状の消失は顕著であり，頸椎X線所見・頭部単純CT所見よりも診断に有用であった．

D もしも見落としたら？

　頸椎症による椎骨動脈循環不全では，椎骨脳底動脈解離とは異なり，脳梗塞に発展することは稀であるが，診断が遅れると永続的な神経脱落症状をきたす場合もあるといわれている．頸椎症による症状としては，表2の4つがあるが，②の存在は特徴的であり，診断の手がかりになりやすい．

表2 頸椎症による症状

症状	主な原因	症状	愁訴を増大させる動作
① 頸椎柱症状	椎間関節，椎間板，靭帯群の形態的異常	後頭下部～後頸部の疼痛，肩こり，可動域制限など	通常は後屈時
② 神経根症状	椎間板ヘルニア，椎体後外側の骨棘による椎間孔の狭窄に伴う神経根の障害	通常，一側上肢への放散感，放散痛ではじまり，やがて神経支配領域の知覚鈍麻，運動支配域での脱力に発展する	椎間孔は後屈で狭くなるため，患側へ側屈したまま後屈すると，患肢への放散痛が出現する（Spurling sign）
③ 脊髄症状	脊柱管が元来狭く，椎間板ヘルニアや椎体後方骨棘などが存在する症例での脊髄の圧迫	・両側上肢～ときに体幹・下肢におよぶ知覚鈍麻 ・手指巧緻運動障害，四肢の協調運動困難 ・手指筋力低下，痙性歩行障害，深部腱反射亢進，病的反射陽性 ・神経因性膀胱など	
④ 椎骨動脈循環不全症状	水平骨棘による神経根・椎骨動脈の圧迫，椎間板変性による椎間間隙の狭小化・椎骨動脈の蛇行促進	意識消失，平衡障害，嚥下障害，嗄声など	回旋（椎骨動脈が緊張し，狭窄化が増悪）

教訓

- （当然ではあるが，）精神疾患の既往のある患者であってもまずは器質的疾患を疑うことが重要である
- 頸性めまいを疑った場合は，頸椎症に特徴的な症状の随伴や，頸椎カラーの装着による症状の変化が診断に役立つことがある

文献・書籍（さらに知識を深めたい方へ）

1) 遠藤健司 他：椎骨脳底動脈循環不全．脊椎脊髄，11：757-763，1998
2) 伊達達雄：頸椎症とめまい．医学と薬学，28：283-289，1992
3) 戸井宏行 他：頸椎症による椎骨動脈血流不全症の2例－体位変換血管撮影の有用性について－．脳外ジャーナル，15：841-845，2006
4) 都築暢之 他：整形外科疾患からみためまい・ふらつき－頸椎解剖および頸部外傷後の症状からみた問題点の検討．JOHNS，18：1229-1233，2002
5) 菊地俊暁 他：精神医学的観点からのめまい．JOHNS，18：1239-1243，2002
6) 三笠グラント，金 信浩：筋力低下，運動異常，平衡異常．「ハリソン内科学第2版」，pp138-145，2006

〈後藤庸子，有賀 徹〉

第1章　脳・中枢神経

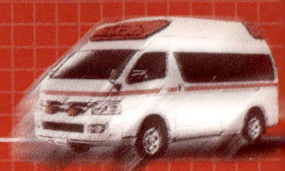

case 6　閉鎖空間＋排気ガス＋脱力なら一酸化炭素中毒だ！　まてよ…

対応医：救命救急5年目

事例紹介

1　搬入から初期対応まで

【症例】70歳，男性

作業場の車庫で，車のエンジンをかけたまま作業していた．頭痛と吐き気を自覚したので，作業を中断し休んでいた．ふらふらする感じもあり，車外に出たが階段を登れなかった．四つんばいになってようやく事務所に上がったが，呂律も回らなくなったため，同僚が救急要請した．救急隊は，一酸化炭素中毒を考え3次対応とし，リザーバー付マスク酸素10L/分投与で搬送してきた．

2　初期対応

入室時，気道開通，呼吸安定，循環安定していた．意識GCS 15，健忘なし．血圧：179/100 mmHg，心拍数：66回/分，呼吸数：14回/分，体温：35.5℃，SpO_2：97%，血糖：120 mg/dL．頭痛，構音障害とも認めなかった．リザーバー付マスク酸素投与を継続した．神経学的所見は異常なしで，**NIHSS**は0だった．非喫煙者．

発症状況より，一酸化炭素中毒を疑った．**CO-Hb**は6%であった．また，現場で四肢の脱力を認め，構音障害を認めていたことから，一酸化炭素中毒と判断し高気圧酸素療法の適応と考えた．高気圧酸素療法を2気圧で1時間行い，終了後はCO-Hbが1.2%に下がった．引き続き酸素をマスクで3L/分で投与継続し，経過観察入院した．翌日CO-Hbは0.9%で無症状であったので，退院した．頭部CT撮影はしなかった．

▶ ここまでの対応医の思考

意識障害の鑑別を救急室で行う際によく使われる「AIUEOTIPS」に沿って進める．「O」で，一酸化炭素中毒が鑑別にあがる．発症状況とCO-Hb値より，診断は容易である．また，脳血管障害を疑うには神経学的異常はなく，左右差もない．しかし脱力，構音障害が出現するにしては，CO-Hbが低い．暴露後の時間経過と酸素投与のせいで，CO-Hbは入室時にすでに低下したものと考えた．

脱力，構音障害を認め，CO-Hbが6％と異常値であったので発症環境を考え，**一酸化炭素中毒**を第一に考えた．**喫煙者**の場合は，CO-Hbは10％前後に上昇することもあるが，**非喫煙者**は1〜3％以下といわれている．

3 危機を回避した経過

第6病日，職場で動作緩慢を指摘され再受診した．以前はてきぱきと仕事をこなすことができたと言う．意識は清明．Barré陰性．Mingazzini陰性．NIHSS 0点．神経脱落症状なく，間欠型一酸化炭素中毒および後遺症を疑い，**頭部MRI**を撮影した．

撮像されたMRI画像は右中大脳動脈領域に高信号領域を認めた（図1）．また右中大脳動脈後枝に狭窄を認めた．この所見は一酸化炭素中毒ではなく，脳梗塞の所見であった．すでに発症より1週間近く経過していることより，エダラボン（ラジカット®）は適応外であった．また心房細動は見つからなかった．血管支配領域に一致した大きな梗塞巣なので塞栓症かアテローム血栓か鑑別は難しかった．心房細動がなかったことよりワルファリンカリウム（ワーファリン®）の開始は見合わせ，アスピリンの投与を開始した．アルガトロバン（スロンノン®，ノバスタン®），オザグレルナトリウム（カタクロット®）は使用時期を逸していた．

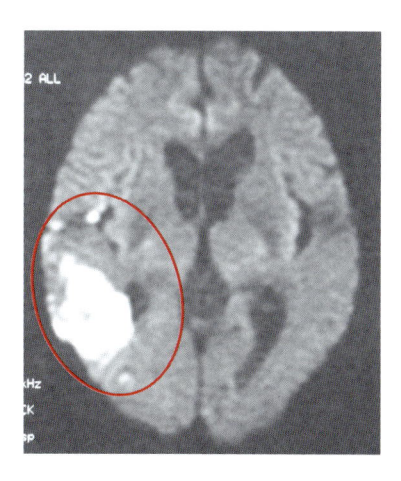

図1 頭部MRI画像
右側頭葉，頭頂葉に拡散強調画像で高信号（○）を認める．
右中大脳動脈領域の梗塞の所見である

4 最終診断と対応

頸部動脈超音波検査でプラークを含んだ**血管壁肥厚**を認めた．心臓超音波検査異常なし．ホルター心電図検査は異常なし．頭部MRIでは脳塞栓も考えられたが，頸動脈プラークを重視しアテローム血栓と診断した．初診時に行われた高気圧酸素療法は，結果的には脳梗塞に対して有利に働いたはずである．

〈最終診断〉
脳梗塞

解　説

A 誤診・失敗の原因：状況による一酸化炭素中毒との思い込み

　排気ガス暴露後，時間が経過し，また救急隊が酸素投与してきたので，一酸化炭素中毒で発症時はCO-Hbが上昇したが，搬入時には6％まで低下していたと考えた．しかし，原疾患は脳梗塞であった．脳梗塞の急性期治療をすることなく1週間を経過してしまった．家族には脳梗塞であったことを説明した．信用をなくしてしまった．

B 本症例で必要な鑑別診断

● 一酸化炭素中毒のリスクファクター

　米国の報告では，冬期間に，インフルエンザ症状を訴えて救急外来を受診した患者の前向き研究では，CO-Hbは3～24％で，一酸化炭素中毒患者が混じっている可能性があると述べている．一酸化炭素中毒の病歴で重要なのは，暖房にガスストーブの使用と，同居人に同症状あるかどうかである．症状発現時の作業現場の環境，ボート乗船中や，ストーブ使用，火災現場などは，どれも一酸化炭素暴露の危険がある．

　CO-Hbが15～20％の低いレベルでは，吐き気や頭痛などの軽症症状と相関する．60～70％以上の高レベルでは通常即死である．その中間のCO-Hbレベルでは，症状や予後と相関しない．ある報告では，軽症や無症状であったのはCO-Hb 5～47％であった．意識消失で発見されたが，病院到着時は，意識が回復していたものはCO-Hb 10～64％，昏睡状態が継続したものはCO-Hb 1～53％であった[1]．このように，**重症度からみたCO-Hbレベルは重なり合っているので，これだけで重傷度判定はできない**．

　一酸化炭素中毒の認知機能後遺症は，意識喪失があった場合や，CO-Hbが25％以上のとき，25～50％に起こる[2]．

● 高気圧酸素療法と高濃度酸素療法

　一酸化炭素中毒の標準治療は，100％酸素のリザーバー付マスク呼吸と高気圧酸素療法である．CO-Hbの半減期は，room airで240～320分，100％酸素投与で40～80分，100％酸素高気圧酸素療法で約20分と言われている．

　CO-Hbの減量だけなら，危険な高気圧酸素療法を行うことはないと思われがちだが，高気圧酸素療法には，細胞代謝に関係するヘム含有タンパク（cytochrome a3など）と一酸化炭素の結合を減らす効果もある．また好中球の血管内皮細胞への癒着を改善したり，フリーラジカルによる損傷を減らしたり，神経病学的欠損を回復したりといった効果もあるため，酸素投与だけと比較すると死亡率を減らす．しかし，動物実験では高気圧酸素療法は，フリーラジカル産生を増やし，損傷を増加させるという報告もある．

　2005年にコクランライブラリーの総説が発表され，6つの前向き無作為抽出研究によるメタアナリシスが行われている[3, 4]．これによると，**高気圧酸素療法と高濃度酸素療法の差なしが4つ，高圧酸素療法の方が有効（神経学的異常が少ない）が2つ**で，メタアナリシスを行ったところオッズ比0.78，95％CIが0.54 to 1.12でやはり有意差なしとの結論だった．UpToDateでは，「一般的に一酸化炭素中毒に高圧酸素療法が行われるが，前向き無

作為抽出研究では高濃度酸素療法と大きな差がないため，以下の所見があったときに限定すべき」と述べている．

- CO-Hb＞25％
- 妊婦でCO-Hb＞20％
- 意識喪失の病歴あり
- 代謝性アシドーシス（pH＜7.1）
- 臓器虚血の危険（心電図変化，胸痛，意識障害）

高気圧酸素療法の欠点は，専門施設への搬送の必要性と過酸素による痙攣，高圧損傷であるが，現段階ではCO-Hbレベルに関わらず，神経学的異常所見の存在あるいは意識喪失の病歴があれば高気圧酸素療法の適応を考慮する（表）．

表　一酸化炭素中毒に対する高気圧酸素療法の適応（文献3より改変）

適応	適応を考慮
①神経学的所見 　・精神状態の変化 　・昏睡 　・局所神経学的欠落症状 　・痙攣 ②妊婦でCO-Hb＞15％ ③意識喪失の病歴	①心血管の異常（虚血，梗塞，不整脈） ②代謝性アシドーシス ③高齢者 ④神経精神判定テストで異常 ⑤酸素マスク治療で症状が治らない

Up to DateではCO-Hb＞25％を一応の指標にしているが，表では，神経学的所見を重視しているという違いがある．

C 本症例で診断確定に至ったポイント

　脳梗塞の診断にはCTが有効で，左右差のある異常所見がみられる．ただし，低吸収域は発症直後には認められない．最近はCTの分解能が向上してきたので，**early signとしてレンズ核陰影の不明瞭化，淡い低吸収，皮質－髄質境界の不明瞭化，脳溝の不明瞭化などが発症1時間で認められることもある．**

　脳梗塞のMRIは，拡散強調画像で超急性期も診断が容易にできる．左右差のある高信号が，細胞障害性浮腫の場所を示してくれる（図1）．

　重症一酸化炭素中毒では，頭部CTで低酸素，虚血，低血圧のために脳梗塞の所見が見られる．その特徴は両側淡蒼球の低吸収域である（図2）．しかしこの特徴はメタノール中毒，硫化水素中毒でもみられる．臨床的には，両側淡蒼球の低吸収域をみつけたら一酸化炭素中毒を考える．一酸化炭素中毒の頭部MRI所見は，びまん性に両側対称に白質に異常が出る[3]．

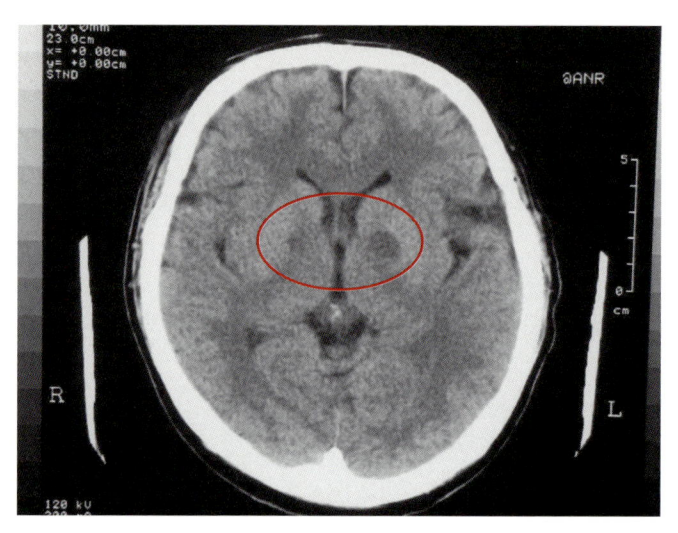

図2 32歳,男性.一酸化炭素中毒
暴露後12時間経過して発見された.入室時JCS 30. CO-Hb 4％.初診時の頭部CTでは,両側淡蒼球の低吸域を認めた(○)ため,高気圧酸素療法を開始した.後遺症が残った

D もしも見落としていたら

脳梗塞を見落としていれば,リハビリの遅れ,アスピリン内服の遅れが考えられた.

> **教訓**
> ● 一酸化炭素に暴露しやすい環境で発症した神経脱落症状を,一酸化炭素中毒と考えた.1週間後に撮影したMRIで脳梗塞と診断できた.一酸化炭素中毒はCO-Hbレベルと症状がパラレルではない.軽症脳梗塞と軽症一酸化炭素中毒の鑑別に苦労する症例もあることを覚えておく

文献・書籍(さらに知識を深めたい方へ)

1) Norkool, D. M. & Kirkpatrick, J. N.: Treatment of acute carbon monoxide poisoning with hyperbaric oxygen: a review of 115 cases. ann Emerg. Med., 14 (12): 1168-1171, 1985
2) Wever, L. K. et al.: Hyperbaric oxygen for acute carbon monoxide poisoning. N. Engl. J. Med., 347: 1057-1067, 2002
3) Kao, L. W. & Nanagas, K. A.: Carbon Monoxide poisoning. Med. Clin. N. Am., 89: 1161-1194, 2005
4) Juurlink, D. N. et al.: Hyperbaric oxygen for carbon monoxide poisoning [Review]. Cochrane Database of Systematic Reviews Issue 4, 2007

<今　明秀>

第1章　脳・中枢神経

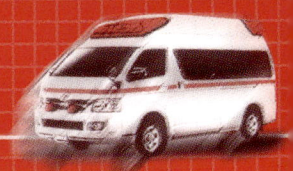

case 7　おっと危ない！めまい発作の原因が延髄梗塞だった！

対応医：中核機関病院に勤める職歴18年の脳神経外科医

事例紹介

1　搬入から初期対応までの経過

【症例】58歳，男性
【主訴】回転性めまい
【既往歴】高血圧，喘息
【現病歴】9月5日午前6時，起床時から右後頸部痛を自覚していた．ほぼ同時に回転性めまいが出現し，歩行できなくなったため救急要請し，当院ERへ搬送された．ER搬入時は嘔気も訴える．
【バイタルサイン】血圧：136/78 mmHg，脈拍：72回/分，体温：36.8℃，SpO$_2$：100%（room air）
【初診時神経学的所見】

意識	清明	眼球運動	制限なし	軟口蓋麻痺	なし
見当識	障害認めず	眼振	認めず	嚥下障害	訴えず
構音障害	なし	顔面感覚障害	訴えず	舌偏位	認めず
痙攣	なし	顔面神経麻痺	なし	運動麻痺	なし
瞳孔	正円同大	聴力障害	なし	小脳症状	明らかな症状を認めず
対光反射	迅速	回転性めまい	あり		
眼瞼下垂	なし	耳鳴り	なし		

【血液検査】有意な異常所見は認めず．
【頭部CT】脳出血など明らかな異常を認めず．
【拡散MRI】脳梗塞など虚血性脳血管障害を認めず（図1）．

2　初期対応

末梢静脈ラインを確保し，輸液を開始した．処置中も強い回転性めまいを訴えたので，60 mLの7%重炭酸ナトリウムをゆっくり静注した．また，強い嘔気，嘔吐も認められたため，メトクロプラミド（プリンペラン®）10 mgを静注した．これにより，回転性めまい，嘔気，嘔吐とも軽度改善した．

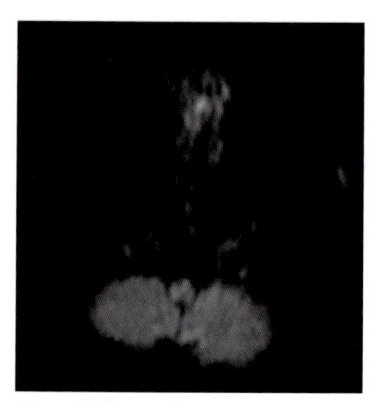

図1　拡散MRI（初診時）
明らかな異常なし

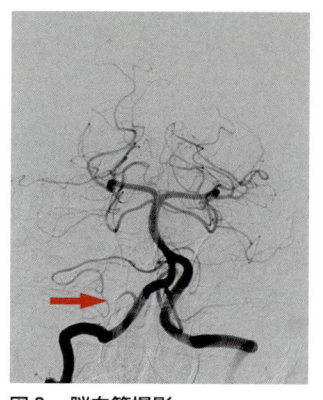

図2　脳血管撮影
右後下小脳動脈外側枝の閉塞
（→）

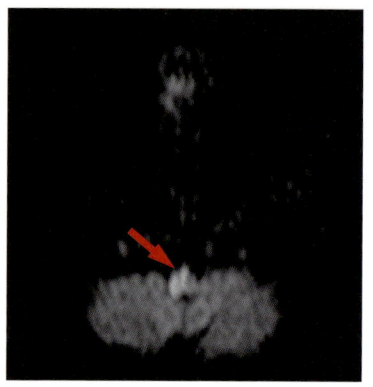

図3　拡散MRI（発症12時間後）
右延髄外側の虚血変化（→）

> **ここまでの対応医の思考**
>
> 起床後，突然発症した回転性めまいであり，意識障害や痙攣，めまい以外の明らかな神経学的脱落症状を認めず，頭部CT，MRIでも明らかな異常を認めないことから，中枢性めまいは否定的であろう．回転性めまいに伴う耳鳴りや難聴が認められず，耳性めまいのなかでも前庭神経炎などの可能性が高いと思われ，耳鼻咽喉科による診察，加療が必要である．

3 危機を回避した経過

　耳性めまいと診断して耳鼻咽喉科にコンサルトし，救急病床への入院準備に入った．発症から2時間後の耳鼻咽喉科医の診察で，眼裂の左右差を指摘された．再度，脳神経を詳細にチェックすると，搬入時には認められなかった右眼裂のわずかな狭小化（右眼瞼下垂）と，ごく軽度の瞳孔不同（右縮瞳）が認められた．またこの時点で，患者から右顔面，左上下肢の感覚障害の訴えを確認した．これらの症状を延髄での交感神経下行路障害による**右Horner症候群**と診断し，右延髄外側梗塞疑いで脳神経外科に緊急入院となった．

4 最終診断と対応

　右延髄外側梗塞の診断のもと緊急脳血管撮影が行われた．脳血管撮影では椎骨動脈からの分枝である**右後下小脳動脈の外側枝が末梢で閉塞**していた（図2）．また発症12時間後に実施した拡散MRIでは**右延髄外側に高信号域**が確認され（図3），今回の病態は**右後下小脳動脈の閉塞による右Wallenberg症候群**と確定診断した．抗血小板薬の投与を中心とした保存的加療で症状は軽快し，約3週間の入院で独歩退院となった．

〈最終診断〉
Wallenberg症候群

解　説

A 誤診・失敗の原因：耳性めまいとの思い込みと，所見の特異性

●「怖いめまい」と「怖くないめまい」の分類

急性めまいは，医学的には「怖いめまい」と「怖くないめまい」とに分類される．「怖いめまい」とは中枢前庭系の障害を原因とし，生命に対する危険性を有するもので，「怖くないめまい」とは末梢前庭系の障害による，いわゆる耳性めまいである．これらの鑑別を正確かつ迅速に行わなければ誤診の原因となりうる．

めまい（回転性）に随伴する頭痛，意識障害，痙攣，運動障害，顔面神経麻痺，顔面知覚低下，角膜反射，小脳症状などの症状があれば，中枢前庭系障害による「怖いめまい」と診断できる．

● Horner症候群の見落とし

Wallenberg症候群は延髄背側部の虚血により惹起されるが，このとき脳幹背側部に存在する交感神経下行路の障害により，障害側のHorner症候群（眼瞼下垂，縮瞳，眼球陥没）が出現する．

Horner症候群は日常臨床で遭遇する頻度が少なく，また眼瞼下垂，眼球陥没の程度も軽微なことが多く，見落とされやすい症候群である．三徴候のうち，障害側の縮瞳が最も捉えやすい（瞳孔不同として観察されることが多い）と思われるので，瞳孔の確認は常に慎重に行うべきである．

B 本症例で必要な鑑別診断

● 耳性めまい

Ménière病，突発性難聴，良性発作性頭位眩暈症，前庭神経炎などに代表される耳性めまいとの鑑別が最も重要，かつ困難である．図4に示すように，**意識障害の有無，耳鳴り，難聴以外の脳神経症状の有無を的確に捉えることが，確実な鑑別診断への第一歩である**．

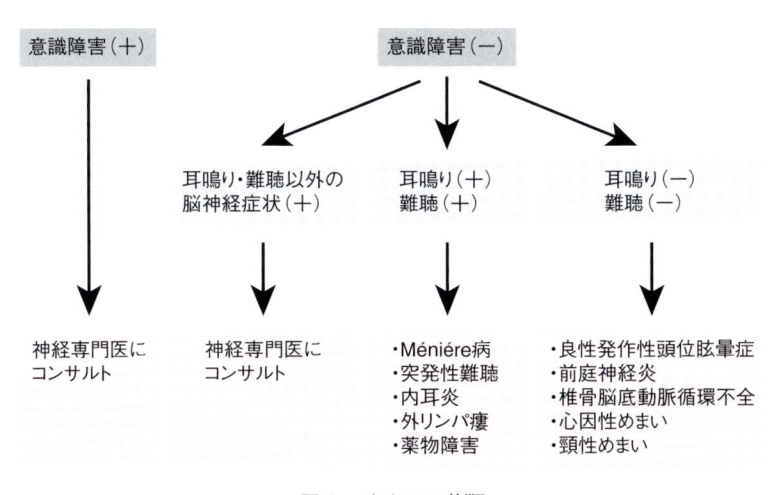

図4　めまいの分類

● 小脳出血，小脳梗塞

　小脳出血，小脳梗塞とも激しい頭痛，嘔吐，回転性めまいが三主徴として知られている．また運動失調，測定障害や失調性企図振戦などの小脳症状が強く出現することも特徴である．鑑別には頭部CTが有用である．特に小脳出血は頭部CTでほぼ100％の確定診断が可能である．小脳梗塞の場合，発症早期には頭部CTで病巣を確認することが困難な場合もあるが，MRI（特に拡散MRI）を行えば，ほぼ全例で診断可能である．

C 本症例の落とし穴・確定診断に至ったポイント

　本症例では，患者からER搬入時に顔面，四肢の感覚障害を聴取できていなかったこと，Horner症候群を捉えることができていなかったことが，当初の耳性めまいという診断に至った最大の理由であった．また救急搬入直後にERで撮影された拡散MRIで，脳幹部に虚血性変化が描出されていなかったことも，耳性めまいとの初期診断に至った大きな要因の1つであったと思われる．

D もしも見落としたら？〜見落とさないために

　Wallenberg症候群の場合，Horner症候群のみならず感覚障害，運動障害，嚥下障害，嗄声，運動失調などが認められることも多い[1]ので，ERでめまいを主訴とする患者を診察する場合，これらの神経症状の有無を慎重にチェックすべきである．また，脳梗塞症例において，拡散MRIで異常所見が出現するまでの時間はさまざまであり，特に脳幹梗塞は大脳半球梗塞と比較して拡散異常が出現するまでに時間を要するといわれている[2]．脳幹梗塞を疑う症例では，時間をおいてフォローアップMRIを実施することが望ましい．

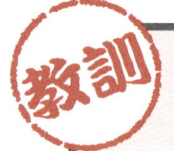

教訓
- 中枢性めまいと耳性めまいとの鑑別は困難な場合が多い
- 耳鳴り，難聴以外の中枢神経症状が存在する場合，中枢性めまいの可能性が高いと判断し，CT，MRIでの詳細な画像診断が必須になる
- Wallenberg症候群では随伴するHorner症候群を見逃すな！

文献・書籍（さらに知識を深めたい方に）

1) 澁谷誠二，若山吉弘：延髄外側症候群．別冊日本臨牀領域別症候群，26：75-78, 1999
2) Warach, S. et al.：Pitfalls and potential of clinical diffusion-weighted MR imaging in acute stroke. Stroke, 28：481-482, 1997

〈中　大輔〉

第1章 脳・中枢神経

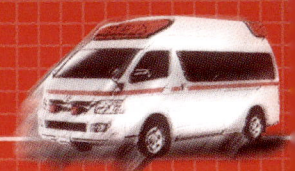

case 8 えっ！ 異常言動の原因が静脈洞血栓症だったとは！

対応医：地方都市最大の中核機関病院に勤める脳神経外科専門医

事例紹介

1 搬入から初期対応までの経過

【症例】36歳，女性

【主訴】異常言動

【現病歴】10月下旬から頭痛を自覚していた．11月上旬から物がゆがんで見えると訴え近医眼科を受診したが，明らかな異常を指摘されなかった．11月10日，突然家人との会話が成立しなくなり，異常言動が出現してきたとのことで近医を受診．頭部CTで異常なくいったん帰宅したが，翌日も症状に改善が認められないとのことで再度近医を受診し，脳炎との診断で同日当院ERへ搬送された．

【バイタルサイン】血圧：112/54 mmHg，脈拍：84回/分，体温：37.4℃，SpO$_2$：99%（room air）

【神経学的所見】意識はほぼ清明であるが，どこか無関心な感じが強い．質問に対してもその内容と無関係な話をはじめたり，末梢静脈ラインをしきりに抜去しようとするなど異常言動を認める．

【身体所見】

痙攣	なし	他の脳神経	異常を認めず
瞳孔	正円同大	運動麻痺	なし
対光反射	迅速	小脳症状	明らかな症状を認めず
眼瞼下垂	なし	項部硬直	なし
眼球運動	制限なし	他の髄膜刺激症状	認めず
眼振	認めず		

【頭部単純CT（前医）】明らかな異常を認めず（図1）．

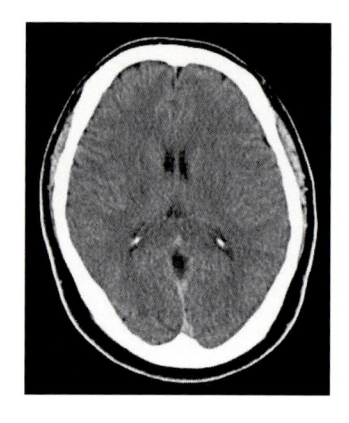

図1　単純CT（近医受診時）
明らかな異常なし

【血液所見】

血算		PLT	22.2万/uL	Na	135 mmol/L
WBC	12,700/uL	PT	103%（PT-INR：0.98）	K	4.1 mmol/L
RBC	437万	生化学		Cl	102 mmol/L
Hb	13.9 mg/dL	BUN	10 mg/dL	CRP	0.03 mg/dL
Ht	40.5%	Cre	0.4 mg/dL		

2　初期対応

　異常言動は脳炎に随伴する症状の1つである可能性が高いと判断し，輸液と10％グリセリン（グリセオール®）200 mLを点滴投与した．ついで，脳炎疑いで腰椎穿刺による髄液採取を行った．

【髄液所見】

肉眼所見	水様無色透明	多核球	認めず	タンパク	33 mg/dL
細胞数	1以下	組織球	認めず	糖	64 mg/dL
単核球	1以下	赤血球	認めず		

▶ ここまでの対応医の思考

　生来健康な若い女性に頭痛，異常言動が出現した．神経学的に髄膜刺激症状がなく，血液・髄液検査でも白血球の上昇以外，異常は認められない．前医の頭部CTで異常所見を認めないが，脳炎初期のCTでは異常を呈さないこともあり，やはり脳炎を疑うべきであろう．神経内科医にコンサルトし，脳炎に対する治療を早期に開始すべきである．

3　危機を回避した経過

　脳炎と診断し神経内科医に入院依頼を行った．この時点で患者から「物が見えにくい」との訴えがあり，眼科医にコンサルトし眼科的な評価を実施した．
　【眼科所見】視野狭窄と著しい眼底乳頭浮腫が認められ，蛍光眼底造影から頭蓋内圧亢進を強く疑う．前医でのCT所見から，脳炎が乳頭浮腫を引き起こすほどの頭蓋内圧亢進

の原因になっているとは考えにくいと判断し，著しい頭蓋内圧亢進を惹起するような病変が他に存在しないか，再度頭部CT，MRIを実施することにした．

【頭部CT】上矢状静脈洞が高吸収域として描出されている（図2）．

【頭部MRI】T2強調像で上矢状静脈洞内のflow void signが消失し，軽度低信号を呈している（図3）．

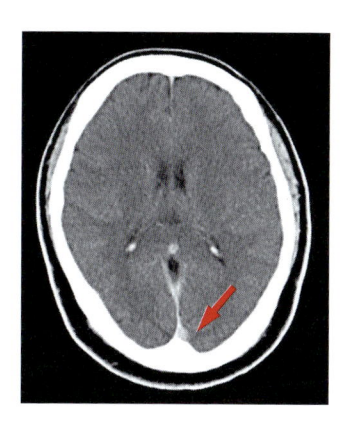

図2　単純CT（当センター受診時）
上矢状静脈洞の高吸収化（➡）

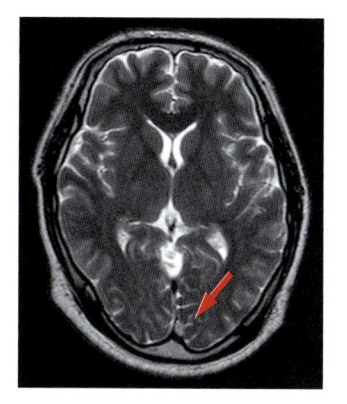

図3　MRI（T2強調画像）
上矢状静脈洞内のflow void消失（➡）

　頭痛ならびに視野狭窄，眼底乳頭浮腫といった眼科所見から，頭蓋内圧亢進の存在は明らかであった．また当院で実施した頭部CT・MRI所見は強く静脈洞血栓症を示唆する所見であり，これが頭蓋内圧亢進の原因と判断しても矛盾なく，脳神経外科に緊急入院となった．

4 最終診断と対応

　緊急脳血管撮影の結果，**上矢状静脈洞閉塞**（図4）を確認できたので，**静脈洞血栓症**との最終診断のもと，ヘパリン投与による抗凝固療法を施行した．10日間のヘパリン投与を行った結果，頭痛や視症状，異常言動も完全に消失した．その後，抗凝固療法はワーファリン®の経口投与に切り替え，PT-INR＝2.5前後にコントロールし，約1カ月で神経学的脱落症状を残さず退院となった．

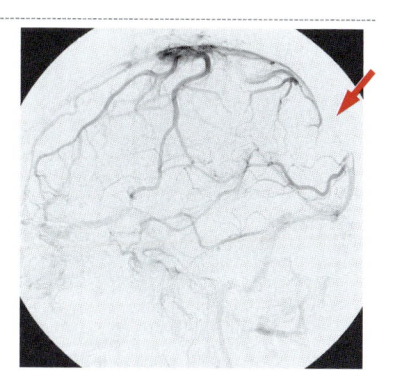

図4　脳血管撮影（静脈相）
上矢状静脈洞の閉塞（➡）

〈最終診断〉
上矢状静脈洞血栓症

解　説

A　誤診・失敗の原因：脳炎との先入観と画像による診断の困難性

● 静脈洞血栓症の非特異的な症状と原因

　静脈洞血栓症の診断は困難である．その理由は静脈洞血栓症が呈する多彩な症状にあると思われる．最も多い症状は頭痛で全体の80％程度に見られ，その他，うっ血乳頭，運動・知覚異常，痙攣，意識障害・人格変化などといった症状がみられる．またその原因も多岐にわたり，基礎疾患としての感染症，外傷，妊婦・産褥，経口避妊薬，抗リン脂質抗体症候群，Protein S欠乏症[1]などによる凝固異常などが有名である．しかし全体の20〜30％は原因不明であり，これも診断を困難にしている一因であると思われる．

● 画像診断の困難さ

　単純CTでは静脈洞や皮質静脈が血栓化し，高吸収域として描出される所見が特徴で，造影CTでは造影剤が充満するはずの静脈洞内に血栓が描出される所見（empty delta sign）が有名である．しかしこれらの所見が認められる症例は全体の約半数である．近年はMRIの普及により血栓化した静脈洞を直接描出したり，MR venography（図5）で静脈洞の閉塞を確認することも可能となっている．

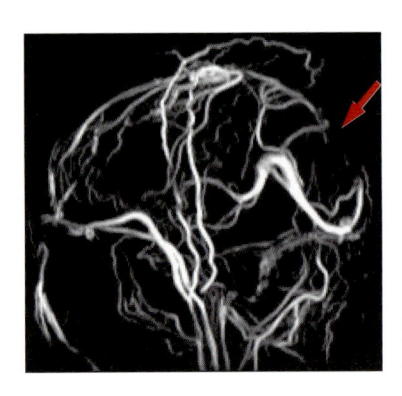

図5　MR venography
上矢状静脈洞の閉塞（→）

B　本症例で必要な鑑別診断

● 脳腫瘍や脳膿瘍

　本症例のように先行する頭痛が認められ，その後，頭蓋内圧亢進によると思われる視症状が出現してきた場合，脳腫瘍や脳膿瘍などの頭蓋内占拠性病変との鑑別が必要になる．静脈洞血栓症は画像診断が困難な症例が多いが，**単純・造影CT，また可能ならばMRIを実施することにより，脳腫瘍や脳膿瘍との鑑別診断はほぼ全例で可能である．**

● 脳炎

　脳炎の症状はさまざまである．一般的に発熱，頭痛などの症状ではじまることが多く，その後，意識障害や異常言動，痙攣など多彩な症状を引き起こすことが多い．CT，MRIなどの画像診断ではときに脳浮腫を認める場合もあるが，顕著な異常を呈していない場合

が多く，画像診断のみで静脈洞血栓症と鑑別することは困難であろう．やはり脳炎との鑑別診断には，**血液や髄液検査での炎症所見の有無が重要になる場合が多い**．

C 本症例の落とし穴・確定診断に至ったポイント

　本症例では，前医からの紹介状にも記載されていた「異常言動」という一症状にとらわれすぎたことを反省すべきである．これが当初の脳炎という診断に至った最大の理由であったと自戒している．著しいうっ血乳頭の存在を確認できたことが，静脈洞血栓症という確定診断への大きな転機となった．

D もしも見落としたら？〜見落とさないために

　静脈洞血栓症の予後は必ずしも悪くなく，死亡率は10％以下とされている[2]が，早期からのヘパリン投与による抗凝固療法が有効[3]であるため，迅速かつ正確な診断が要求される．頭痛，嘔気・嘔吐，眼底乳頭浮腫などの頭蓋内圧亢進症状が出現しているような症例では，常に静脈洞血栓症も鑑別に入れながら診療にあたるべきである．

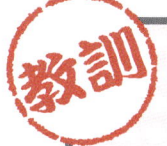

教訓
- 静脈洞血栓症はCTやMRIによる画像診断が困難な症例が多い
- 頭蓋内圧亢進症状が認められる場合は，静脈洞血栓症を常に頭の片隅に置きながら診療にあたるべきである
- 一刻も早い抗凝固療法（ヘパリン投与）の開始が必要である

文献・書籍（さらに知識を深めたい方に）

1) Kuroki, K. et al.：Dural sinus thrombosis in a patient with protein S deficiency：case report. Neurol. Med. Chir.（Tokyo）39：928-931, 1999
2) Bousser, M. G.：Cerebral venous thrombosis：nothing, heparin, or local thrombolysis？ Stroke, 30：481-483, 1999
3) Brucker, A. B. et al.：Heparin treatment in acute cerebral sinus venous thrombosis：a retrospective clinical and MR analysis of 42 cases. Cerebrovasc. Dis., 8：331-337, 1998

〈中　大輔〉

第2章　呼吸器

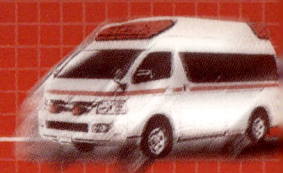

case 9　失神？ 感染症に誘発された痙攣と痙攣後の意識障害？

> 対応医：ERを含めて年間受診患者数3.5万人，24時間応需の救命センターに勤める救急専従医

事例紹介

1　搬入から初期対応までの経過

【症例】55歳，女性

【主訴】一過性意識障害

【現病歴】知的障害があり，障害者支援施設に入所中の患者．食事，トイレは自立し，日常生活は可能な状態であった．当日朝から熱発があり，朝食後，嘔吐を1回認めていた．経過観察されていたが，16時30分頃に再度熱発を認めた．その後，17時頃，部屋で一人で仰臥位に倒れているところを発見された．発見時，眼球は上転しており，四肢は屈曲して硬直していたとのこと．痙攣の目撃はなかった．意識レベルは救急隊現着時JCS 300であったが車内では徐々にJCS 1まで回復した．車内での心電図モニター上，不整脈は認めなかった．

【既往歴】精神発達遅滞，統合失調症

【来院時現症】意識レベル：GCS E4V5M6（発語に関しては，「こんにちは」という挨拶に対して「こんにちは」と返し，「ここは何処ですか」との問いかけに対して「病院」と返答した），JCS 1．明らかな麻痺は認めない．

【バイタルサイン】体温：38.3度，血圧：140/86 mmHg，脈拍：104回/分，整．SpO_2 97％（room air），呼吸数：14回/分

▶ ここまでの対応医の思考

意識レベルがGCS 15に戻っているので，一過性意識消失だろう．失神の鑑別診断が必要だが，痙攣の有無は不明なので，痙攣後の意識消失かも．では熱発は？ どう関連する？ 不整脈や急性の出血による失神は命にかかわるからこちらから鑑別する必要があるが…

2 初期対応

輸液ルート確保,採血後,血液検査を行った(表1).身体所見は表2のごとくである.また,簡単な会話は可能で,痛む部位はないとのこと(信用した).「大丈夫ですか?」と問うと「大丈夫です」との返答(信用した).

以上より,身体所見上は大きな異常は認めないと判断した.胸部ポータブルX線写真,心電図,腹部超音波検査を施行したが,心不全を疑わせる心拡大もなく,不整脈も特になかった.腹部超音波検査で腹水(腹腔内出血)の貯留や腹部大動脈瘤を認めなかった.超音波上は膵・胆道系に異常なく,肝膿瘍や水腎症を認めなかった.

表1 血液検査

動脈血ガス分析(room air)		生化学			
pH	7.422	PT	90%(INR:1.06)	BUN	17.7mg/dL
pCO₂	40.4mmHg	FIB	734mg/dL	Cr	0.52mg/dL
pO₂	83.8mmHg	GLU	115mg/dL	Na	137mEq/L
HCO₃⁻	25.8mmol/L	NH₃	44μg/dL	K	3.6mEq/L
BE	1.8mmol/L	TP	6.9g/dL	Cl	99mEq/L
血算		T-bil	1.0mg/dL	Ca	8.5g/dL
WBC	16,200/μL	D-bil	0.1mg/dL	CRP	20.07mg/dL
RBC	371万/μL	GOT	17IU/L		
Hb	12.6mg/dL	GPT	12IU/L		
Ht	36.40%	LDH	197IU/L		
PLT	22.3万/μL	AMY	65IU/L		

表2 身体所見

結膜	貧血・黄疸なし	腹部	平坦軟
瞳孔	正円同大	腸蠕動音	正常
頸部	リンパ節腫脹なし	CVA tenderness	なし
甲状腺	腫脹なし	直腸診	タール便および下血なし
頸静脈	怒張なし	下腿	浮腫なし
呼吸	努力様呼吸なし.呼吸音正常・雑音なし,ストライダーなし	四肢	異常・麻痺なし
		頭痛	なし
心音	正常,雑音なし	項部硬直	なし

ここまでの対応医の思考

　急性の出血を示す徴候はとりあえず認めず，今の時点で不整脈もない．少し時間的な余裕は出てきたぞ．意識消失の正確な時間は不明だが，少なく見積もっても5分以上はありそうなので，不整脈の線はなさそうだ．だとすると，痙攣後の意識障害も鑑別する必要がある．うーん．まあ，意識障害はとりあえず置いといて，熱発もあるし白血球，CRPも高いし，とりあえず感染症として感染源を検索するか…ここはCT頼みだな…
　こうして私は，とりあえずとりあえずと迷宮に迷い込んでいったのである．

3 感染源検索という迷宮〜対応医の思考とともに〜

　感染源検索と頭蓋内病変の検索目的に頭部CT，胸腹部CTを施行した．しかし感染源はみつからず．尿検査でも膿尿なし．
　意識障害と感染症から，髄膜炎 → 痙攣 → 一過性意識障害といった仮説を強引ながらたて，髄液検査を施行した．しかし髄液には有意な所見なし．圧上昇もなし．
　うーんよくわからない．既往に痙攣はないし，髄膜炎を疑わせる所見も一切ないし…一過性の意識障害にしても強い炎症反応にしても原因は不明．次の一手は？「すべては時間が解決してくれる」とゲーテが言ったのか弘法大師が言ったのか知らないが，この究極の問題解決法に従い，入院経過観察としよう．

4 新事実

　入院準備（入院先の担当科の決定や家族への説明など）に時間を費やしている間に患者が眠ってしまっていることに気がついた．さらにその際にいびきが強いことにも気がついた．そういえば受け答えの声もなんだかくぐもっていたような…あっ口腔内を観察していないっ！

5 明らかになった口腔内所見

　ややあわてて口腔内を観察した．すると，右側軟口蓋に大きな腫瘤を認め（図1），口蓋垂は左側に偏位しているではないか！扁桃周囲膿瘍じゃないか！そういえば腕ずくのCTも，顔面頸部だけは撮影していない！こりゃ大変だ！バイタルに崩れはないし，すぐにCTの追加撮影をしよう！

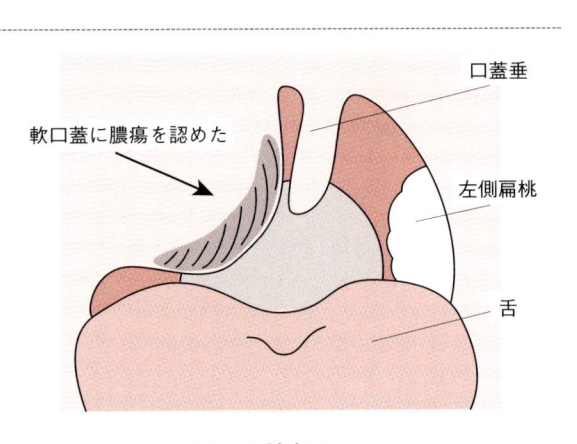

図1　口腔内シェーマ

5 最終診断と対応

● 病態と対応

　身体所見とCT所見（図2）から扁桃周囲膿瘍を診断し，耳鼻咽喉科に依頼して切開排膿を行ったところ，大量の膿の排出を認めた．一過性意識消失の原因は，一過性の気道閉塞により低酸素血症をきたしたためと考えた．継続加療および経過観察目的に耳鼻咽喉科一般病棟に入院となった．後日，脳波検査で痙攣は否定的となった．

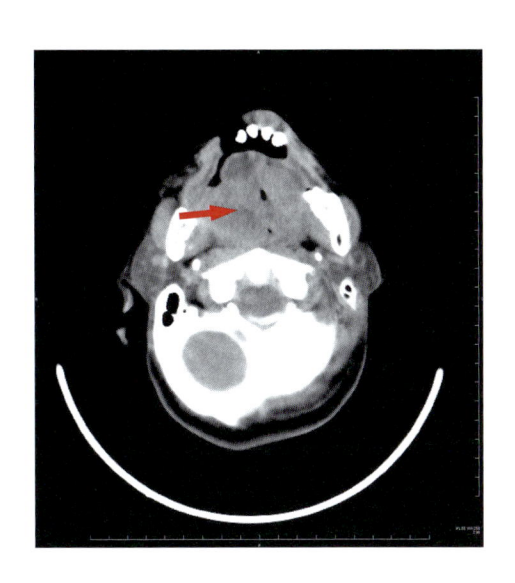

図2　CT写真
中咽頭～下咽頭右側壁から後壁を主体とした軟部組織腫脹像（→）を認め，内部に不均一な低濃度像があり，扁桃周囲膿瘍が疑われる．後方下方への進展も疑われる

〈最終診断〉
扁桃周囲膿瘍による気道閉塞と低酸素血症

解　説

A　診断遅延の原因：ルーチンな身体所見の省略による見落とし

　診断の方向性に大きな間違いはなかったと考えるが，ルーチンな身体所見をおろそかにした．知的障害があり，痛みなどの症状を聴取できないという困難はあったが，それだけに身体所見はより丁寧にとるべきであった．意識消失発作の原因として来院時の動脈血ガス分析は正常だったため低酸素血症も頭には浮かばず，他のあらゆる検査を行った．まさか発熱と意識障害の原因が，扁桃周囲膿瘍と気道閉塞に伴う低酸素によるものとは思いもよらなかった．

　一過性意識消失の鑑別の段階で痙攣を疑ったのであるから，基本に忠実に口腔内咬傷の有無を診るべきであった．そうすれば扁桃周囲膿瘍に真先に気づき，早期に診断，治療が施行でき，4時間もの間，患者を気道閉塞の危険にさらさずにすんだものと反省している．また，髄液採取などのような侵襲的な検査も避けられただろう．**基本的な身体所見はどんな場合でも診療の基本**だと再認識させられた．

B 確定診断に至るポイント

　　感染症は，その多くが丁寧な病歴と身体所見をとることにより，診断が可能と考える．市中感染症の場合，頻度から気道感染，尿路感染，胆道感染，消化管感染，髄膜炎と鑑別を進める．一方，身体所見としては痛みや圧痛があるところに感染を認めることが多い．謙虚に，落ち着いて丁寧な問診と身体所見を心がけましょう．

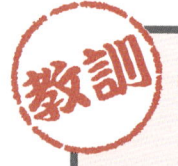

教訓
- 診断に近道はなし．初心を忘れず，どんな場合も基本的な身体診察を忘れてはならない（下記書籍も参照ください）．

文献・書籍（さらに知識を深めたい方へ）
1) ウイリアム・オスラー：「平静の心〜オスラー博士講演集」（日野原重明 訳），医学書院，2003
2) 「身体所見のとり方―理論をふまえて進める効果的な診察法 第2版」（川上義和 編著），文光堂，1995
3) 「写真とイラストでみる身体所見のとり方―日常診療の基本から症候別・各科別診察まで」（奈良信雄 編），羊土社，2001

＜井上哲也，箕輪良行＞

第2章　呼吸器

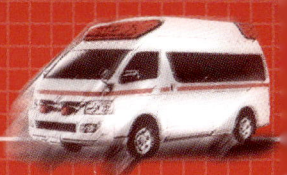

case 10　まさか気胸とは！！　昏睡，瞳孔散大，異常高血圧から脳血管障害を疑ったが，処置の遅れから緊張性気胸に陥った！

> 対応医：年間3次救急搬送患者数1,400人．3次救命対応に特化した救急医学科専従の救急専門医

事例紹介

1　搬入から初期対応までの経過と血液検査結果

【症例】65歳，男性

【既往歴】肺気腫（初療中に判明）

【現病歴】駅のホームで突然倒れ，昏睡となり救急隊が要請された．現着時，意識レベルJCS 300，瞳孔6mm/6mm，対光反射消失，脈拍数78回/分，血圧226/120mmHg，SpO$_2$ 91％（酸素6L投与下），深昏睡で当救命救急センターに搬送された．

病着時の意識レベルJCS 300，瞳孔2.5mm/2.5mm，対光反射減弱，血圧248/116mmHg（触診），頭部および全身に表面外傷なし．呼吸音は左右ともに減弱しており左右差なし．SpO$_2$は酸素6L/分投与下で99％を保っていた．尿失禁・便失禁あり．末梢冷感，チアノーゼあり．

2　初期対応

上気道の評価の際に意識障害に伴う著明な舌根沈下と自発呼吸の減弱を認めたため，気管挿管を行った．その後，移動式人工呼吸器を装着して頭部CTを施行した．頭部CT上，異常所見は認めず（図1），そのまま胸部X線撮影を施行した．

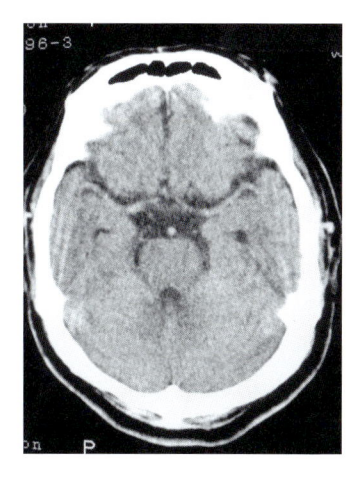

図1　頭部CT

> **ここまでの対応医の思考**
>
> 異常高血圧・昏睡・尿, 便失禁などから脳血管障害を強く疑った. 特にそのなかでも脳動脈瘤破裂によるくも膜下出血を全く否定できないことから, 末梢静脈ライン確保のみの最低限の侵襲で頭部CT検査に向かい診断を確定しようとした. しかし, A (airway:気道), B (breathing:呼吸) の問題が生じたために気管挿管が必要になり, さらに再破裂予防の観点からdeep sedation (深い鎮静) 下でのcrash inductionによる気管挿管を選択した.

3 危機を回避した経過

胸部X線撮影を施行中に突然の気道内圧の上昇を認め, 血圧も60 mmHg台に低下したため緊張性気胸を疑い, 直ちに初療室に戻り胸腔ドレナージの準備をしつつ胸部X線写真を確認したところ, 左気胸・縦隔の右方偏位を認めた (図2) ため直ちにドレナージを施行した. 大きな脱気音の後に, 血圧は収縮期で100 mmHg台に改善した. 確認の胸部X線写真 (図3) でも気胸は改善しドレーンの位置も適切であった.

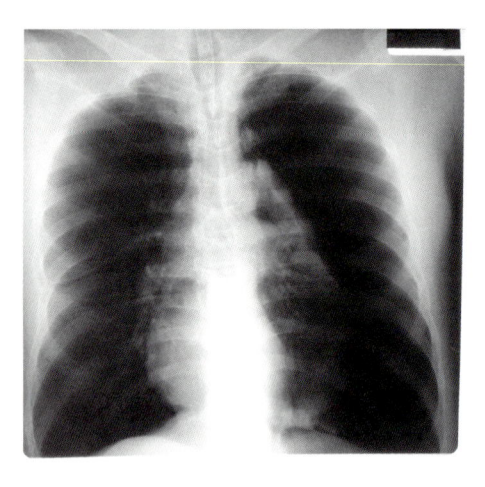

図2　搬入時の胸部X線写真
左肺が虚脱しており末梢の肺血管陰影がみられない. 縦隔, 特に心陰影が右に偏位しており, 血圧低下の臨床症状と合わせて緊張性気胸の診断になった

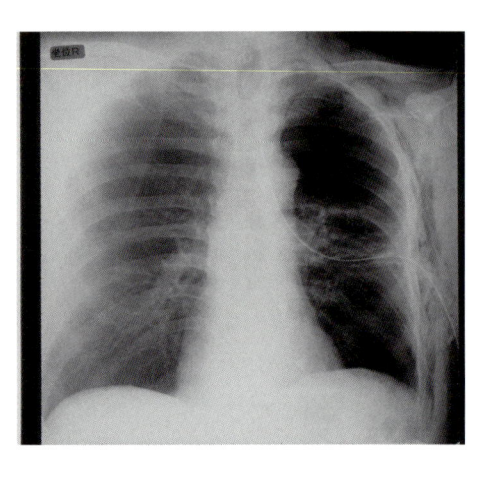

図3　左胸腔ドレナージ後の胸部X線写真
縦隔の偏位は改善している

4 最終診断と対応

同時に動脈血液ガス採血を施行したところ, 代謝性アシドーシスと著明な呼吸性アシドーシスの混合性の所見 (表) を認め, 頭部CTで異常所見を全く認めなかった (図1) ことから, 今回の意識障害の原因は気胸による換気不全に伴うCO_2ナルコーシスとの診断に至った.

胸腔ドレナージ後にICUへ入室した. 意識レベルも徐々に上昇し, 入室20分後には意識レベルJCS 1と改善を認め, 自発呼吸も十分であった. 以後は酸素マスク6 L/分で酸素化,

換気ともにこの患者にとって適切な範囲に保たれた．翌日に一般病棟に移り，数日後に独歩退院した．

表　動脈血ガス分析

	病着時	40分後
pH	6.71	7.46
pCO_2	99.4	44.8
pO_2	89.8	83.6
HCO_3^-	28.2	31.5
BE	−4.9	7.5

病着時は著明な高炭酸ガス血症を認めている．これに伴いCO_2ナルコーシスを起こして意識障害を呈し，また血圧も上昇したと考える

〈最終診断〉
病着時は気胸（非緊張性）で時間経過とともに緊張性気胸へ

解　説

A 誤診・失敗の原因：脳血管障害との先入観と非典型的症状

　突然発症の意識障害，昏睡状態という意識レベルの低下，収縮期血圧で200 mmHgを超える異常高血圧などを認めたために脳血管障害，特にくも膜下出血を強く疑い，**二次的脳損傷予防と再破裂予防の観点から**呼吸管理のために行った気管挿管後の陽圧換気が気胸を緊張性にまで至らせてしまった可能性が高い．

　外傷における血気胸の際も聴診で左右差を認めないケースは散見される．本症例では胸部聴診上は両側とも減弱していたが左右差がなく，**皮下気腫**も認めなかったことから気胸を疑わなかった．

B 本症例の落とし穴・確定診断に至ったポイント

● 本症例の発生機序

　当センターにおいては通常，脳血管障害が疑われ，なかでも特にくも膜下出血が否定できない場合には初療室でまず上気道の評価を行う．酸素マスクで頭部CTが可能か，それともフィットネスマスクで下顎挙上を行いながらのバギングが必要か，気管挿管が必要かの判断が生じる．下顎挙上自体は痛みを伴う強い侵襲であり頭部CT中のマスクフィットネスならびにバギングは手技的に難しく，CTの画像の質も悪くなるので選択肢からはずしている．

舌根沈下があり，自発呼吸が弱い場合，また嘔吐がみられる場合などはcrash inductionによる経口気管挿管を第一選択にしている．そのために本症例は気管挿管が選択され，挿管後も再破裂を防ぐ観点から筋弛緩剤・鎮静剤を投与するdeep sedationの状態で一連の検査を施行した．必然的に陽圧換気が必要になり，胸部X線撮影中に緊張性気胸へ至ったと考えられる．

● **本症例の落とし穴**

再破裂予防の観点から「初療室での痛み刺激も最小限に」と考え末梢静脈ライン確保のみ行い，そのラインから採血を施行している．他の疾患では，ルーチンに大腿部もしくは肘部より動脈血液ガス採血を施行しているが，くも膜下出血が否定できない場合には施行していなかった．そのためにSpO_2では99％をかろうじて保つことができていたが，換気に関しては評価できていなかった．その結果，本症例の意識障害の主因が高炭酸ガス血症であったことを見逃した．再破裂を恐れて動脈血液ガス採血も省くといった日頃の対応が過剰であった可能性があり検討を要する．

C もしも見落としたら？ ～見落とさないために

● **問診の重要性**

本症例における現病歴聴取において，「駅のホームで突然倒れ…」とのことであるが，本当に**突然発症**であったかどうかは確かではない．気胸を起こし，徐々に呼吸困難が進行して苦しんでいたことに周囲の誰も気づかずに，最終的に呼吸状態が破綻して低酸素血症やCO_2ナルコーシスなどで意識を失なった際にはじめて周囲の人々が患者のことを認識して「突然」と表現した可能性が高い．このように聴取した現病歴に関してもより詳細な聴取をくり返し行う必要がある．

また，初療終了後に妻が病院に到着したことで，患者の既往歴として肺気腫があることが判明した．治療とともに，確実な，そして早期の情報収集が重要と再認識させられた．

● **優先順位の判断**

くも膜下出血の診断を再破裂予防のために早急に確定することは重要だが，一刻一秒を争うものではない．それに比べて，気胸から移行した緊張性気胸は一秒でも診断・治療が遅れれば心停止に陥る危険な病態である一方で，治療も簡単な病態でもある．臨床症状からの先入観で，「突然発症の気胸，その気胸に伴う換気量低下からの高炭酸ガス血症・低酸素血症，そしてCO_2ナルコーシスによる意識障害，高炭酸ガス血症の交感神経刺激作用による異常高血圧，そして陽圧換気による心停止直前の緊張性気胸へ進行（図4）」という一連の病態の診断が遅れたことは反省・教訓に値する．

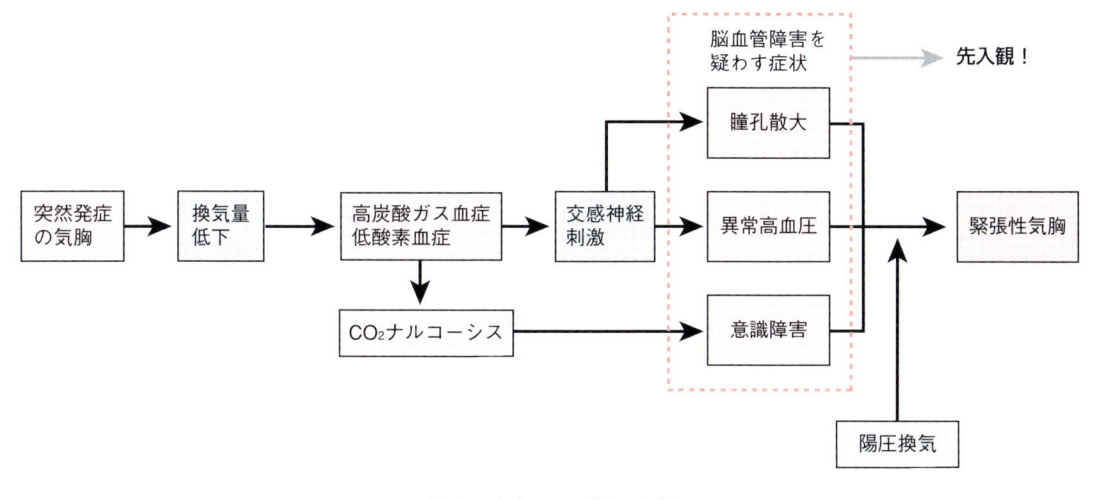

まさか気胸とは!! 昏睡,瞳孔散大,異常高血圧から脳血管障害を疑ったが,処置の遅れから緊張性気胸に陥った!

case 10

第2章 呼吸器

図4 本症での一連の病態

（フロー図）
突然発症の気胸 → 換気量低下 → 高炭酸ガス血症・低酸素血症 → 交感神経刺激 → 瞳孔散大／異常高血圧／意識障害 → 緊張性気胸
高炭酸ガス血症・低酸素血症 → CO_2ナルコーシス → 意識障害
脳血管障害を疑わす症状 → 先入観！
陽圧換気 → 緊張性気胸

教訓

- 内因性疾患では既往歴を含めた早期の情報収集が必要不可欠である
- 気胸を見逃して陽圧換気を行うと緊張性気胸に陥る
- 深昏睡・瞳孔散大・異常高血圧でも脳血管障害とは限らない
- 患者自身の「成れの果ての破綻」が周囲の目撃者にとっての「突然」である可能性もある

文献・書籍（さらに知識を深めたい方へ）

1) 三嶋理晃:慢性呼吸不全の急性増悪. 臨床医, 27:48-51, 2001
2) Kassel, N. F. & Torner, J. C.: The international cooperative study on the timing of aneurysm surgery. J. Neurosurg., 73:18-46, 1990

＜清水敬樹＞

第2章 呼吸器

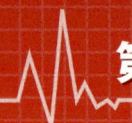

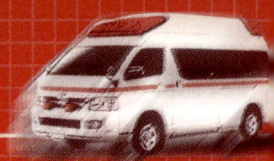

case 11 気管支喘息で体重減る？

対応医：救急専従歴14年目

事例紹介

1 搬入から初期対応までの経過

【症例】60歳，男性（パチンコ店勤務）
【主訴】呼吸困難
【喫煙歴】60本/日×40年
【現病歴】8月から呼気時に呼吸困難感があり，近医で気管支喘息の疑いありとのことで去痰薬を処方されていた．このときの胸部X線写真では，肺野に特記すべき所見は認めなかったとのこと．

9月28日朝出勤時に，早歩きしていたところ急激に呼吸困難が出現・悪化したため，自分で救急車を呼んだ．搬入先の病院では，wheeze著明で発声不能，処置不能とのことで当院へ転送されてきた．起坐位で酸素吸入されながら到着．前医でステロイドの静注投与とエピネフリン（ボスミン®）の皮下注を受けている．脈拍130回/分整，血圧136/77mmHg，本人からは，「チョット楽になった」と発声あり．SpO_2は酸素吸入下で99%であった．

【当院での胸部X線写真（図1）】

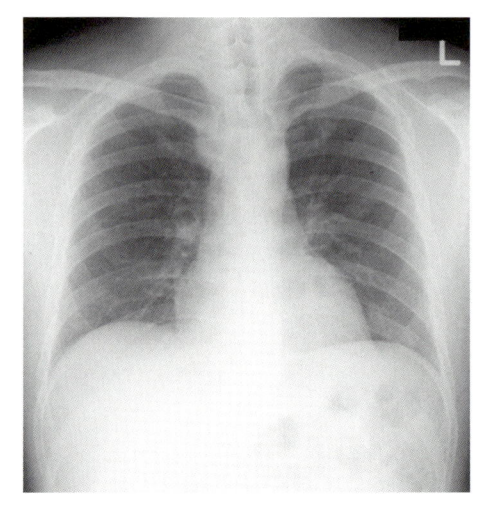

図1　本症の胸部X線写真
異常所見は認められない

気管支喘息で体重減る？ case 11

【血液検査：動脈血ガス分析】

動脈血ガス分析		生化学		血算	
pH	7.310	Na	142mEq/L	WBC	10,550/mm³
pCO₂	52.2mmHg	K	3.4mEq/L	RBC	509万/mm³
pO₂	221mmHg	CL	105mEq/L	Hb	15.5g/dL
BE	－6.6	TP	7.4g/dL	Ht	45.8%
		Alb	4.4g/dL	PLT	21.7万/mm³
		BUN	8.8mg/dL		
		Cre	0.09mg/dL		

2 初期対応

　気管挿管は待てると判断して，とりあえずマスクでの酸素投与のまま病歴聴取とX線撮影を行う．

ここまでの対応医の思考

　恐らく気管支喘息重積だろう．前医でのステロイドとボスミン®が効いてきたみたいだから，気管挿管・人工呼吸管理は待って，もう少し様子をみられる．気管支喘息重積の人工呼吸管理はなるべくやりたくない．

3 危機を回避した経過

　会話ができるようになるにつれ，「近医で処方されている薬はあまり効かない」「夜に横になると発作が起こりやすい」「この数カ月，体重が10kg減った」などの病状聴取が得られた．**「喘息で体重減るか？」**と救急外来で議論になる．

　また，胸部X線（図1）では，肺野があまりにきれいなこと，気腫様の変化もみられないことも議論となる．胸部CTも撮影することにする（図2）．

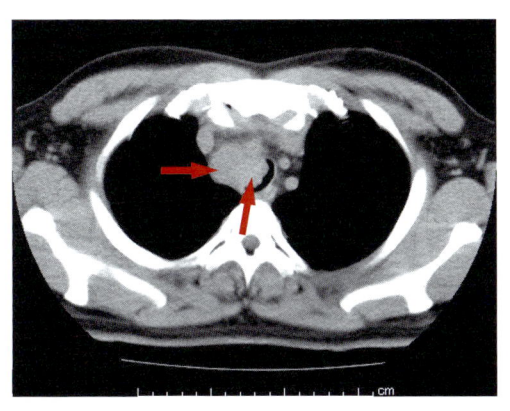

図2　胸部CT
径3cm強の腫瘤を2個認める（→）

第2章 呼吸器

救急外来「まさか！」の症例53　63

4 最終診断と対応

　　胸部CTで，気管の右側に径3cm強の腫瘤を2個上下に連続して認めた（図2）．また，気管の圧排と内腔の狭小化も明らかとなった．気管腫瘍とリンパ節による気管狭窄と診断した．呼吸器外科に転科し，硬性鏡下に腫瘍摘出と焼灼術施行．病理組織診断で小細胞癌と診断されたため，リニアック照射となった．

> **〈最終診断〉**
> 気管腫瘍とリンパ節による気管狭窄

解　説

A 誤診・失敗の原因：前医からの連絡による先入観

　　気管支喘息の治療歴があり，「気管支喘息重積で人工呼吸が必要です」という前医の申し送りがあったこと．このことですっかりその情報に安住してしまい，他の病態への関心が薄れていた．しかも，前医でのステロイドやボスミン®の治療が奏功したかのようにみえたので，気管支喘息から頭が離れなかった．患者から得られる情報（病歴の詳しい聴取，身体所見）の重要性を軽視していた．幸い，当院到着時には会話可能であったため患者本人からの病歴聴取をはじめられたので，正しい診断に至った．

B 本症例で必要な鑑別診断

　　呼気延長とwheezeを主とする喘鳴をみたとき，まず考えるのは喘息発作である．そして，**気管支喘息と鑑別を要する疾患としては，心不全，COPD（chronic obstructive pulmonary disease：慢性閉塞性肺疾患），気管内腫瘍などを考える**[1]．このうち，心不全に伴う心臓喘息は治療の緊急性において気管支喘息との鑑別を最も必要とする疾患である．気管・気管支の異物については，異物を口に入れていた，喘息の治療歴がないことなど，病歴聴取により判別は比較的容易である（表1）．気管支喘息や心臓喘息でないとすれば，残るのは異物や腫瘍となる．

表1　喘鳴をみたときに鑑別が必要な疾患

吸気性喘鳴	気管支喘息，心臓喘息，COPD，慢性気管支炎，肺気腫
呼気性喘鳴	気管支異物，仮性クループ，喉頭蓋炎，気管・気管支腫瘍，縦隔腫瘍

（文献2より改変）

C 本症例の落とし穴・確定診断に至ったポイント

　　とにかく，前医からの情報をすっかり信じ込んでいたことにある．「気管支喘息重積の患者さんをお願いします」と電話で頼まれれば信じ込んでしまう．しかも，当院到着時に

気管支喘息に対する治療の効果と思えるような症状軽減があったので，これはもう気管支喘息だと確信してしまった．患者の病状も改善しているために緊急の治療も不必要で，さらに安堵感が広がってしまった．

しかし，幸いにも会話が可能となったために，落ち着いて病状聴取ができる条件が整い，患者の担当医となる若い研修医がまじめに話を聞きはじめて状況が一変した．

「たまに起こる喘息で10kgやせるか？」
「喘息の薬を飲みはじめても症状が改善しなかった」

このような情報が得られてくると，「じゃあ，もう一度X線写真をみてみよう」となる．確かに肺気腫様の変化もなく，肋骨の走行異常もない．もちろん，心臓喘息のような心陰影の拡大もない．肺野のうっ血像もない．

ここで，さらに「のどに詰まるようなものを食べたり口に入れたりしたことはないか」という異物に対する事情聴取が追加される．ここまで来れば，実は初心に返って患者からの病歴聴取ができるようになっている．前医からの情報という先入観にとらわれずに，虚心に病因探索のプロセスを踏めるようになっている．そして，胸部のCT撮影で喘息様の喘鳴の理由が明らかとなったわけである．

まず，**患者から得られる情報を第一にしなければならない**ことを改めて思い知った．

D もしも見落としたら

呼気延長やひどい喘鳴など，気管支喘息を思わせる病態は日々の救急診療でよく遭遇する．そもそも，数も多いし治療歴をもっている患者も多い．こんなとき，原点にかえってその病態から鑑別しなければいけない病因について正しく診断をつけていかなければならない．もしも，「これは気管支喘息ではないかもしれない」と疑う瞬間が訪れたら，勇気をもって病歴聴取など，重要なプロセスからはじめなおす必要がある．

教訓
- 前医の情報があっても初心に戻って診断をはじめる
- 病歴聴取を丁寧に行う．患者の言うことに虚心に耳を傾ける

文献・書籍（さらに知識を深めたい方へ）

1) 高田信和：気管支喘息発作．「新臨床研修のための救急診療ガイドライン」（岡本和文 編），pp288-289，総合医学社，2004
2) 篠﨑 正博：急逝呼吸不全．「救急研修標準テキスト」（島崎修次 他 編），pp290-294，医学書院，2005

＜鍛治有登＞

第2章　呼吸器

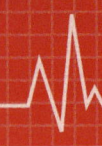

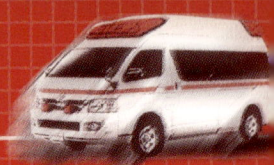

case 12　呼吸音は右減弱，左消失．左緊張性気胸で緊急脱気だ！でも，あれれ？

対応医：市中病院で1次2次救急の対応をしている救急専従レジデント

事例紹介

1　発症から搬送までの経過

【症例】50歳，男性
【主訴】呼吸苦
【既往歴】肺結核で左肺摘出術（来院時は不明）
【現病歴】出勤途中に徐々に呼吸苦が出てきたので，駅のベンチで1時間休憩するも改善せず，自ら救急車を要請した．救急隊現着時には意識は清明で，安静座位にて呼吸苦は自制内であった．呼吸音に左右差あり，と報告ののちに搬送が開始されたが，病院到着直前に急速に意識が低下した．
【来院時現症】意識はGCS E4V1M5，顔面蒼白で冷汗あり，視線はうつろで問い掛けに反応がなかった．呼吸は30回/分であえぐような浅表性呼吸であり，SpO_2は測定できなかった．血圧は174/90 mmHgで，脈拍は120回/分整であったが，診察中に血圧80 mmHg（触診）で脈拍は40台と徐脈になった．呼吸音は右が減弱して，左は全く聴取できなかった．瞳孔は散大して対光反射も遅延していた．
【動脈血ガス分析（5L O_2マスク）】pH：6.922，pCO_2：129 mmHg，pO_2：10 mmHg，BE：－9.7 mEq/L

2　初期対応

呼吸困難を訴えた後の急速に進行した意識障害であり，来院後しばらくして血圧低下，徐脈，瞳孔の散大が出現した．直ちに気管挿管のうえに人工呼吸を開始したが，呼吸音は右が減弱して左は全く聴取しなかった．経過と聴診所見から左緊張性気胸と診断し，左前胸部から22Gの留置針を刺入して緊急の脱気を試みた．

呼吸音は右減弱，左消失．左緊張性
気胸で緊急脱気だ！でも，あれれ？

case 12

ここまでの対応医の思考

　高度な左緊張性気胸のために左呼吸音が聞こえず，さらに縦隔が左から右へ偏位して心臓への静脈還流が阻害されて循環異常が出現していると考えた．このことで右肺が圧迫されたために換気不全となり呼吸音が減弱していると判断した．そうであるのなら，まず左緊張性気胸の解除を行うべきであり，胸腔穿刺を行った後に左胸腔ドレーンを留置するという計画を立てた．

3 誤診を回避した経過

　ところが左前胸部に留置針を刺入したものの脱気音が全くなかった．循環動態も改善せず，呼吸音も変化しなかった．気管チューブのトラブルはなく，固定位置も適切であった．用手的に人工呼吸を行うとバッグが固く気道内圧が上昇していることに気づいた．そこで，再度，胸部の診察と聴診を行うこととした．

　衣服を脱がせてみると，**左側胸部から背側にかけての大きな開胸手術創**に気づいた．まさか，と思い大至急で胸部X線撮影を行うと，左肺はなく右肺が高度な緊張性気胸の状態を示していた（図1）．直ちに右前胸部を切開してケリー鉗子で胸腔を開放した．プシューという大きな脱気音がして，直後から循環動態が安定化した．その後，右胸腔ドレナージを留置して低圧持続吸引器に接続した（図2）．

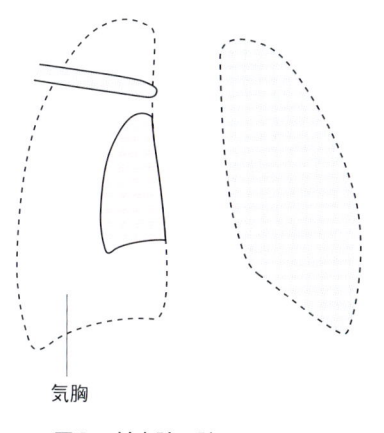

気胸

図1　外来時の肺のシェーマ

胸腔ドレナージ

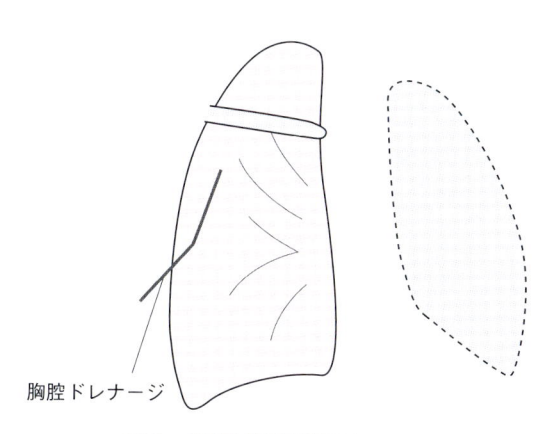

図2　ICU入室時の肺のシェーマ

4 最終診断と対応

　左肺摘出術術後の状態で残った右肺に自然気胸を起こし，チェックバルブにより緊張性気胸に進展した結果，呼吸障害と循環障害とが相まって意識障害をきたしたものと考えられた．

　右胸腔ドレナージと人工呼吸管理を行うことで循環動態と呼吸状態は安定し，動脈血ガス分析の結果も改善した．数時間後には意識も清明になった．その後air leakも止まり，気管チューブ抜管後に右胸腔ドレーンも抜去した．

　右肺には大きなブラがあり再発の危険性があるため，今回の病状を説明した紹介状をい

つも持つように指導した．また，救急搬送に時間を要する辺鄙な土地への旅行などは控えるように注意した．

> **〈最終診断〉**
> 結核で左肺摘出術術後に残存する右肺に自然気胸を起こした．チェックバルブにより緊張性気胸になり，意識低下をきたした

解　　説

A 誤診・失敗の原因：聴診所見と救急隊からの報告による思い込み

● 聴診所見

呼吸音は右が減弱して左は全く聴取できなかった．そこで，単純に全く呼吸音の聴取できない左側を異常と考えた．しかも，救急隊からの報告ではじめから緊張性気胸を疑っていたので，呼吸音の聞こえない左の緊張性気胸と即断した．

● 体表所見

到着後すぐに衣服を切り，前胸部を露出させて聴診を行った．同時に胸部の視診も行ったが，前胸部だけであった．側胸部は切った衣服で隠されたままであり，全く注意を払わなかった．ここで左開胸手術創に気づいていれば左右を間違えなかった可能性が高い．

B 本症例で必要な鑑別診断

呼吸困難の後に急速に進行する意識障害をみた場合には，急性呼吸不全（低酸素血症 and/or 高炭酸ガス血症）に伴う意識障害を考える必要がある．対応が遅れると不可逆的な脳障害をきたすので注意が必要である．逆に意識障害が主訴で搬送されても，その原因は中枢性疾患や代謝性疾患ではなく，急性呼吸不全であるかもしれない．

- 上気道閉塞：窒息である．異物誤嚥やアナフィラキシーが原因の場合は発症状況がわかれば診断は容易である．風邪症状に続いて嗄声や呼吸困難が出現した場合は急性喉頭蓋炎を疑う
- 気胸：片側の自然気胸で意識障害をきたすことは少ないが，両側同時発症の自然気胸では心肺停止で搬送されることもある
- 気管支喘息：可逆性の気道閉塞が特徴であり，呼吸機能検査（スパイロメトリーやフローボリューム曲線）が診断には不可欠である
- 急性心不全：肺静脈の静水圧の上昇により肺水腫となり，呼吸困難が出現する．患者は横になるよりも座っている方が楽である（起座呼吸）．狭心症や心筋梗塞などが原因となる
- 肺血栓塞栓症：胸痛，呼吸困難，頻脈，チアノーゼなどの症状や徴候が出現する．多くが突然発症で，急速に心肺停止に陥ることがある

C 本症例で診断確定に至ったポイント

「ここまでの対応医の思考」で述べたように,左前胸部から留置針を刺入したが,予想された結果が得られず以下のような疑問点が出てきた.

- 脱気音が全くなく,左右の呼吸音にも変化がなかった
 (脱気できれば呼吸音が改善するはずなのに?)
- 血圧や意識障害などのショック症状が改善しなかった
 (緊張状態が解除されていない?)
- 麻酔器のバッグを用手的に押してみて気道内圧の上昇に気づいた
 (気管チューブは問題ないのに?)

そこでもう一度聴診と胸郭運動の視診を行うために**衣服をすべて脱がせてみた**ところ,左側胸部から背部にかけて大きな開胸手術創があるのに気づいた.緊張性気胸が疑われるために,胸部X線写真で確認する前に脱気を優先するのは正しい判断だったといえるが,開胸手術創があるとなれば,呼吸音が聴取できないということだけで左側の気胸であるとは判断できない.そこで胸部X線写真を撮ったところ右緊張性気胸であることが判明した(図1,2).

D もしも見落としたら?

片肺摘出術後で対側残存肺の気胸がありうることを心に留めておくこと.緊張性気胸を見逃したら致命的であり,脱気する以外の治療法では救命できない.脱気してドレナージで持続吸引を行うならば,それまでみられた呼吸障害と循環障害は一挙に改善するものである.

また,陽圧呼吸(人工呼吸器管理など)を行っている患者で原因不明の血液ガスの悪化と血圧の低下が出現した場合は,常に緊張性気胸を念頭に置く必要がある.

【教訓】
- 左呼吸音の消失から左気胸と判断したが,左開胸手術歴があることに後から気づいた(聴診のみからでは判断できない特異事例がある!)
- 診察を行う際には,外傷初療の標準化でも強調されていることであるが,頭の先から足の先まで体表の観察を怠らないこと(内科的疾患でも同じこと!)
- 意識障害患者では既往歴や現病歴などの正確な情報が得にくいものである.今回の症例のように,「典型的だ」と即断すると痛い目に遭う(思い込みは間違いのもと!)

〈河野匡彦,鈴木幸一郎〉

第2章 呼吸器

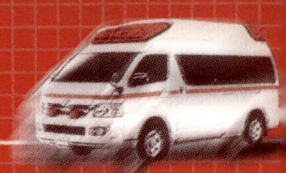

case 13 まさか妊娠中期の胸痛で受診した患者が肺血栓塞栓症だったとは！

対応医：3次救急施設（大学病院），産婦人科医（3年目）

事例紹介

1 受診から初期対応までの経過と検査所見

【症例】32歳，女性

【主訴】胸部痛

【現病歴】妊娠27週6日より微熱，咳嗽出現，近医にて投薬治療を受け経過観察していたが，徐々に発熱および左胸部痛が出現したため再度受診．胸部疼痛が増悪しており，自制困難な状態になり，歩行困難になってきたため当院紹介となった．

【妊娠分娩歴】1回経妊，1回経産

【家族歴・既往歴】特記すべきものなし

【身体所見】身長154cm，体重56kg（非妊時48kg），体温39.3℃，心拍数121回/分，呼吸数24回/分，呼吸音異常を認めず．激しい左季肋部痛および圧痛あり

【血液検査所見】

血算		生化学			
RBC	$3.40 \times 10^6/\mu L$	Na	132 mmol/L	Cr	0.43 mg/dL
Hb	11.0 g/dL	K	3.2 mmol/L	AST	20 IU/L
Ht	33.0%	Cl	102 mmol/L	ALT	7 IU/L
PLT	203,000/μL	TP	9.6 g/dL	LDH	632 IU/L
WBC	19,900/μL	Alb	3.4 g/dL	Alp	35 IU/L
		T-Bil	1.3 g/dL	CRP	9.2 mg/dL
		BUN	5 mg/dL		

2 初期対応

妊婦であることから産婦人科医が対応にあたった．熱発，咳嗽を認めていたが呼吸困難などの呼吸器症状は全くなく，一般的な感冒と考えたが，疼痛が強く自制できない状況であったため，精査をかねて入院することとした．肋骨骨折，急性膵炎，気胸の疑いで整形外科，一般外科などにコンサルトし，治療を依頼した．

case 13 まさか妊娠中期の胸痛で受診した患者が**肺血栓塞栓症**だったとは！

ここまでの対応医の思考

圧痛を伴う限局性の胸痛であり，呼吸苦もない．若年者で，冬場であることから咳嗽に伴う肋骨骨折を起こしたものと推定されるので，整形外科にコンサルトしておこう．左季肋部痛であれば急性膵炎のこともあるので，一般外科に相談し，鑑別してもらおう．炎症反応も強いがおそらく感冒性感染症によるものであろう．呼吸器，循環器系の疾患の可能性は低いだろう．

3 危機を回避した経過および対応

　入院後，補液および抗菌薬点滴を開始し，アセトアミノフェン投与にて疼痛コントロールをはかったが，翌日に左季肋部痛が著明となり，呼吸困難が出現したため，動脈血ガス測定を行ったところ，SpO_2 53.8%と低下を認めた．

　胸部単純X線写真（図）にて左下肺野の血管陰影の減少，横隔膜挙上（図, →），心胸郭比の拡大を認め，呼吸器科医師にコンサルトしたところ肺血栓塞栓症と診断された．

　直ちにヘパリンおよび酸素投与を開始したところ，動脈血ガス所見は改善したものの呼吸困難，左胸部痛の改善を認めず，母体治療を優先させる目的で同日緊急帝王切開にて991gの女児を出産，児は直ちに新生児集中治療室に収容された．帝王切開術後も呼吸状態の改善を認めず，人工呼吸器による管理が必要と考えられたため，ICU管理となりヘパリン10,000単位/24時間，メシル酸ガベキセート2g/24時間の投与を行った．術後2日目に全身状態が改善し，呼吸状態の改善を認めたため人工呼吸器管理より離脱，術後3日目には一般病棟に転出し，術後18日目に退院した．

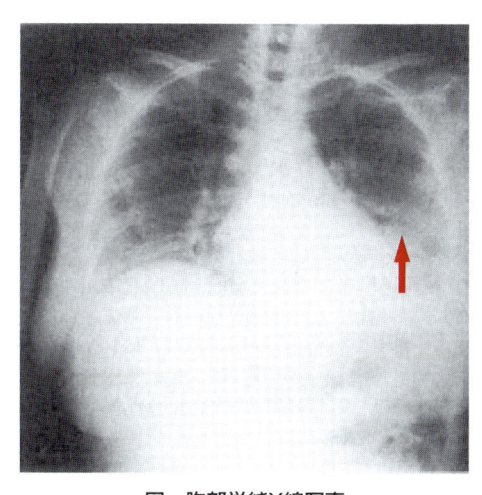

図　胸部単純X線写真

〈最終診断〉
肺血栓塞栓症

解　説

A 誤診・失敗の原因：発症時期が非典型的であったため

　　肺血栓塞栓症は一般的に呼吸困難などの呼吸器症状を伴うものであり，今回の症例のように呼吸困難を訴えない際には，軽度の胸痛のみで肺血栓塞栓症の診断に至るのは困難であると考えられる．また，血栓塞栓症発症の基盤には，下肢深部静脈血栓症があることが多いが，これも下肢疼痛，浮腫，疼痛，腫脹などの症状を呈さない，いわゆる無症候性の症例も多い．

　　しかしながら，妊娠中期以降においては凝固機能亢進に加え，妊娠子宮による静脈系のうっ滞，分娩時も血管内皮傷害などによって血栓症の発症リスクが高くなるため，常にこの疾患の存在を念頭に置くべきであり，胸痛が増強してきた場合には，当然鑑別の1つにあげておかなければならない．

　　多くは妊娠後期や分娩，帝王切開分娩後に起こることがよく知られており，その時期であれば当然念頭において診療にあたる疾患であるが，今回の症例では妊娠27週という比較的早期であったこと，一般血液検査所見で炎症反応があり，冬場で感冒症状を呈していたことから，感冒に伴う疾患が鑑別診断の上位にあがり，肺血栓塞栓症を鑑別診断として担当医が上位にあげることができなかったことが診断の遅れにつながった．

B 本症例に必要な鑑別診断と検査

　　胸痛の原因となる主な疾患を表に示す．胸部であるから当然であるが，呼吸器，循環器系の疾患が多い．虚血性心疾患や大動脈解離は妊娠年齢の女性には頻度は高くないが，先天的疾患によるものである可能性も十分に考慮し，心臓超音波検査，胸部X線写真，CTスキャンも状況によっては必要になるであろう．

　　放射線被曝はない方が望ましいのは当然であるが，現在の胸部単純X線写真撮影，CTスキャンは被曝線量が非常に低く，胎児に対する影響はほぼないといえるため，安全に行うことのできる重要な検査である．**最も重要なことはやはり循環器，呼吸器専門医に相談し，診断を受けることである．**

C 本症例で確定診断に至ったポイント

　　動脈血ガス分析所見，SpO_2と胸部X線写真は非常に重要であり，**妊娠中であっても胸部単純写真撮影程度の被曝では全く胎児への影響はないことをインフォームド・コンセントしたうえでためらうことなく施行することが重要**で，SpO_2の低下を示し，横隔膜挙上や肺血管陰影の消失を示せば診断に至るため，必須の検査といえる．

表　胸痛の原因となる主な疾患

胸痛の原因となる臓器	部位・痛みの種類		疾患名
心臓	心筋虚血による痛み		心筋梗塞性，狭心症，心膜炎，乳頭腱索断裂
心臓以外の胸腔内臓器	大動脈		大動脈解離 真性大動脈瘤
	肺・胸郭	気管支	気管支炎，異物，腫瘍など
		胸膜	急性肺塞栓症，自然気胸，急性胸膜炎，急性肺炎，悪性腫瘍の胸膜への転移
	横隔膜痛		ヘルニアなど
	縦隔痛		縦隔腫瘍，縦隔気腫など
	食道		急性食道炎，慢性食道炎，食道痙攣，特発性食道破裂
胸壁	肋間神経痛		外傷，ヘルペスなど
	筋肉痛		外傷，炎症など
	骨痛		肋骨骨折，腫瘍の転移
	脊椎異常などの後根痛		頸椎症，胸椎症など
腹部臓器からの放散痛	胆嚢疾患		胆石，胆嚢炎
	消化器性潰瘍		胃十二指腸潰瘍など
	膵疾患		急性膵炎
	大腸		ガスによる疼痛

D もしも見落としたら？

　肺血栓塞栓症を見落とし，治療が遅れた場合，母体はなんとか救命しえたとしても，児の予後が不良になることも多い．また，新生児集中治療室が全国的に慢性的な満床状態であることを考えても，治療時期の遅れが多方面で悪影響が強く出る可能性がある．早期発見ができ，抗血栓療法が奏功すればその後の妊娠継続も可能で，場合によっては下大静脈フィルターを使用することにより妊娠後期まで妊娠を継続することも可能である．当然，妊娠満期に近いほど新生児合併症発生の頻度も低下するわけであるから，このような理由からも妊娠期の肺血栓塞栓症は早期の診断，治療が重要である．

　多くの場合，特に産婦人科以外の医師は妊娠中という理由から胸部X線写真，CTスキャンを躊躇するかもしれないが，先述の理由により躊躇なく検査にふみきっていただきたい．逆に産婦人科医においては，患者が比較的若年ということもあり，どうしても循環器，呼吸器系の疾患を鑑別疾患の上位におかなくなりがちであるが，前述のように**妊娠そのものが血栓症のリスク因子**であることを念頭に置いて診療にあたるべきである．

> **教訓**
> - 若年者であっても，妊娠は血栓塞栓症のリスクである
> - 肺血栓塞栓症の症状としても胸痛は初発症状となりうる
> - 見落とした場合，母体，胎児ともに予後に大きくかかわるため，早期診断，治療が重要である

文献・書籍（さらに知識を深めたい方へ）

1) 新沼廣幸，吉岡邦宏：診療における画像診断法の戦略的応用　胸痛を主訴とする緊急症例の場合．Cardiac Practice, 17（4）：397-402, 2006
2) 里見裕之：産婦人科救急対応マニュアル　呼吸困難を訴えたら．産科と婦人科，73：1409-1415, 2006
3) 山口大介：肺血栓塞栓症の急性期治療．Angiology Frontier, 6（2）：130-135, 2007
4) Task Force of Pulmonary Embolism. European Society of Cardiology : Guidelines on diagnosis and management of acute pulmonary embolosm. Eur. Heart. J., 21 : 1301-1336, 2000
5) 肺血栓塞栓症および深部静脈血栓症の診断・治療・予防ガイドライン（2002-2003年合同研究報告）．Circulation Journal, 68（suppl）：1079-1134, 2004

＜内出一郎，森田峰人＞

第2章　呼吸器

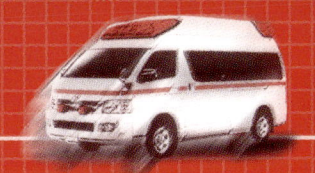

case 14　1年以上も同じ症状が続いていて，かかりつけ医もいるんだから，わざわざ救急を受診しなくても…
―患者アドボケイトとしての救急医―

> 対応医：年間患者総数40,000人，救急車搬入7,000台に対応するER型救命救急センター専従医

事例紹介

1　搬入から初期対応までの経過

【症例】59歳，男性
【主訴】右腕の痛み
【既往歴】右手根骨骨折
【喫煙歴】1日40本，40年
【現病歴】術後1年ぐらい経ったころより右上腕の痛みがある．手術を受けた病院で神経ブロックなどを打ってもらったが効果がない．平日午前中受診．紹介状なし．
【身体所見】バイタルサイン正常．発熱なし．右肩から右上肢全体に火傷のあとのようなひりひりとした異常感覚があるという．右前腕に圧痛，腫脹なし．

2　初期対応

患者は，主治医に対する不信感をさかんにまくしたてる．表面上は何ともないのだがボルトによる手根骨の感染症を考え，右上腕のX線撮影（図1）を施行した．また経口鎮痛薬NSAIDsを内服させた．

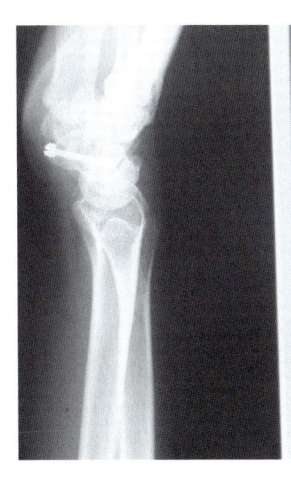

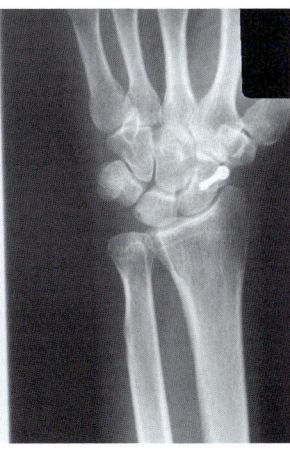

図1　右手関節単純X線撮影2方向
ボルトの異常なし．軟部組織の腫張なし

> **ここまでの対応医の思考**
>
> 　救急医は，真摯な表情のなかに優しい笑みを絶やすことなく「かなんなあ．なんでよその仕事の後始末をうちでつけなならんねん．ああ本物の救急の仕事がしたいなあ」と心の中で呟いた．ちなみに救急医は九州出身であったが，「こころのつぶやき」は常に関西弁なのであった．「駄目だ」というよりも関西弁で「あかんなあ」という方がまだ何とかなるような気がするものである．長年の苦労で身についたストレスに対する自己防衛機能である．
>
> 　さて，まずは痛みをとってあげなければならない．まさか鎮痛薬使用による薬物依存症ではないだろうが，レペタン®やペンタジン®を筋注するのは避けたいところだ．見た目はなんともないのだが，ボルトによる手根骨の感染症が原因となっているかもしれない．発熱もなく，緊急でボルトをはずす必要はないだろうが，異物が入っているのだからこれを原因と考えるのが妥当だろう．
>
> 　…もう一度ブロックをためすことになるのだろう．

3 危機を回避した経過

　患者は受付の段階から大声をあげ，攻撃的な雰囲気を漂わせていたが，十分に話しを聴いてあげたので落ち着いてきた．トリアージナースも気をきかせ，初診段階で研修医に診せるのを回避したのだった．

　平日午前中でもあるし，整形外科外来で対応してもらおう．人格者の誉れ高い，今日の外来担当F先生ならばうまく収めてくれるに違いない．

4 最終診断と対応

　数時間後F先生が画像（図2，3）をもって救急外来に降りてきた．「整形外科の患者じゃありませんよ」という．画像をみると胸部に腫瘤陰影が映っていた．この結果から，本症は肺癌とそれによるパンコースト症候群によって生じたものであることがわかった．コンサルタントにおんぶに抱っこに肩車までしてもらう結果となった．助かったが，このような丸投げは厳しく自戒したいところだ．

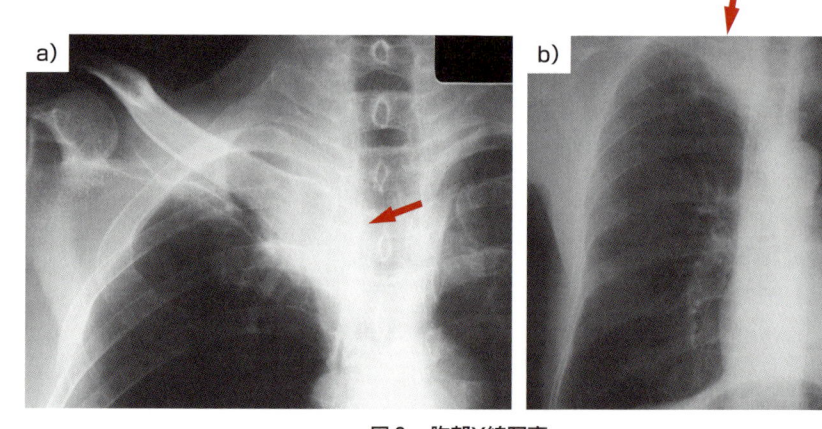

図2　胸部X線写真
a）はb）の拡大
パンコースト腫瘍を認める（→）

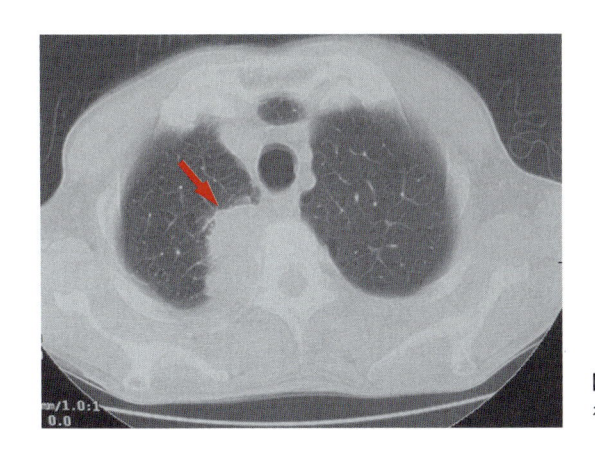

1年以上も同じ症状が続いていて，かかりつけ医もいるんだから，
わざわざ救急を受診しなくても…　—患者アドボケイトとしての救急医—

case 14

第2章　呼吸器

図3　胸部CT
後縦隔肺尖部に腫瘍を認める（→）

　F先生は静かに語った．「僕は3例ほど診たことがあります．主訴が似ているので，胸郭出口症候群とも間違えられたりするんですよ」．
　呼吸器内科に入院することとなった．

〈最終診断〉
肺癌，パンコースト症候群

解　説

A　誤診・失敗の原因：患者の訴えを丸呑みにして鑑別を怠った

● 患者の訴えを丸呑みにするべきではない

　手術のせいであるという患者の訴えを丸呑みした．患者の訴えを傾聴するとは丸呑みに信じることではない．

● コンサルタントに丸投げするべきではない

　平日午前中であり一般外来を受診できるので，「わざわざ救急外来に来なくても」という意識があった．結果として十分なワークアップなしにコンサルタントに丸投げすることとなってしまった．
　実は本症例を検討した院内のカンファレンスで「これは難しい」，「わからなくても無理はない」といった同情的な意見が多くでた．しかし忙しいのは一般外来も同様であり，整形外科もパンコースト症候群の専門科とはいえない．救急で診断できなかったのは恥ずべきである．

B　患者アドボカシーとしての救急外来

　患者アドボカシーとは「患者の味方となってその利益・権利のために闘うこと」であり，闘う人のことをアドボケイトと呼ぶ[1]．

救急外来「まさか！」の症例53　77

一般外来を受診した帰りに，
- 主治医が十分に話を聴いてくれないので
- 主治医に言いたいこと／言い忘れたことがあるのだけれど
- 別の病院にずっとかかっているのだけど
- 他の医者の意見がききたくて
- 不安になって

以上のような理由で急性期でなくても救急外来を訪れる人は多い．

ここで「医師は常に患者の立場にたってアドボケイトたるべきであーる」と大上段に構えるつもりはない．24時間オープンで，1〜3次を扱う救急外来にはそういう役割を期待して来る人たちがいるということである．しかし隣の診察台ではCPRが行われているかもしれない殺伐とした救急外来で，じっくり患者の不安を傾聴できる余裕があるかどうか．

C 肺癌によって起こる症候群

● パンコースト症候群
【病態】腕神経叢と隣接した肋骨および椎骨が腫瘍によって浸潤されることによって起こる．症状は，痛み，しびれ感，患肢の衰弱である

● Horner症候群
【病態】頸部胸部交感神経の侵襲により起こる
【症状】眼球陥入，縮瞳，眼瞼下垂，同側顔面無発汗症を呈する
※ 以上2つの症候群は共存することがある

● 上大静脈症候群
【病態】静脈還流の閉塞により胸部の上部および頸部の副側静脈の拡張が起こる
【症状】顔面，頸部，上腹部，胸部の浮腫，結膜浮腫，結膜出血，起座呼吸，中枢神経系症状（頭痛，視覚の歪み，意識障害）

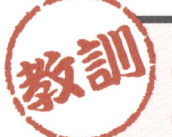

教訓
- 患者の訴えを丸呑みしてはならない
- コンサルト先に丸投げしてはならない
- 救急医はときに患者アドボケイトの役目を求められる
- そのときできる最善のことをやらねばならない

文献・書籍（さらに知識を深めたい方へ）
1）李 啓充：アメリカ医療の光と影．週刊医学会新聞，2329号，医学書院，1999年3月8日

＜有吉孝一＞

第2章　呼吸器

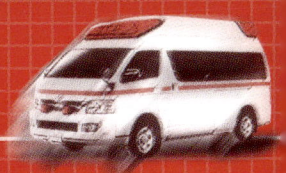

case 15　よくある蜂窩織炎として治療開始．実は深部静脈血栓症，肺血栓塞栓症を発症していた．

対応医：一般の1次救急と，循環器系，心臓／血管系の2次・3次救急を扱う病院の救急当直医

事例紹介

1　これまでの経過

【症例】45歳，男性

【主訴】右下腿腫脹

【現病歴】暑い日がつづく8月中旬，月曜日に一般外来を初診した男性．主訴は数日前からの右下腿腫脹．右下腿が腫れる前日，炎天下の中，約3時間しゃがんで庭の草むしりをして，数カ所虫に刺されたとのこと．足関節部分に虫刺されによる皮膚びらんがあり，下腿全体は腫脹，緊満し熱感を伴っていた．

血液検査で，WBC値，CRP値の上昇があったため，蜂窩織炎と診断しリバノール湿布処置，抗菌薬，消炎鎮痛薬の内服投与を開始した．日曜日（7日後），熱感はやや改善していたが腫れはさらに大腿部まで及んだため独歩にて受診となる．

2　今回受診，対応

右下肢は腫脹が著明であり，範囲が下肢全体に拡大したため本日受診となった．疼痛は初診時からあまり強くないが，膝関節が曲げにくいとのことであった．下肢の熱感や発赤は消退しており，緊満感は少ない．緊満感は数日前が最も強く，少しマシになったとのこと．しかしこの頃より咳がよく出る．以上のことから緊急血液検査，胸部単純X線写真をオーダーした．

▶ ここまでの対応医の思考

初診時と比較し炎症所見，発赤は軽減している．血液検査のWBC値，CRP値も低下傾向にある．下肢の緊満感は数日前が最も強く，以後軽減しているので改善傾向にあるのだろうか．しかし腫脹範囲は逆に大腿部まで進展している．深部静脈血栓症の可能性がありそうだ．下肢の血管超音波検査で深部静脈血栓症の有無は確認しておこう．また胸部単純X線写真では特に異常は指摘できないが緊満感が軽減した頃から，乾性咳嗽がよく出るのも気になる．

3 危機を回避した経過

　　検査室へ移動し下肢血管超音波検査（duplex scan）を施行した．大腿静脈から膝窩静脈に血栓像を指摘された．血栓は外腸骨静脈へとつながっているが，先進部位は不明であった．大伏在静脈は開存していた．この結果，深部静脈血栓症と診断した．血栓の先進部位が不明であること，乾性咳嗽が気になるので**造影CT**を行うことにした．検査室より退室時は車椅子での移動で，以下の検査へと進んだ．

4 最終診断と対応

　　造影CT（図）を行い，骨盤部静脈からIVC（inferior vena cava：下大静脈），肺動脈の検索を行った．血栓の先進部位は総腸骨静脈であり，右肺動脈亜区域枝にも血栓が指摘され，最終診断は深部静脈血栓症・肺血栓塞栓症となった．今後の下肢静脈血栓の遊離によって重篤な肺血栓塞栓症を引き起こす危険性があると判断し，透視室にて局所麻酔下，経内頸静脈穿刺で回収可能型IVCフィルターを腎静脈下IVCに留置した．この後，一般病棟に入院し，血栓溶解・抗凝固療法（ヘパリン，ウロキナーゼ点滴静注，ワルファリンカリウム内服）を開始した．

　　後日，入院時の採血でFDP（D-D）値の上昇を認めた．また，血栓溶解・抗凝固療法と併行して，深部静脈血栓の原因検索（血栓性素因，新たな癌の発生など）を行った．

　　3日後，下肢腫脹は軽減．1週間後の造影CTで肺血栓塞栓も減少傾向を示した．重篤な肺血栓塞栓症を起こす危険性が軽減したと判断し，回収可能型IVCフィルターを回収除去した．入院後検査で血栓性素因や，新たな癌の発生は指摘されなかった．ワルファリンカリウム量がコントロール域（INR＝1.5〜2.5を目標）に達し，FDP（D-D）値が正常値に復したため，ヘパリンの持続点滴を終了し，退院となった．

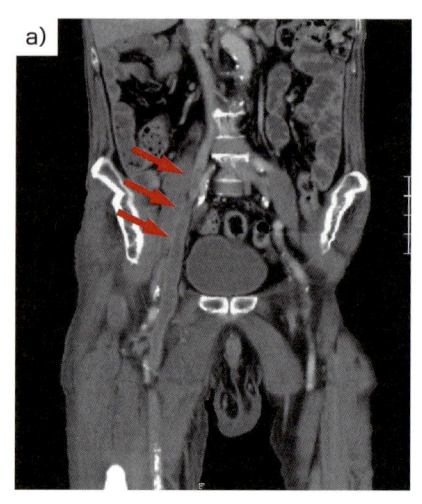

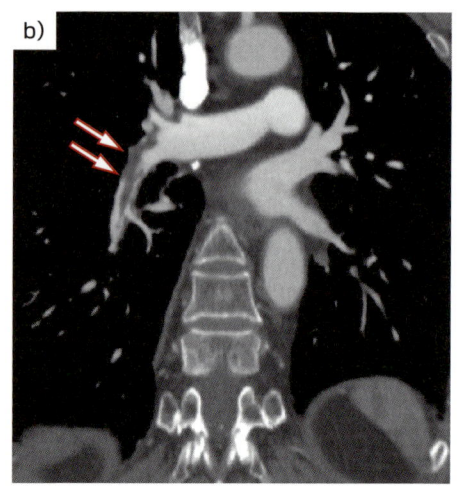

図　造影CT
深部静脈血栓症：矢印（→）は静脈血栓，先進部は右総腸骨静脈
肺血栓塞栓症：矢印（⇒）は右肺動脈の血栓塞栓

〈最終診断〉
深部静脈血栓症・肺血栓塞栓症

case 15
よくある蜂窩織炎として治療開始．
実は深部静脈血栓症，肺血栓塞栓症を発症していた．

解　説

A 誤診・失敗の原因：深部静脈血栓症の症状の多様性と診断の困難性

　深部静脈血栓症はほとんどが下肢の深部静脈に発生する．救急外来や一般外来でみつかる深部静脈血栓症の多くは下腿から発症しており，そのほとんどは**ヒラメ筋静脈**から発生していると考えられる．下腿静脈に発症した血栓は約20％が中枢側に進展し，重篤化するとされている．また血栓の遊離は肺血栓塞栓症の発症を意味するが，下肢の静脈還流は血栓の移動により改善するため，下肢腫脹は軽減する．典型的な深部静脈血栓症の症状は，突然発症する下肢の腫脹，緊満感，疼痛，発赤などとされているが，これらの症状を呈するのは30％程度で，特に下腿に限局した症例や側副血行路の発達した例では症状が現れにくい．肺血栓塞栓症は本人が気づかないような軽度のものから突然死をきたす重篤なものまでさまざまな程度がある（表）．

　したがって**臨床症状だけから深部静脈血栓症，肺血栓塞栓症を確定診断することは多くの場合不可能であり，疑われれば迷わずECHO（duplex scan）検査を行い，そこで診断がつかなくとも疑わしければ造影CTまで考慮すべきである**．

表　深部静脈血栓症，肺血栓塞栓症の非典型例

非典型例のパターン		説明
深部静脈血栓症		
下肢腫脹がない		不完全閉塞や，完全閉塞でも側副血行路により血流障害が十分に代償されている場合は下肢腫脹は著明でない
下肢腫脹があるが	突然の発症でない	下腿発症の場合，血栓の上方進展に伴い血栓閉塞の領域が拡大するが，自覚症状としては次第に腫脹がひどくなってきたように感じる
	短期間で腫脹が軽減する	静脈血栓栓の一部分が遊離（肺血栓塞栓症の発症）することにより下肢の静脈還流は改善し，腫脹が軽減する
	膝から下に限局している	下腿発症型の深部静脈血栓症はほとんどがヒラメ筋静脈血栓であり，初発症状は膝から下の下腿のみの腫脹となる
	下腿の圧痛がない	不完全閉塞や，完全閉塞でも側副血行路により血流障害が一部代償されている場合は圧痛は生じない
肺血栓塞栓症		
自覚症状がない		肺動脈の血流障害がわずかであれば呼吸困難などの自覚症状はでない
胸痛，呼吸困難がある		すみやかに狭心症，心筋梗塞，大動脈解離と鑑別することが重要
心電図変化（SⅠQⅢTⅢなど）がない		心電図，胸部X線などいずれも当てにならない
胸部X線で肺動脈拡張，肺血管影の減少		

B 本症例で必要な鑑別診断

● リンパ浮腫

　下肢腫脹の原因疾患の1つにリンパ浮腫がある．これは骨盤内腫瘍，骨盤部への放射線治療など原因が特定できるもの以外に，原因が特定できない特発性のものが多数存在する．診断はECHOで皮下組織の敷石状変化を確認することで容易にできるが，CTで皮下組織の腫大を指摘することでも確認可能である．

● 下肢腫脹

　下肢腫脹をきたす疾患は多枝にわたるが，緊急性を要するもの，重篤な病態に進展する

ものとして，深部静脈血栓症の可能性を忘れてはならない．深部静脈血栓症を診断した場合，肺血栓塞栓症を併発しているか否かの診断をつけることは必須であり，特に若年者では原因として血栓性素因，癌，静脈奇形をチェックしておくことが重要である．

C 本症例の落とし穴・確定診断に至ったポイント

最初は下腿の発赤・腫脹であり，虫に刺されたというエピソードから蜂窩織炎と考えるのはもっともであり，実際，蜂窩織炎を発症していたと考えられる．しかしもう1つのエピソード．「炎天下，長時間しゃがんで草むしりをしていた．翌日から下腿腫脹が発症した」という事実．これは脱水，長時間の下肢屈曲，虫刺されによる炎症など深部静脈血栓症の危険因子が重なっていることを示している．また経過中，発赤や炎症反応は改善しても腫脹範囲が拡大したことは深部静脈血栓症を疑わせる．

この事例のように初期症状に対する診断は間違っていなくても，同時に別の病態が存在し，おのおのの病態は発症時点では密接に関連しても，異なる経過をとる場合もあるので注意が必要である．

本症例でも初発症状は下腿の腫脹であり，血栓の進展に伴って大腿部まで症状が及び，下肢腫脹が激しくなったが，血栓の遊離によって静脈還流が改善し，下肢の緊満症状は軽減した．しかし遊離した静脈血栓は肺動脈に移動し肺血栓塞栓症を発症したので，この時期に乾性咳嗽がでたと考えられる．このことからも解るように，**深部静脈血栓症と肺血栓塞栓症は関連が密であることから，両者を総称して静脈血栓塞栓症（venous thromboembolism：VTE）とされることもある．**

深部静脈血栓症が疑われたら，まず最初に行われることは下肢静脈ECHO（duplex scan）である．このとき患者の歩行はできる限り避けることが望ましい．

D もしも見落としたら

深部静脈血栓症だけならば下肢に限局した病態として扱えるが，いったん静脈血栓が遊離し肺血栓塞栓症を発症してしまえば生命にかかわる重篤な病態に発展するため，肺血栓塞栓症を予防することがきわめて重要である．また初診時に確定診断がつかなくとも経過中に病態の変化を観察し，くり返し病態の把握に努め，疑わしければ検査を追加することが重要である．これにより危険が回避できる可能性が高まる．

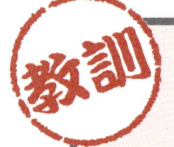

- 深部静脈血栓症は典型的な臨床症状を呈するものは1／3程度，非特異的な症状がほとんどであり臨床所見だけでの診断は不確実である
- 鼠径靱帯以下の静脈血栓の診断は超音波検査（duplex scan）が有用であり，骨盤部より中枢静脈や肺動脈での血栓診断には造影CTが有用である
- 若年発症の深部静脈血栓症のリスクファクターには血栓性素因，癌，下大静脈奇形があるのでスクリーニングしておくこと

文献・書籍（さらに知識を深めたい方へ）
1)「静脈血栓塞栓症ガイドブック」（小林隆夫 編著）．中外医学社，2006
2)「深部静脈血栓症予防ハンドブック」（江里健輔 他 編）．医歯薬出版株式会社，2004

＜渋谷　卓＞

第3章 循環器

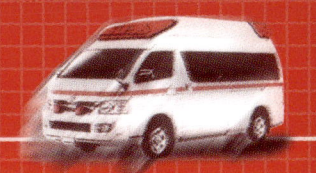

case 16 冷や汗では済まない！急性心筋梗塞の心電図を見落としていた

対応医：救急専門医．卒後18年目（ER専従4年目）

事例紹介

1 搬入から初期対応までの経過

【症例】79歳，女性
【主訴】意識レベル低下
【既往歴】糖尿病，高血圧症，狭心症（バイパス術術後），急性胆嚢炎（保存的治療後）．
服薬（他院通院中）：経口血糖降下薬（SU剤），降圧薬（Caブロッカー），アスピリン
【現病歴】娘さんと二人暮らし，ADLは完全自立している．200×年○月△日の夕刻，「気持ち悪い」と嘔吐し，その後は寝ていた．翌日朝は普通通り起床したが，娘さんが夕刻に帰宅した際，台所で倒れており，応答不良で自力で立ち上がれないため救急要請となった．失禁あり．

救急車内で言葉がはっきりしてきたが，本人は動けなくなった時間と原因を覚えていない．頭痛なし，胸部症状なし．救急車内でも嘔吐あり．意識：失見当識なく従命に応じるがややボーっとしている．JCS 1．

なお，救急車搬入時には，ほぼ同時搬入の救急患者が他に2名おられた．

【バイタルサイン】血圧：120/74 mmHg，脈拍：100回/分・整，呼吸数：16回/分，SpO$_2$：98%，体温：36.2℃
【身体所見】

結膜	貧血黄染認めず	Murphy徴候	なし
舌乾燥	中程度	項部硬直	なし
呼吸音	清	四肢	特記すべき所見認めず
心音	病的心雑音認めず	神経学的に異常所見	認めず
腹部	平坦軟，圧痛なし，反跳痛なし	簡易血糖	304 mg/dL
肝叩打痛	なし		

2 この時点での問題点

① 意識障害（改善傾向）
② 嘔吐

救急外来「まさか！」の症例53　83

③ 糖尿病
④ 狭心症の既往
⑤ 胆嚢炎の既往
⑥ 降圧薬，抗血小板薬服用中

> ### ここまでの対応医の思考

　意識障害は来院時に軽快傾向にある．鑑別診断としては，失神，てんかん発作，TIA（一過性脳虚血発作）をまず考える．狭心症でバイパス術後であるので前日から嘔吐が認められており，胃腸炎から脱水をきたした可能性も考えられる．急性胆嚢炎の再発に伴う敗血症の可能性や，抗血小板薬内服に伴う慢性硬膜下血腫の可能性も考慮しておかなければいけない．
　まずは静脈路を確保し補液を行いながら，血算・生化学検査，動脈血ガス分析を提出し，心電図検査，頭部単純CT検査，腹部超音波検査を行っておくことにする．

3 検査結果および経過

　生化学検査にてCK（クレアチンキナーゼ）の上昇を認めたが（表），来院時の心電図は図1の所見であり，特に異常所見がないため原因は意識障害時の骨格筋圧挫傷によると考えた．頭部CTでは，出血性病変，占拠性病変を認めなかった．腹部超音波検査では胆石を認めるも，胆嚢，胆管の拡張は認めず，その他にも著変を認めなかった．
　病態として脱水を第一に考え補液を行ったところ，4時間後には，意識清明，歩行可能となった．発熱なく，嘔気も消失，飲水も可能となった．
　生化学検査で脱水所見は著明ではなかったが，担当医は脱力，意識障害の原因として胃腸炎に伴う嘔吐・脱水症を最も疑った．症状が改善したため帰宅・経過観察とし，やや不良な血糖コントロールは通院中の病院で検討いただくこととした．ただし，病態が確定しないため，救急外来でフォローアップすることとした．

表　検体検査結果

血算		生化学検査			
WBC	10,200/μL	T-Bil	1.8 mg/dL	BUN	13.8 mg/dL
RBC	450/μL	AST	110 IU/L	Cre	0.71 mg/dL
Hb	13.9 g/dL	ALT	29 IU/L	Na	140 mEq/L
Ht	41%	LDH	472 IU/L	K	3.4 mEq/L
MCV	91.1	γGTP	29 IU/L	Cl	199 mEq/L
PLT	200,000/μL	ALP	437 IU/L	GLU	370 mg/dL
		AMY	158 IU/L	HbA1c	9.4
		CK	783 IU/L	CRP	0.47 mg/dL
		TP	7.6 g/dL		
		TC	330 mg/dL		
		NH3	21 μg/dL		

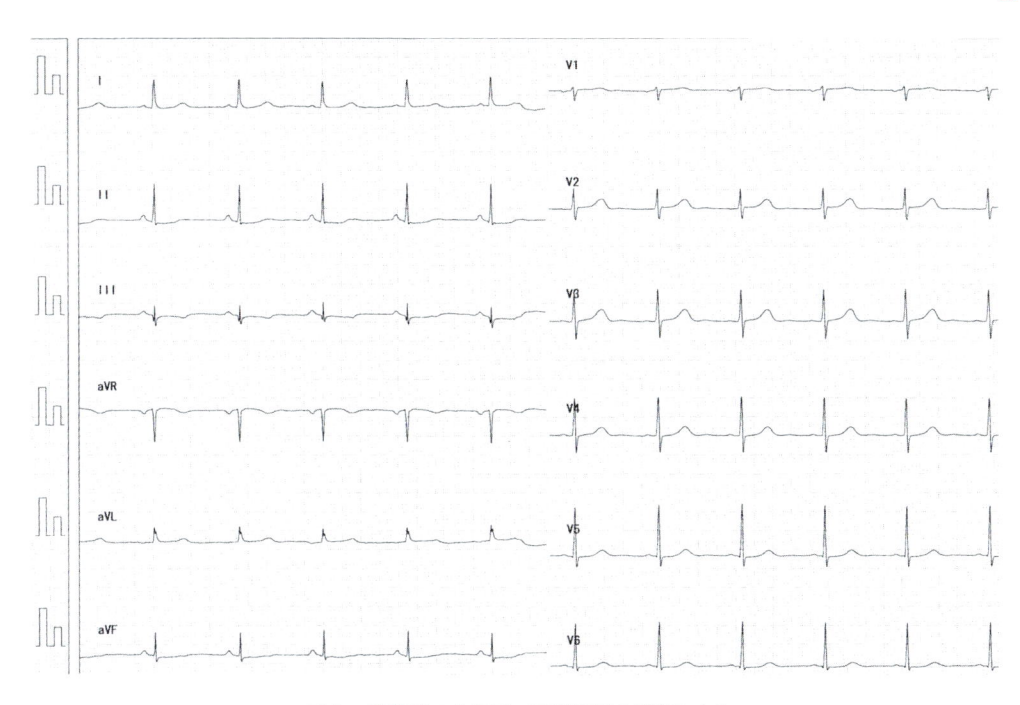

case 16 冷や汗では済まない！
急性心筋梗塞の心電図を見落としていた

第3章 循環器

図1　来院時の心電図（正常範囲と診断した）

3 帰宅後経過

　帰宅翌日に嘔吐が一度あったが，フォローアップ目的の再診時には，完全に無症状となっていた．その際，付き添いの娘さんが「心臓は大丈夫でしょうか」と心配されたため，救急受診時の心電図を再確認しようとしたが，電子カルテに取り込まれていなかった．念のために心電図を再検したところ，亜急性期の下壁心筋梗塞の所見が認められ（図2），担当医の記憶にある心電図からは大きくかけ離れたものだった．

　この患者の救急搬入時の真の心電図は下壁急性心筋梗塞を示すものであった（図3）．電子カルテに取り込まれていなかったのは，救急室での心電図記録の際，患者IDの登録ミスがあったためだった．バックアップファイルから真の心電図記録が判明し，救急外来担当医が，他の患者の心電図を取り違えていたことが明らかとなった．担当医は．ほぼ同時刻に救急搬入となっていた他の患者の心電図を読み，看護師が記録したこの患者の真の心電図は医師に読まれていなかった．

　直ちに患者本人と娘さんに心電図を取り違えたことを謝罪した．そして，循環器の担当医と部長に経過を説明し，診療方針につき相談した．医局長，院長，MRM（医療安全管理）担当看護師長に報告し，MRM報告書を作成した．

　患者は循環器科に入院となり，冠動脈造影にて右冠動脈の完全閉塞が確認された（図4）．

救急外来「まさか！」の症例53　85

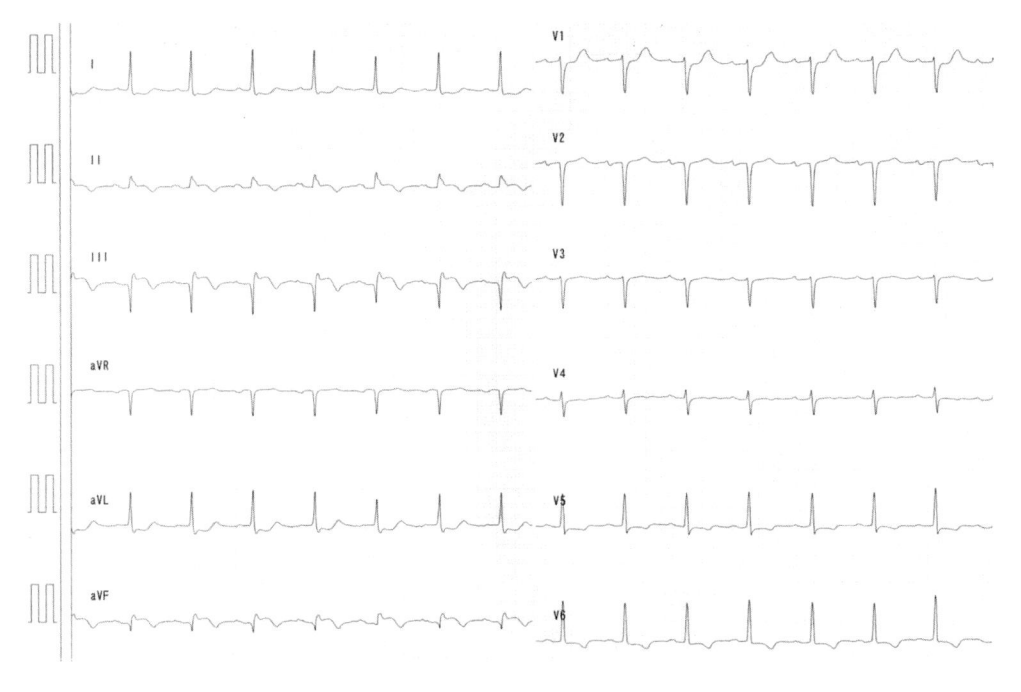

図2　外来フォロー時の再検心電図
Ⅱ，Ⅲ，aV_FでST上昇，Ⅲに異常Q波を認める

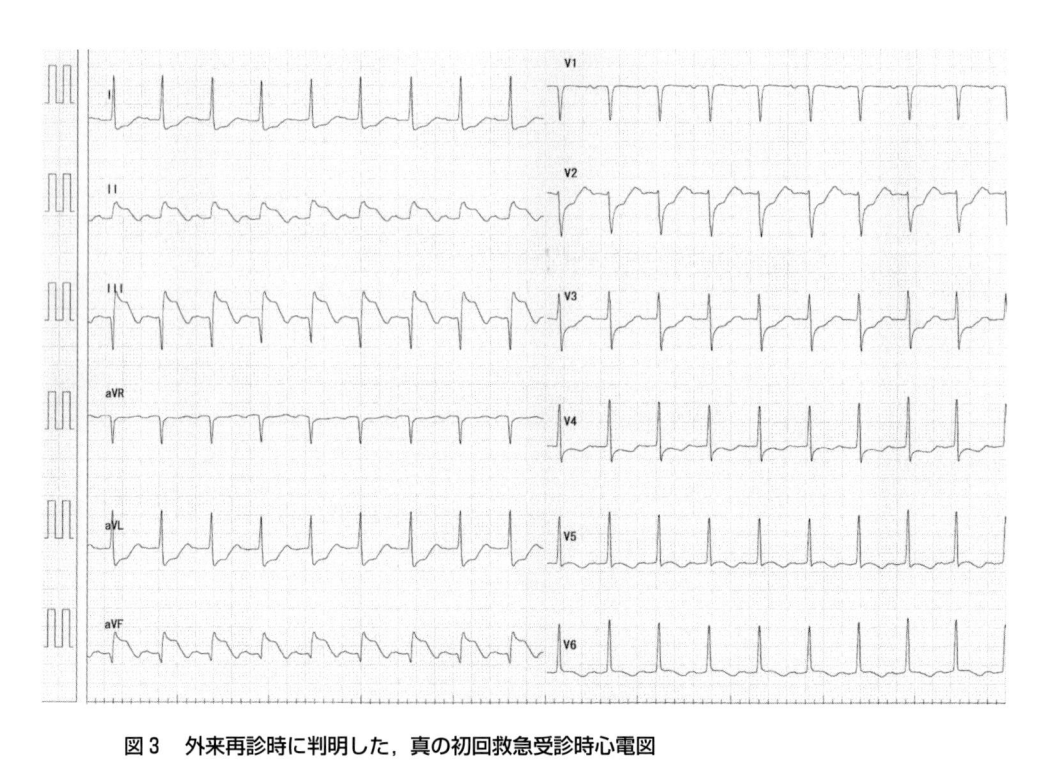

図3　外来再診時に判明した，真の初回救急受診時心電図
Ⅱ，Ⅲ，aV_FでST上昇は再診時よりも上昇している．下壁心筋梗塞の急性期所見である

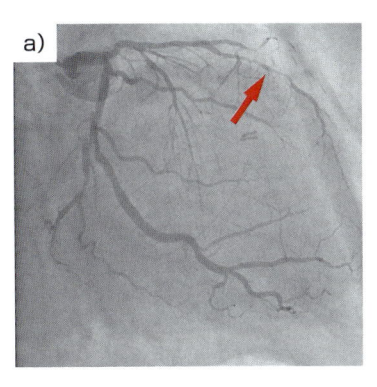

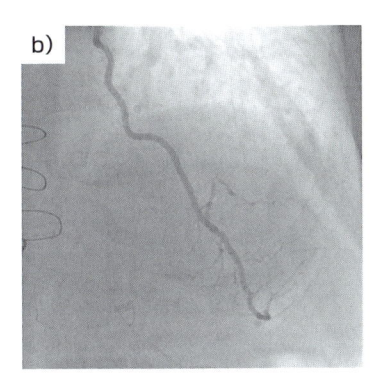

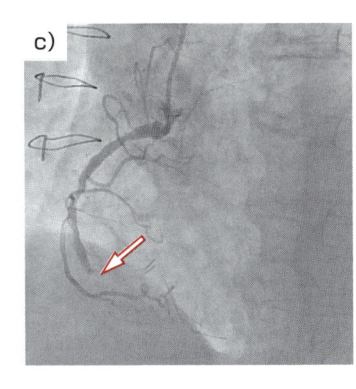

case 16
冷や汗では済まない！
急性心筋梗塞の心電図を見落としていた

図4　冠動脈造影
a) LAD ① #8 びまん性狭窄（→）
b) LITA-LAD開存良好
c) RCA ② #2 遠位部で完全閉塞（責任病変）（⇨）

〈最終診断〉
急性心筋梗塞

解　説

A 急性心筋梗塞における非典型的症状

● 女性に現れる症状

　　来院時の意識障害と脱力は急性心筋梗塞に関連する症状と考えられた．心筋梗塞の発症時期は不明であるが，病歴，心電図，生化学検査結果より，前日夕刻が最も疑われた．死亡に至らなかったことは，不幸中の幸いであった．

　　急性心筋梗塞の症状は，患者が女性の場合，糖尿病患者の場合，高齢者の場合などに非典型となりやすいと報告されている．Women's Early Symptoms of Acute Myocardial Infarctionという論文[1]では，女性515人の急性心筋梗塞患者の前駆症状と急性期症状が検討され，43％の女性が急性期に胸痛症状を認めなかったと報告している．頻度が高かった症状は息切れ（57.9％），だるさ（54.8％），疲れ感（42.9％）であった．冷汗は39.0％，嘔気は35.5％，左上肢/左肩の不快感/痛みを認めるものは21.7％である一方，右上肢/右肩の不快感/痛みを認める患者も4.7％いた．頭痛を訴えるものも15.1％いた．

● 急性心筋梗塞を疑うポイント

　　非典型症状で，急性心筋梗塞の可能性を疑うポイントとしては以下があげられる．
　①訴えに比し局所の身体所見に乏しい（圧痛がない，発赤がない，腫脹がない，付随症状がない，など）
　②症状が突然にはじまっている
　③他疾患として典型的ではない

救急外来「まさか！」の症例53

何よりも大事なことは,「何か変だ」と思ったら,急性心筋梗塞の可能性を頭に浮かべることである.どんな疾患であれ頭に浮かばなければ診断に結びつかない.迷った場合は,悪い場合を考えることが患者さんのためである.

B 本症例の落とし穴

救急外来の混雑は言い訳にならない.同時に複数の患者さんが搬送されたとしても,迅速かつ的確な院内トリアージを行い,どうしても必要であれば他の医師や他院に応援を求める能力こそ,救急医に求められている.心電図を記録した看護師が担当医に何もコメントしなかったことを責めることはできない.救急室の混雑のため,どんなに忙しかったとしても,担当医は心電図に記された患者氏名とID記載を確認するべきであった.それは時間を要するものではなかった.

帰宅時に最も疑っていた病態が脱水症であったにもかかわらず,生化学検査で脱水所見が軽度なことに注意を払うべきであった.糖尿病のコントロールが不良なこと,冠動脈バイパス手術の既往と冠危険因子を考えれば,CK(クレアチンキナーゼ)の上昇は心電図を見直すきっかけとすべきであった.

教訓
- 検査結果を確認するときは,患者氏名から確認すべし
- 気になることがあれば,はじめからもう一度考え直すべし
- リスクファクターに関連する疾患,生命に関わる疾患は重点的に鑑別すべし

文献・書籍(さらに知識を深めたい方へ)

1) Jean, C. et al.: Women's Early Warning Symptoms of Acute Myocardial Infarction. Circulation, 108 : 2619–2623, 2003
2) Bruce, D. et al.: Missed Diagnosis of Acute Myocardial Infarction in the Emergency Department ; Results From a Multicenter Study. Ann. Emerg. Med., 22 : 579–582, 1993
3) John, G. et al.: Prevalence, Clinical Characteristics, and Mortality Among Patients With Myocardial Infarction Presenting Without Chest Pain. JAMA, 283 : 3223–3229, 2000
4) Malkeet, G. et al.: Presenting complaint among patients with myocardial infarction who present to an urban, public hospital emergency department : Annals of Emergency Medicine, 40 (2) : 180–186, 2002
5) 太田 凡:むかついた!息が吸えない!でも心筋梗塞!?-急性心筋梗塞にみられる症状の典型・非典型.レジデントノート, 6 (1) : 27–35, 2004

<太田 凡>

第3章　循環器

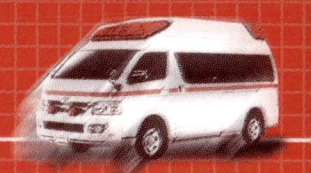

case 17　まさか！ 脳幹梗塞の診断でStanford A型急性大動脈解離にrt-PAを使うとこだった！

対応医：年間3次救急患者約2,000例の救命センターに勤める救急専従医

事例紹介

1　搬入から初期対応までの経過

【症例】63歳，女性
【主訴】突然の意識障害
【既往歴】高血圧
【現病歴】8月某日，パチンコ店で突然倒れ救急要請された．救急隊現着時は意識JCS 300，瞳孔は散大し対光反射なく，血圧 142/83 mmHg，SpO₂ 93%であった．急性発症の重度意識障害のため当院へ搬送された．また発症から病着までは24分であった．
【来院時現症】意識：JCS 200，GCS E1V1M2，血圧：140/80 mmHg（左右差なし），脈拍：88回/分（整）
【身体所見】

貧血・黄疸	なし	瞳孔	正円同大3.5mmで2～4mmの動揺あり
呼吸音	清	対光反射	両側鈍
心音	純	運動系	
腹部	平坦，軟で腫瘤触知せず		
四肢	浮腫なし	四肢筋緊張	低下し，痛み刺激で除脳硬直肢位が誘発された
橈骨動脈，大腿動脈など四肢での脈拍	左右差なし	病的反射	両側陽性
神経所見		髄膜刺激症状	なし
眼位	正中固定で頭位眼反射なし		

2　初期対応

経鼻エアウェイにより気道確保後，意識障害の鑑別として，ルート確保と同時に血糖測定を行ったところ，169 mg/dLと低血糖は認めなかった．
頭部CT検査では，無症候性陳旧性脳梗塞を認めた（図1）．胸腹部X線写真では，縦隔の拡大傾向はあるが，臥位での撮影であり，明らかな異常を指摘することはできなかった（図2）．
血液検査では若干の貧血の他は異常なし．心電図は洞調律で明らかな虚血性変化など

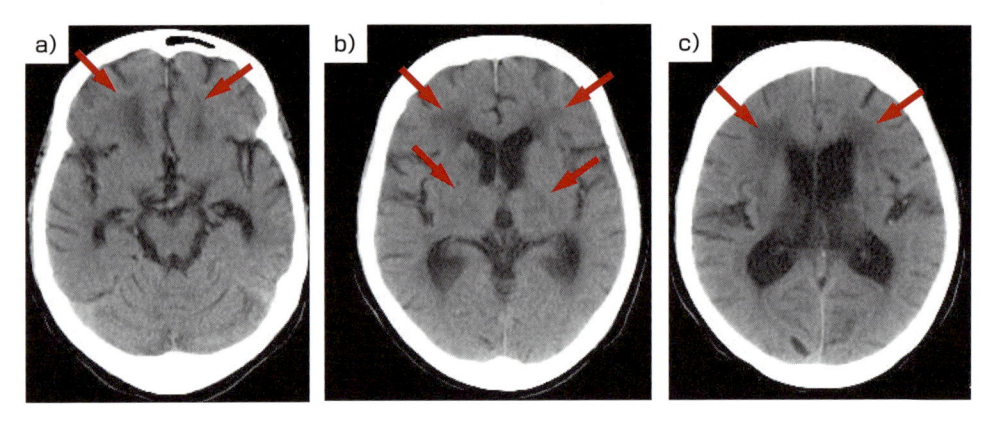

図1 初診時頭部CT検査
両側大脳基底核，脳室周囲に低吸収域（➡）を認める．陳旧性脳梗塞の所見である

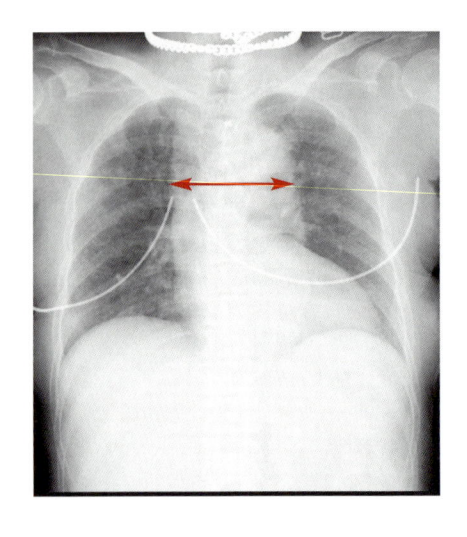

図2 初診時の臥位胸部X線写真
縦隔径79 mmと正常上限であるが，縦隔の拡大（⬌）を認める

の異常所見なし．心臓超音波検査においても心タンポナーデは認めず，心機能に異常はなかった．

　神経所見と検査より初診時は急性脳幹梗塞と臨床診断した．

　発症後60分の時点で血圧は124/82 mmHg，意識および神経学的所見も来院時と著変なくNIH stroke scale（NIHSS）は32であった．血栓溶解薬遺伝子組換え組織型プラスミノーゲン・アクチベータ（recombinant tissue-type plasminogen activator：rt-PA）投与にあたり慎重投与項目としてJCS 100以上，NIHSS 23以上，陳旧性脳梗塞の3項目が該当した．緊急での頭部MRIをオーダーし，できれば90分以内にrt-PA投与を行いたいと考えていた．近親者へのリスク説明ができず，さらに頭部MRIがすぐに撮影できないまま，発症から100分が経過した．

ここまでの対応医の思考

　意識障害で来院し，低血糖は否定され，除脳硬直があり，頭位眼反射を認めず，両側病的反射を認める．頭部CTでは出血巣はなく，血圧の左右差もないので，脳幹梗塞であろう．ただ，単純X線写真での上縦隔の拡大所見は気になるところである．

3 その後の経過

発症から105分後に頭部MRIを施行した．拡散強調画像にて両側大脳に広範な虚血を認め，脳幹病変はなかった（図3）．

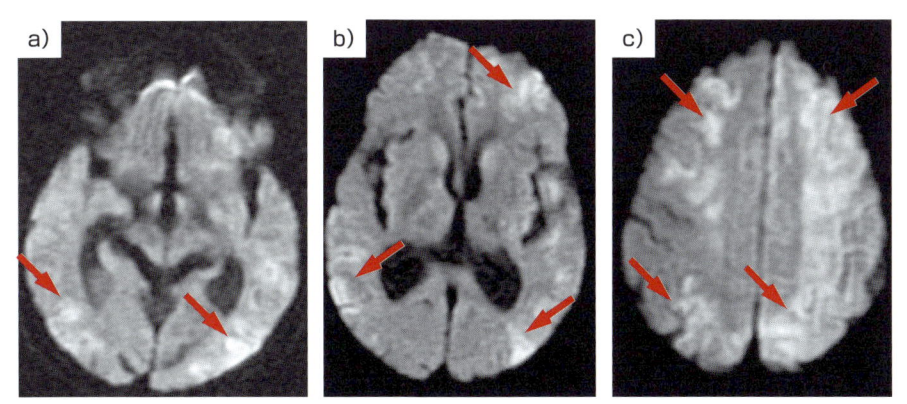

図3　頭部MRI拡散強調画像
両側大脳に高信号域を多数認め，広範囲の大脳虚血を認める（➡）

4 最終診断と対応

その後の胸部CT検査でStanford A型急性大動脈解離，両側総頸動脈閉塞と診断した（図4）．以後も意識は改善せず，リハビリ目的で転院となった．

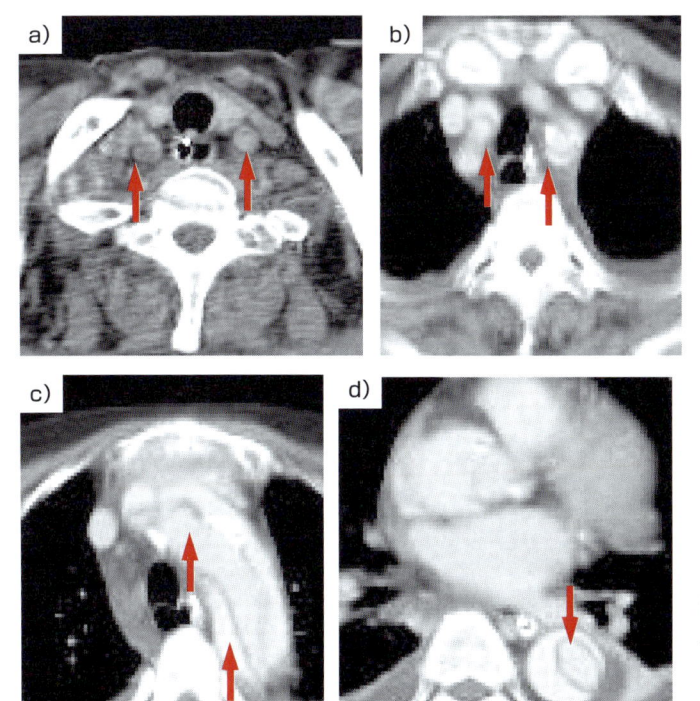

図4　胸部造影CT検査（動脈相）
上行から下行大動脈にかけ解離を認め，両側総頸動脈解離を伴い血管腔の閉塞を認める（➡）

> **〈最終診断〉**
> **Stanford A 型急性大動脈解離**

解　説

A 誤診・失敗の原因：非特異的症状と緊急MRI撮影の困難さ

● 急性大動脈解離の診断の困難性

　　本例は重度の意識障害のため典型的な症状や訴えがなく，身体所見でも血圧，脈拍に左右差がなく，急性大動脈解離が見落とされやすい症例と考えられた．しかし臥位胸部X線写真で縦隔は正常上限であるがやや拡大し，かえりみると早期に胸部CT検査を行うべき手がかりであったと考えられた．

● 緊急MRI撮影の困難さ

　　rt-PAは脳梗塞超急性期の発症3時間以内の投与が保険適応されている．なかでも発症後90分以内に治療された症例は，90分以降と比較すると3カ月後の予後良好例が多く，早期であるほど治療の有効性が高いとされているため[1]，迅速な診断，投与が求められる．本例では，MRI撮影が発症100分を越えてから行える状態であった．緊急MRIがすぐに撮影できる施設はまだ少ないと思われるが，rt-PAの効果を最大限に生かすには，設備の充実についても再考する必要があると思われた．

B 本症例で必要な鑑別診断

　　急性大動脈解離では5～10％に意識障害を合併する．その原因には心タンポナーデ，冠動脈解離などによる心原性ショックや閉塞性脳血管障害による脳虚血がある．意識障害と片麻痺を伴っている例では，解剖学的に右総頸動脈の血流障害の頻度が高く，左片麻痺をきたすことが多く認められる．典型的な症状である，突発的な鋭い胸背部痛が認められない症例や意識障害が前面にあり見過ごされたため，脳梗塞として加療をされたという症例の報告も散見される[2,3]．

C 本症例で確定診断に至ったポイント

　　本例では発症後24分で病院に到着しており，早急なrt-PA投与が可能であったが，重度の意識障害，NIHSS 32，無症候性陳旧性脳梗塞があったことより，rt-PAの慎重投与と考えられた．そのため，時間的なロスはあったが，MRI撮影を行うことで脳幹梗塞という診断が間違っていることが判明した．

D もしも見落としたら？〜見落とさないために

　　rt-PAは，脳梗塞には有効であるが，急性大動脈解離では禁忌になる．MRIが緊急で撮影できない時点で単純X線写真での上縦隔が正常上限の拡大ということを有意にとり，早

期に造影CTを撮影する必要があると思われた．本例を経験し意識障害の鑑別に急性大動脈解離があることを再確認し，**脳梗塞超急性期治療におけるrt-PAの慎重投与が必要な例では，頭部MRIや全身精査を優先させていくことが重要**であると考えた．

> **教訓**
> - 意識障害の鑑別に急性大動脈解離がある
> - 血栓溶解療法慎重投与例では，MRI撮影，全身精査を行うことが望ましい
> - 脳梗塞と急性大動脈解離の治療は正反対となるため，確定診断が重要である

文献・書籍（さらに知識を深めたい方へ）

1) Marler, J. R. et al. : Early stroke treatment associated with better outcome. The NINDS rt-PA stroke study. Neurology, 55 : 1649-1655, 2000
2) 武田直也 他：初診時脳梗塞と診断された急性大動脈解離．Neurosurg. Emerg., 8 : 54-58, 2003
3) Fessler, A. J. & Alberts, M. J. : Stroke treatment with tissue plasminogen activator in the setting of aortic dissection. Neurology, 54 : 1010, 2000

<神應知道，鈴木　卓>

第3章　循環器

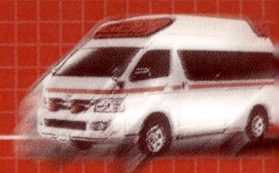

case 18　あれっ？ 頭痛と意識障害で搬入された患者さんだけど，この胸部X線写真気になる…

対応医：年間搬入患者数1,700人，自己完結型救命救急センターに勤める救急医学以外のsubspecialtyを有する救急専門医数人

事例紹介

1 搬入から初期対応までの経過

【症例】79歳，女性

【主訴】頭痛・意識障害

【現病歴】自宅でテレビを見ている最中に後頭部やや左側の痛みを訴えた後トイレへ行ったが，なかなか戻って来なかったので家族が様子を見に行ったところ，トイレ内で倒れていた．救急隊到着時の意識レベルはJCS 100であった．

【既往症】高血圧，高脂血症，胆石（手術歴あり），タバコ15本/日

【バイタルサイン】当センター入室時，血圧：80/50 mmHg（触診），心拍数：63回/分，呼吸数：21回/分，体温：35.7℃，SpO_2：99.3％（O_2マスク10 L/分）

【身体所見】意識レベルGCS 9（E1V2M6），瞳孔：3×3 mm正円，対光反射あり．入室直後の身体所見で明らかな異常を認めなかったが，頭部CT施行後に再びとった身体所見では，上肢の血圧に左右差および頸静脈の怒張を認めた．

【血液検査】

動脈血ガス分析 (O_2マスク10L/分)		RBC	$446×10^4/mm^3$	BUN	15.7 mg/dL
		Hb	12.9 g/dL	Cr	0.81 mg/dL
pH	7.329	Ht	38.1％	Na	145 mEq/L
pCO_2	38.9	PLT	$38.1×10^4/mm^3$	K	3.6 mEq/L
pO_2	323	生化学		Cl	107 mEq/L
HCO_3^-	19.9	GOT	41 IU/L	CRP	1.0 mg/dL
BE	−5.1	GPT	54 IU/L	頭部CT後に施行	
SaO_2	99.3％	LDH	305 IU/L	D-dimer	＋
血算		CK	97 IU/L	Trop-T	−
WBC	$10,600/mm^3$	TP	6.6 g/dL	FABP	−

2 初期対応

バイタルサインのチェック後，血圧が低めであったため末梢点滴ラインを確保し輸液を開始したところ，まもなく血圧が90/45mmHgまで回復した．動脈血ガス分析を含む採血，心電図，ルーチンの胸部・腹部X線写真撮影を初療室で行った後，バイタルサインが安定化していたため直ちに頭部CT検査へ向かった．

ここまでの対応医の思考

頭痛に続発した卒倒という情報から脳血管障害によるものと考え，そのなかでも「頭痛」というkeywordから再破裂すると予後が悪い脳動脈瘤破裂（くも膜下出血）を強く疑った．

3 危機を回避した経過

初療室にてルーチンの胸部・腹部のX線写真撮影を行ったが，フィルムの現像に時間がかかったため，その現像を待たずに先に頭部CT検査に向かった．患者がCT室に運ばれた後にX線写真ができあがったが，看護師がたまたま通りかかった初療に就いていなかった医師にその読影を依頼したところ，上縦隔の拡大に気づいた（図1）．CT室に連絡し，可能であれば胸部の造影CTを撮影するよう指示した．

頭部CTでは頭痛や意識障害の原因となりうる所見は認められず（図2），続いて撮影した胸部CTから急性大動脈解離（Stanford A型）と診断した（図3）．

4 最終診断と対応

胸部外科にコンサルトし，心臓超音波検査を施行した．心臓超音波検査では心タンポナーデを認め，さらにその施行中に再び血圧が低下したため心嚢穿刺を行った．患者は高齢であること，CTにて上行大動脈は血栓化しているようであったことから，まずは内科的治療の方針となり，降圧薬で血圧のコントロールを行いながら経過観察とした．しかし入院当日の深夜に胸痛が出現．心臓超音波検査にて心嚢液の再貯留とフォローアップCTから解離腔への再開通が認められたため，緊急手術となった．

術後経過は順調であり，術後1週間で集中治療室から一般病棟へ転床，術後約3週間で自宅退院となった．

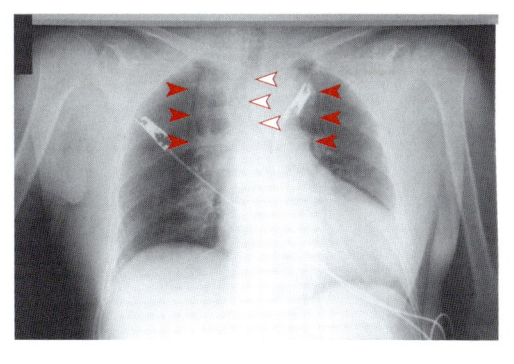

図1　胸部X線写真
上縦隔の拡大（▶）と気管の右側への偏位（▷）が認められる

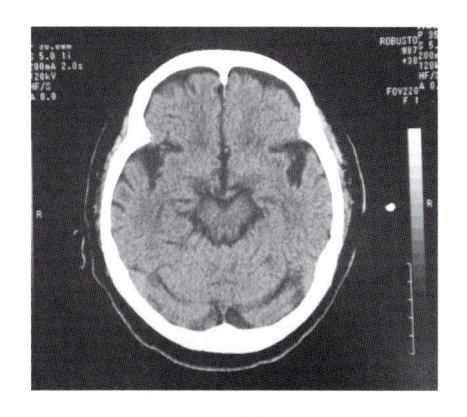

図2　頭部CT

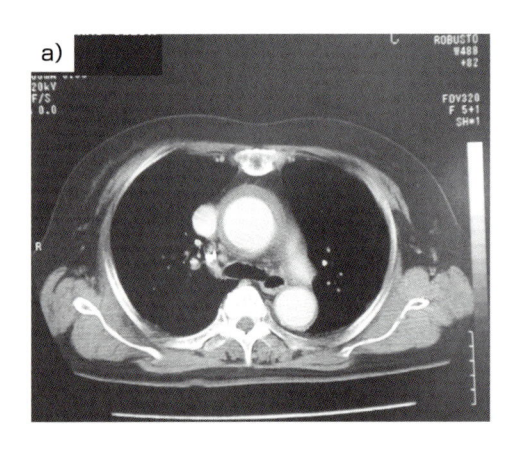

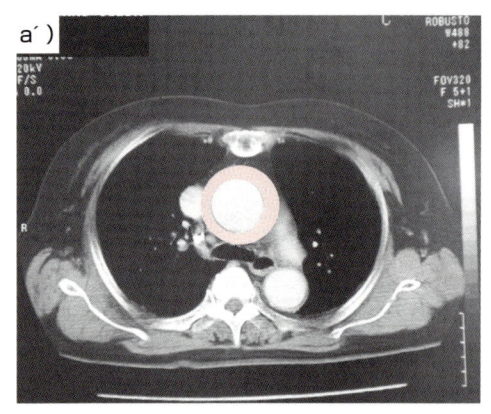

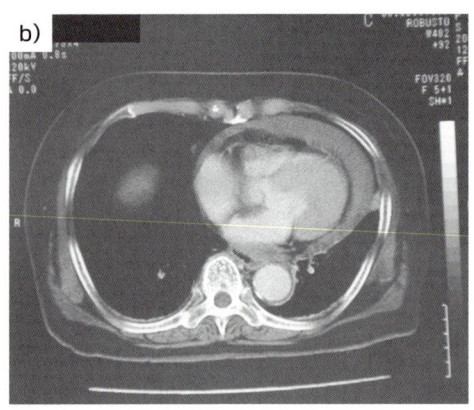

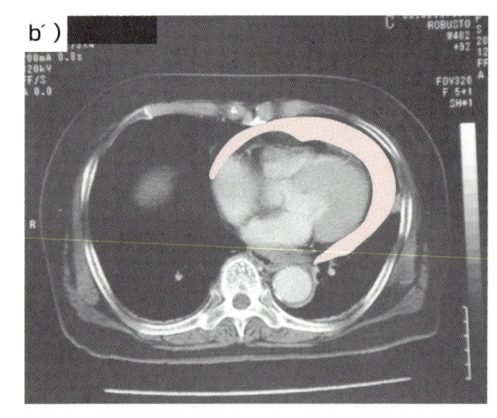

図3　胸部CT
上行大動脈の全周にわたる解離腔（a'：●）と心嚢内への血液の貯留が認められる（b'：●）

> **〈最終診断〉**
> **急性大動脈解離（Stanford A 型）**

解　　説

A　誤診・失敗の原因：非典型的な主訴＋異常所見の見落し

　　今回の症例は確定診断に至り，臨床経過も順調で無事自宅退院となったが，初療室にて搬送前情報の"頭痛＋意識障害"からくも膜下出血と断定し，他の疾患と鑑別診断せずそのまま頭部CT検査に向かったことは，患者を一時的に危険な状況にさらしたと考える．主訴の"頭痛＋意識障害"から本疾患を連想するのは非常に困難ではあるが，入室時のバイタルサイン，身体所見および胸部X線写真の異常所見に気づけば，本疾患が頭に浮かばなくてももう少し慎重に診療を進めることができたのではないかと思われる．

B 本症例で必要な鑑別診断（頭痛＋意識障害）

- 脳血管障害：突然発症の頭痛と意識障害はくも膜下出血や脳内出血などの脳血管障害によるものがほとんどである
- 髄膜炎・脳炎：頭痛と意識障害を主症状とするが，脳血管障害に比べ発症は比較的緩徐である
- 脳腫瘍：髄膜炎・脳炎と同じく発症は緩徐である
- 高血圧性脳症：本態性高血圧やさまざまな基礎疾患を伴っていることが多い．入室時に著明な高血圧を認めた場合は本疾患を疑う
- 椎骨・脳底動脈解離：突然発症であり，診断が非常に難しい疾患である

C 本症例の落とし穴・確定診断に至ったポイント

● 大動脈解離による意識障害

急性大動脈解離のなかでも特に近位部が解離しているStanford A型では，解離が心嚢内へ波及した場合は心タンポナーデから閉塞性ショックを起こし，総頸動脈まで波及した場合でも脳血流量が減少するため，意識障害を呈することがある．急性大動脈解離の約13～20％に意識消失発作が起こり，また意識消失発作を起こした患者群では発作を起こさなかった患者群より死亡率が有意に高いと報告されている[1, 2]．

● 初発が頭痛の大動脈解離

本症例では，入室時のバイタルサインで血圧が低いことから脳血管障害にしては違和感があった．しかし，頭痛＋意識障害という主訴から本疾患を連想することは非常に難しく，過去の報告を渉猟しえた限りでは，頭痛を初発症状とした急性大動脈解離の症例報告は欧米で2例[2, 3]，本邦では3例[4]のみであり，本邦の報告例はすべて頭痛で受診後帰宅し，当日もしくは翌日に急逝されている．

急性大動脈解離が頭痛を起こす機序として，解離が総頸動脈まで及び，解離による血管の膨張が血管壁内の疼痛センサーを刺激したものと推測されている．今回の症例では総頸動脈の解離を認めなかったため頭痛の原因は不明である．しかし重要なのは，**主訴のみで診断を確定せず，先入観に惑わされずにバイタルサインや身体所見をとり，ルーチンで撮ったX線写真などを判断すること**であろう．

D もしも見落としたら？

急性大動脈解離はすべて手術適応となるわけではなく，また手術治療においても必ず救命できるとは限らないほど治療が難しい疾患であるが，大血管の血管緊急症でもあり，診断の遅延は致命的になる場合が多い．そのため，初療時の早期診断の可否が救命率を左右していると言っても過言ではない．

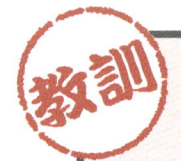

教訓
- 主訴は診断までの1つの情報としてとらえ，主訴のみで診断してはならない
- 診察時は基本に戻ってバイタルサインや身体所見などをしっかりとって総合的に判断する
- 突然発症の頭痛＋意識障害は，脳血管障害以外に血管緊急症の可能性も念頭に置く

文献・書籍（さらに知識を深めたい方へ）

1) Nallamothu, B. K. et al.：Syncope in acute aortic dissection：Diagnostic, prognostic, and clinical implications. Am. J. Med., 113：468-471, 2002
2) Nohe, B. et al.：Aortic dissection mimicking subarachnoidal hemorrhage. Anesth. Analg., 101：233-234, 2005
3) Stollberger, C. et al.：Headache as the initial manifestation of acute aortic dissection type A. Cephalalgia, 18：583-584, 1998
4) 松本慎司 他：頭痛を初期症状とし急死した急性大動脈解離の3例．洛和会病院医学雑誌，17：81-85, 2006

<大泉　旭，川井　真>

第3章 循環器

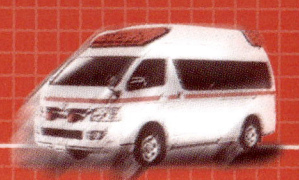

case 19 受診122回までは精神疾患，受診123回目は身体疾患！

対応医：年間搬入患者数3万人，24時間全例応需の救命救急センターに勤める救急専従医

事例紹介

1 基礎疾患と現病歴

【症例】79歳，男性

2000年3月特発性間質性肺炎の診断にて在宅酸素療法（酸素5L）を導入した．同年5月肺炎に罹患したが軽快した．トイレ歩行ではSpO$_2$が40％台へ低下するが，安静にしていればSpO$_2$ 95％でADLは自立可能である．ショートステイを利用しながら在宅で過ごし，訪問診療を受けていた．

もと漁業組合会長，現在は無職，妻と二人暮らし，気ままな性格である．

2 頻回受診歴

2000年9月から頭痛を訴えはじめ，ほとんど連日ERを受診していた．最初は，維持輸液500 mLの点滴，生理食塩水1 mLの臀部筋注で対応していたが，10月頃からは，アタラックスP®（塩酸ヒドロキシジン）筋注を希望するようになった．症状は強い不安からくると考えられ，毎回タクシーでER前へ乗りつけ，アタラックスP®を筋注し，5分後には待たせてあったタクシーで帰宅していた．2001年5月16日までの約9カ月に122回の受診歴があった（図1，2）．

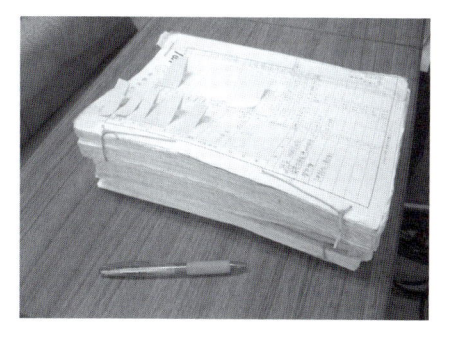

図1　受診時に取り寄せた分厚い患者カルテ

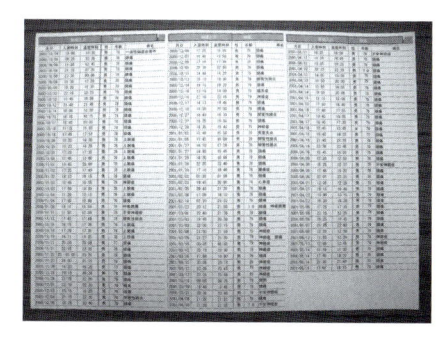

図2　頻回受診記録122回分のプリントアウト

3 123回目の受診

【主訴】頭痛

【現病歴】2001年5月に入っての受診歴は，5月5，6，7，9，12，13，14日で，1日に3回の受診のこともあった．5月16日はいつもより頭痛がひどいとERを救急車で受診した．

【バイタルサイン】血圧：115/56 mmHg，脈拍：112回/分，体温：35.6℃，呼吸：努力様，SpO_2：61～65％（受診時O_2 10 L/分），意識：清明（多弁・活気あり）

【身体所見】

瞳孔	正円同大	呼吸音	両肺びまん性にfine cracklesを聴取
頸部	頸静脈怒張なし	腹部	異常なし
心音	清	四肢	浮腫なし

【初期対応】希望によりいつものようにアタラックスP®を筋注した．来院時はSpO_2が上記のように低かったが，30分後には80％台まで上昇した．

ここまでの対応医の思考

　間質性肺炎は進行性で末期である．これまではタクシーでの自己来院だったが，今回の受診は救急車を使った．SpO_2は90％以上には回復せず，いつもより呼吸状態が悪そうである．頻回受診患者ゆえに訴えの信頼度は低いが，今回は精神的問題ではなく身体疾患と考えるべきか？　しかし，いつもの不安による症状かもしれない，と揺れ動いて迷っている．

4 危機を回避した経過

　「救急疾患の診断に先入観をもつことは危険であり，常に最大最悪を予測せよ」との指導医の言葉を思い出して，念のため，身体疾患の精査として，心電図，胸部X線写真，血液検査を行った．その結果，急性心筋梗塞と診断された（図3）．

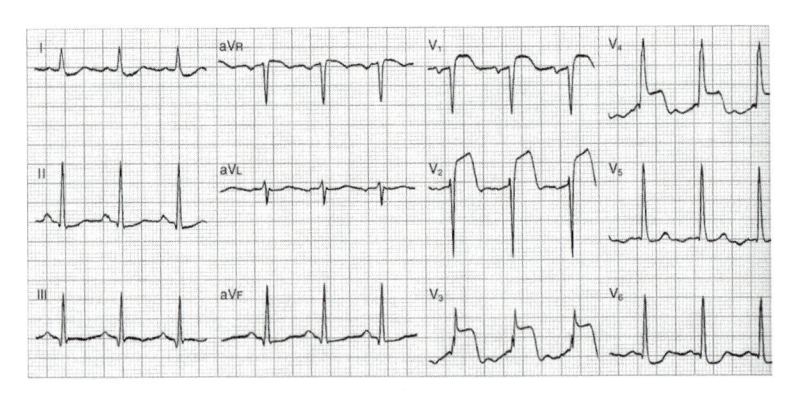

図3　ERでの心電図
ST上昇型心筋梗塞の所見

＜最終診断＞
急性心筋梗塞〔頻回受診の原因：不安障害（頭痛症）〕

解　説

A 頻回受診患者の実態

当院救急部を1年間に10回以上受診した頻回受診患者28人について調べた報告[1]では，
① 年齢：3～81歳
② 疾患：精神疾患547回（66.3%）・身体疾患278回（33.7%）
③ 転帰：帰宅792（96.0%）・入院28（3.4%）
であった．身体疾患の内訳は多い順に，気管支喘息・血友病・肝硬変・イレウス・胃腸炎・肝性脳症・胸水・腰痛・尿閉・神経痛・肝癌・上気道炎・眼痛・排尿困難・膀胱癌・肺炎・便秘などであった．

B 身体疾患と精神疾患

身体疾患を認めない身体症状・精神症状は，それぞれ心身症・神経症と呼ばれてきた．1970年代以降の精神科診断学の発展に伴い，DSM-ⅣやICD-10に基づいた標準化が進み，これらの診断名は姿を消し，身体表現性障害・不安障害というカテゴリーに組込まれた．

C 神経循環無力症

循環器科領域では，心疾患を認めない心関連症状（胸痛・動悸・呼吸困難・疲労・起立性低血圧・めまい・しびれ）は，神経循環無力症（neurocirculatory asthenia：NCA，日本では心臓神経症）と呼ばれる．新診断分類では，身体表現性自律神経機能不全を含む身体表現性障害，パニック発作を含む不安障害にあたる．

D 「胸痛・呼吸困難と不安」を呈する疾患

表に，「胸痛・呼吸困難と不安」を呈する疾患を例に，身体疾患と精神症状，精神疾患と身体症状の関係を示す．

E 頻回受診患者における見逃しと思い込みの怖さ

救急外来での頻回受診患者は，毎回異なる医師が診察することが多く変化を見逃しやすい．頻回受診患者自身も「いつもの」対応で満足することが多く見逃しの危険が増える．
【原則】注意すべき原則を以下にあげる．
① 頻回受診患者がすべて精神疾患ではない（A 参照）
② 精神疾患の患者もいつかは身体疾患に罹患しうる
③ 身体疾患でも精神症状を，精神疾患でも身体症状を呈する（B ～ D 参照）

表 「胸痛・呼吸困難と不安」を呈する疾患の診断／見逃しのポイント

疾患名			見逃しのポイント
身体疾患	急性心筋梗塞		身体症状としては胸骨下の内臓痛，ときに呼吸困難・嘔気が主訴のこともある．激しい発作では死の恐怖・不安を訴える
	急性肺血栓塞栓症		不安が強く過換気の場合に，精神疾患と誤診される
	僧帽弁逸脱症		パニック発作や身体表現性障害としてフォロー中にみつかることがある
	甲状腺機能亢進症・褐色細胞腫		パニック発作や身体表現性障害としてフォロー中にみつかることがある
精神疾患	不安障害	パニック発作	予測不能の，呼吸・心臓症状の発作（13項目中4項目以上の症状）
		社会恐怖	社会的状況が誘因で起こるパニック発作
		広場恐怖	逃げにくい場所が誘因で起こるパニック発作
		PTSD	フラッシュバックが誘因で起こるパニック発作
	身体表現性障害	身体化障害	数年以上にわたる身体愁訴
		心気症	医学的否定にもかかわらず重篤な病気と思い込む
		虚偽性障害	意識的・自発的に身体症状をつくりだす

F 本症例で必要な鑑別診断

本例では，頻回受診前の診断である間質性肺炎の診断自体は，呼吸器科で精査されており疑う余地がない．しかし精査のなされていない診断については，初期診断を信じ込まない方がよい．鑑別診断を以下にあげる．

① 基礎の身体疾患の増悪 → 間質性肺炎の増悪
② 基礎の精神疾患の増悪 → 不安障害（頭痛症）の増悪
③ 新たな急性疾患 → 新たに頭痛 or SpO_2 の低下をきたす病態

G 本症例で診断確定に至ったポイント

頻回患者は，「いつもの」対応でいいのか，精査が必要なのかを判断しなければならない．このため必ずバイタルサインを測定し，変わったところはないかをチェックする．「いつもはタクシーだが今回は救急車で受診した」というのは，警告サインである．

身体表現性障害や不安障害などの**精神的なものという診断決定に至るには，すべての身体疾患が否定されてはじめてなされる**ことを肝に銘じておく．

H もしも見落としたら？

頻回受診の原因に，患者側の理解不足，医療側の説明不足の両方が指摘されている．頻回受診患者における見落としは，医師患者関係の増悪を招き，不信感・不安感からさらなる頻回受診となる可能性がある．

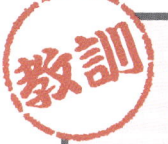

case 19 受診122回までは精神疾患，受診123回目は身体疾患！

> **教訓**
> - 頻回受診患者は，① 初期診断の誤診，② 新たな疾患の見逃しに注意を要する
> - 身体疾患でも精神症状を，精神疾患でも身体症状を呈しうる（「胸痛が強いから急性心筋梗塞である」「不安が強いから急性心筋梗塞ではない」とはいえない）
> - 頻回受診患者の1/3は身体疾患，2/3は精神疾患であり，各年齢・各病態にわたる．96%は帰宅し3%は入院する．全体としては緊急性の低い患者群である

第3章 循環器

文献・書籍（さらに知識を深めたい方へ）

1) 千代孝夫，木内俊一郎：救急外来頻回受診症例の問題点．日本臨床救急医学会雑誌，6：269-273，2003
2) Neruocirculatory asthenia. Harrison's principle of internal medicine (16th ed.), McGraw-Hill, 2004
3) 東海林哲郎：心臓神経症．救急医学，6：690-692，2006
4) Daniel, J. C.：The psychiatric interview：a practical guide, Lippincott Williams & Willkins, 1999

＜久保健児＞

第3章　循環器

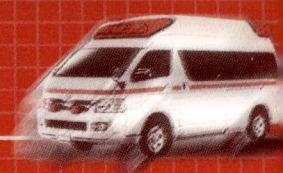

case 20　脳内出血！いや，ちょっと待て，ちょっとおかしいぞ！

対応医：24時間全例応需の救命救急センターに勤める救急専従レジデント

事例紹介

1　搬入から初期対応までの経過

【症例】51歳，女性
【主訴】頭痛
【既往歴】高血圧
【現病歴】2日前より39℃の発熱，頭痛，嘔吐，異常行動が出現し，当センター救急外来に救急搬送された．
【バイタルサイン】意識：GCSでE4V3M5，見当識障害あり，血圧：140/105 mmHg，脈拍：140回/分，整，体温：38.8℃，呼吸数：30回/分
【身体所見】

瞳孔	3.5 mm/3.5 mm，正円同大	心音	心尖部収縮期雑音（Ⅳ/Ⅵ Levine）
対光反射	左右迅速	腹部	平坦・軟・圧痛なし
眼瞼結膜	貧血なし	項部	硬直あり
眼球結膜	軽度の黄染あり	腸雑音	聴取可
呼吸音	副雑音なし	皮膚	斑状で融合傾向のある紅斑が全身に散在する

【血液検査】

動脈血ガス分析						
（O₂マスク5L/分投与）		RBC	540万/μL	LDH	823 IU/L
pH	7.528	Hb	17.0 g/dL	T-Bil	2.1 mg/dL
pO₂	116.0 mmHg	Ht	51.2%	CPK	361 IU/L
pCO₂	20.1 mmHg	PLT	3.4万/μL	BUN	34 mg/dL
BE	−2.6 mmol/L	生化学		Cre	1.10 mg/dL
HCO₃⁻	16.6 mmol/L	APTT	52.8秒	TP	6.2 g/dL
SaO₂	98.9%	PT活性	62%	Alb	2.7 g/dL
CO-Hb	1.6%	Fib	537 mg/dL	Na	131 mEq/L
Met-Hb	0.3%	S-FDP	120 μg/mL>	K	3.5 mEq/L
LA	42.0 mg/dL	D-dimer	40 μg/mL>	Cl	95 mEq/L
血算		AST	160 IU/L	GLU	297 mg/dL
		ALT	74 IU/L	CRP	36.1 mg/dL
WBC	9,800/μL	LDH	823 IU/L		

【胸部単純X線写真】浸潤陰影，肺水腫像などの明らかな異常所見は認めず（図1）．
【脳CT】左前頭葉の皮質下に限局性の脳内出血を認めた（図2）．

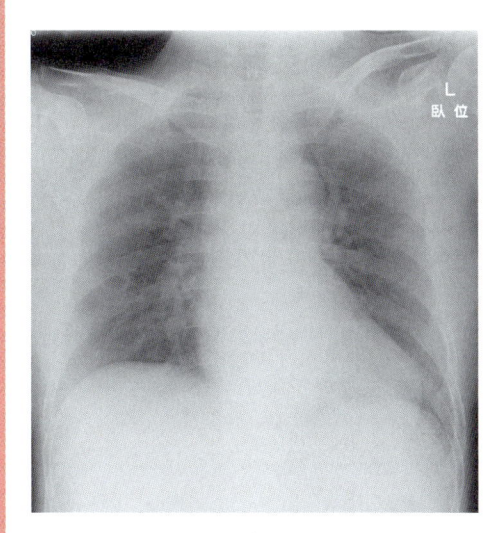

図1　来院時胸部単純X線写真撮影
明らかな異常所見を認めなかった

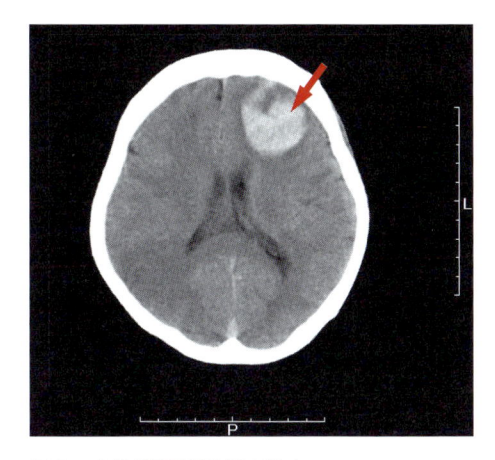

図2　来院時頭部単純CT検査
左前頭葉皮質下白質〜白質に限局性のhigh density areaを認める（→）

2　初期対応

　　　　Htが51.2％と高値だったため高度な脱水状態に陥っていると判断し，まず末梢静脈ラインを確保し，酢酸加リンゲル液の点滴を開始した．脳圧管理，呼吸循環管理目的に直ちに気管挿管し人工呼吸を開始した．CRPが36.1 mg/dLと著しい高値を示していたため全身感染を疑い，感染源検索と共にABPC（ビクシリン®）の全身投与を開始した．

ここまでの対応医の思考

　意識障害の原因は左前頭葉の皮質下出血であることは間違いないが，出血部位が皮質下であり典型的な高血圧性の脳内出血ではない．脳圧は現時点では減圧手術を要するほど高くないと判断し，皮質下出血の原因精査をしながら保存的療法で対処することとした．

　また，血小板減少症，出血傾向からDIC（diffuse intravascular coagulopathy：広汎性血管内凝固障害）に陥っていると考えた．DICの原因としては，炎症所見が著しく高いことから，敗血症からの合併と推察した．

　感染源の特定は急務である．項部硬直を認めることから髄膜炎が感染源の可能性が高く，髄液採取は必要であろう．感染性心内膜炎に合併した感染性脳動脈瘤破裂による脳内出血も考慮し，血液培養，心臓超音波検査を行うこととした．

3　臨床経過

　　　　DICに対して血小板輸血，新鮮凍結血漿投与を行うとともにタンパク分解酵素阻害剤（FOY®）の持続投与を開始した．感染源の精査のために髄液採取，血液塗沫・培養を行った．髄液検査では細胞数は1,156個/3 μL（単核球5％，多核球95％），髄液塗沫で*Staphylococcus*様菌，血液塗沫でもグラム陽性球菌が検出された．

4 危機を回避した経過

　家人からの聴取で，歯科治療で 2 週間前に抜歯していることが判明した．歯科処置が原因で細菌性心内膜炎を発症したものと考えられた．細菌性心内膜炎から細菌性脳動脈瘤を合併し，その破裂により大脳皮質下出血をきたしたものと推察された．

　直ちに心臓超音波検査を行ったところ，僧帽弁に病変を認めた（図3）とともに，血液培養でアンピシリン耐性黄色ブドウ球菌が検出されたため，感染性心内膜炎の確定診断を得た．

　抗菌薬をVCM（バンコマイシン®），CTX（クラフォラン®）に変更し抗菌薬の大量投与を続けたところ，徐々に炎症所見は軽減しDIC状態からも脱することができた．

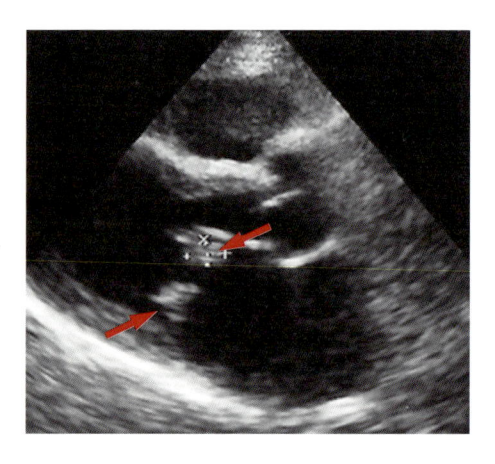

図3　経胸壁心臓超音波検査（長軸像）
僧帽弁前尖，後尖に疣贅の形成を認める（➡）

5 最終診断と対応

　大脳皮質下出血から感染性心内膜炎を疑い，心臓超音波検査，血液培養から細菌性心内膜炎と確定診断した症例である．本症例は感染がコントロールされた第82病日に僧帽弁置換術を行った．

　脳内血腫は保存的治療で縮小し脳手術には至らなかった．意識も清明となったが，第60病日のMRI検査では多数の微少な脳動脈瘤を示唆する微小脳内出血が認められた（図4）．

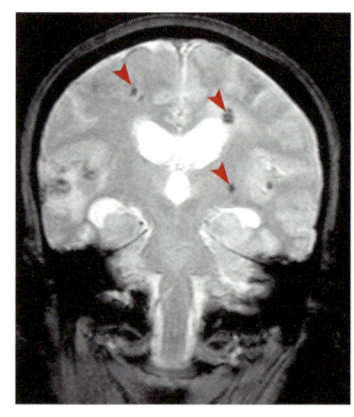

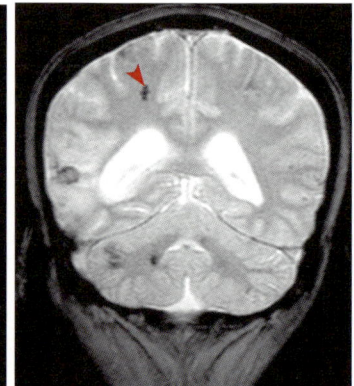

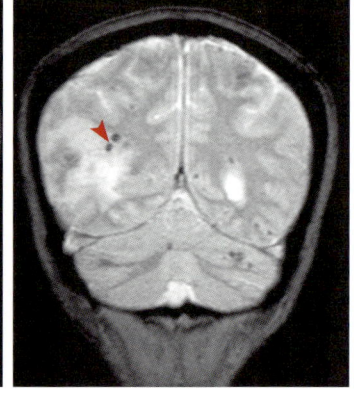

図4　MRI検査（T2強調画像）感染性脳動脈瘤を示唆する多数の微小出血（▶）

case 20 脳内出血！いや，ちょっと待て，ちょっとおかしいぞ！

> 〈最終診断〉
> 細菌性心内膜炎

解　説

A 本症例の落とし穴・確定診断に至ったポイント

　感染性心内膜炎は心内膜表面の感染症であり，心弁膜が最も一般的に侵される部位である．

　心雑音と発熱が感染性心内膜炎を疑うきっかけとなることが多いとされ，本症例でも発熱と心雑音を認めている．しかし神経症状が初発症状の場合が13%に認められ，注意を要する．本症例では髄膜炎や脳内出血にだけ注意が向けられていたら，重大な誤診をする可能性があった．出血部位が大脳皮質下であったことと全身感染が診断の糸口であった．感染性心内膜炎の確定診断は血液培養と心臓超音波検査所見が最も重要であることはいうまでもない（表）．

B 感染性心内膜炎と頭蓋内病変

● 頭蓋内病変

　皮質下（大脳）出血は，脳の表面近く比較的浅い部位に出血したもので，典型的な高血圧性脳内出血と出血部位が異なることがポイントである．高齢者ではアミロイドアンギオパシーが原因のこともあるが，感染性心内膜炎に合併するものは中大脳動脈から後大脳動脈領域の末梢に形成された細菌性小動脈瘤の破裂によるものと考えられる．

　臨床上，活動性感染性心内膜炎の4〜15%に細菌性脳動脈瘤を合併するとされる．したがって**感染性心内膜炎患者に頭蓋内出血，特に皮質下出血をみた場合には，細菌性脳動脈瘤の破裂を念頭に置かなければならない**．動脈瘤破裂や塞栓症は感染の活動期に多いとされ，感染がコントロールされていない状態での心臓手術の合併症発生率は高く，危険である．外科治療に先立ち血液培養結果により適切な抗菌薬を早期に十分量投与することが治療の根本となる．

● 画像診断

　神経症状で発症した場合，脳CTは必須検査であるが，単純脳CTでは全く異常を認めない自験例もあった．そのような症例ではMRI検査が非常に有用である．本症例のように微小脳動脈瘤や，微細な脳塞栓が多数発見される場合があるからである．

● 脳外科医，心臓外科医との連携

　頭蓋内病変を合併した感染性心内膜炎の治療は難渋をきわめ，予後は不良である．頭蓋内病変に対する外科治療も考慮する必要性が生じることも多く，抗凝固療法や心臓手術の時期との兼ね合いが問題となる．心臓外科医との綿密な連携が非常に重要であり，救急専従医は脳外科医，心臓外科医との協力体制のコンダクターとしての役目を担う必要がある．

表 感染性心内膜炎（IE）のDuke臨床的診断基準[1]

【確診】

Ⅰ．臨床的基準

大基準2つ，または大基準1つと小基準3つ，または小基準5つ

（大基準）
1. IEに対する血液培養陽性
    A. 2回の血液培養で以下のいずれかが認められた場合
        ① Streptococcus viridans （注1），*Streptococcus bovis*，HACEKグループ＊
        ② *Staphylococcus aureus* または *Enterococcus* が検出され，他に感染巣がない場合

        注1）本ガイドラインでは菌種の名称についてはすべて英語表記とし，通例に従ってStereptococcus viridans以外はイタリック体で表記した
    B. 次のように定義される持続性のIEに合致する血液培養陽性
        ① 12時間以上間隔をあけて採取した血液検体の培養が2回以上陽性
        ② 3回の血液培養すべてあるいは4回以上の血液培養の大半が陽性（最初と最後の採血間隔が1時間以上）
2. 心内膜が侵されている所見でAまたはBの場合
    A. IEの心臓超音波検査所見で以下のいずれかの場合
        ① 弁あるいはその支持組織の上，または逆流ジェット通路，または人工物の上にみられる解剖学的に説明のできない振動性の心臓内腫瘤
        ② 膿瘍
        ③ 人工弁の新たな部分的裂開
    B. 新規の弁閉鎖不全（既存の雑音の悪化または変化のみでは十分でない）

（小基準）
1. 素因：素因となる心疾患または静脈薬物常用
2. 発熱：38.0℃以上
3. 血管現象：主要血管塞栓，敗血症性梗塞，感染性動脈瘤，頭蓋内出血，眼球結膜出血，Janeway発疹
4. 免疫学的現象：糸球体腎炎，Osler結節，Roth斑，リウマチ因子
5. 微生物学的所見：血液培養陽性であるが上記の大基準を満たさない場合，またはIEとして矛盾のない活動性炎症の血清学的証拠
6. 心臓超音波検査所見：IEに一致するが，上記の大基準を満たさない場合

Ⅱ．病理学的基準

菌：培養または組織検査により疣腫，塞栓化した疣腫，心内膿瘍において証明，あるいは病変部位における検索：組織学的に活動性を呈する疣贅や心筋膿瘍を認める．

【可能性】

【確診】の基準には足りないが，【否定】には当てはまらない所見

【否定】

心内膜炎症状に対する別の確実な診断，または
心内膜炎症状が4日以内の抗菌薬により消退，または
4日以内の抗菌薬投与後の手術時または剖検時にIEの病理学所見なし

（＊）HACEKグループ：Haemophilus parainfluenzae, Haemophilus aphrophilus, Actinobacillus actinomycetemcomitans, Cardiobacterium hominis,

C もし見落としていたら

　感染性心内膜炎は内科的治療が遅れれば心不全，塞栓症，敗血症ショックなどの合併症が起こり，死亡率がきわめて高い疾患である．多彩な症状を呈するが，中枢神経症状と全身感染を同時に認めた場合は，常に感染性心内膜炎を念頭に検査と治療を進めることが肝要である．

> **教訓**
> - 中枢神経症状と全身感染を認めたときは感染性心内膜炎の鑑別を
> - 大脳の皮質下出血をみたら要注意
> - 中枢神経症状を呈する感染性心内膜炎では脳MRI検査が有用

文献（さらに知識を深めたい方へ）

1) 2001-2002年度合同研究班報告：感染性心内膜炎の予防と治療に関するガイドライン．Circulation Journal, 67（1 Suppl. IV），1083-1109, 2003
2) Tunkel, A. R. & Kaye, D.：Neurologic complication of infective endocarditis. Neurol. Clin., 11：419-440, 1993
3) 河本俊介 他：破裂細菌性脳動脈瘤の治療．脳卒中の外科，31：111-116, 2003

＜西野正人＞

第3章　循環器

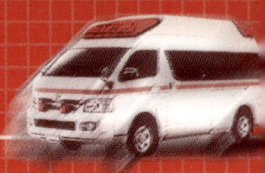

case 21　まさか！ 左側腹部痛・下血の原因が，胸部大動脈解離だった！

> 対応医：年間搬入患者数1万2千人，1次急患から3次急患まで24時間対応の救命救急センターに勤める救急専従医

事例紹介

1　搬入から初期対応までの経過と血液検査結果

【症例】57歳，男性

【主訴】左腰痛，左側腹部痛，下血

【現病歴】約2週間前，左側腹部痛が持続し近くの総合病院を受診，超音波検査と大腸ファイバー検査を受け，異常なしといわれた．本日夕食後に突然「背骨の左側の激痛」が生じ，下血（赤褐色）も呈したため，救急車で当院救急外来へ搬送された．

【既往歴】本態性高血圧症（5年前から降圧薬を内服中）

【バイタルサイン】意識レベル：JCS 1（アルコール臭あり），血圧180/102 mmHg（上肢・下肢とも左右差なし），脈拍：84回/分（不整なし），呼吸：35回/分，SpO$_2$：92%（O$_2$ 5 L/分投与下）．

【身体所見】

瞳孔	正円同大	背部	第8～12胸椎棘突起の左4～5 cmの部位に強い叩打痛があり左側腹部への放散痛を伴う
眼瞼結膜	貧血・黄疸なし		
頸部	頸静脈怒張なし	皮膚	湿潤（＋），冷感（＋）
心雑音	なし	四肢	浮腫なし
呼吸音	crackle，wheezeなし	神経学的所見	異常を認めない
腹部	左側下腹部にtenderness（＋），defense（－）		

【血液検査】

血算		生化学		動脈血ガス分析 （酸素マスクで O_2 8 L/分投与下）	
WBC	17,700/μL	TP	6.0 g/dL		
RBC	444万/μL	AST/ALT	15/12 IU/L		
Hb	14.1 g/dL	LDH	380 IU/L	pH	7.326
Hct	41.4 %	T-Bil	0.7 mg/dL	pCO_2	40.7
PLT	16.8万/μL	CK	46 IU/L	pO_2	87.4
凝固系検査		BUN	32.6 mg/dL	BE	−4.2
Fib	417 mg/dL	Cr	1.0 mg/dL	Lac	38
PT	88.4 %	Na/K	139/3.5 mEq/L		
APTT	83.3 %	GLU	177 mg/dL		
FDP	23.0 μg/mL	Amy	65 IU/L		
		CRP	4.2 mg/dL		

2 初期対応

　ER到着時には，異常高血圧は認めるものの全身状態は比較的安定していたため，酸素流量を増量しつつ，末梢静脈ラインを確保，心筋マーカーを含め一連の血液検査をオーダーした．

　突然の腰痛・腹痛という情報より，致死的疾患である腹部大動脈瘤破裂や胸部大動脈解離を念頭に置き，12誘導心電図，心臓超音波検査，腹部超音波検査を実施した．心電図ではV1～V4で 0.10 mVのST低下を認めたが，心臓超音波検査では心嚢液貯留や心筋壁の運動異常は認めなかった．腹部超音波検査では，軽度の腸管壁肥厚を認めるものの，腹部大動脈瘤は指摘できず，また水腎症の所見も認めなかった．

▶ ここまでの対応医の思考

　まずは，見落とすと怖い「胸背部痛を呈する7つの致死的病態」（表）の鑑別を進めよう．発症様式から胸部大動脈解離も考えたが，救急車内でもERでも上肢の血圧には左右差はなく，大腿動脈や足背動脈の拍動にも左右差はないように思われる．超音波所見から腹部大動脈瘤や尿路系疾患は否定的．脊柱の限局性の叩打痛が気になるが，2週間前も本日も新鮮血を伴う下血を認めていることから，虚血性大腸炎または大腸憩室炎を疑い，消化器内視鏡班にコンサルトして緊急で大腸ファイバー検査を行った方がよいか？化膿性脊椎炎も考慮すべきか？しかし，全身の冷汗・冷感が気になるな…

表　胸背部痛を訴える傷病者の致死的な7病態（killer chest pain）

① 急性冠症候群（ACS）
② 急性心筋炎
③ （粘度の高い）心嚢液貯留を伴う急性心膜炎
④ 胸部大動脈解離
⑤ 肺動脈血栓塞栓症（PTE）
⑥ 緊張性気胸
⑦ 特発性食道破裂（BoerHaave症候群）

3 危機を回避した理由

● 搬入から35分後

　患者は再び，激しい左背部痛を訴えはじめた．「今は，お腹よりも背中が痛い」，「腰よりももっと上，左側の背中が痛い」と訴えた．血圧は208/112mmHgに上昇した．

● 危機を回避した対応

　救急専従医は，まず，ジルチアゼム10mgを静注し降圧をはかった．次に，自ら腹部超音波検査を再検し，腹部大動脈内に軽度の解離腔が存在することを確認（図1），ただちに胸腹部の造影CT検査を依頼した．この時点で凝固検査の結果が届き，FDPが23μg/mLと軽度上昇しているのが確認された．造影CTの結果，「Stanford B型胸部大動脈解離」が証明され（図2），厳密な血圧管理を目的に，救命救急センターのICUに入室した．

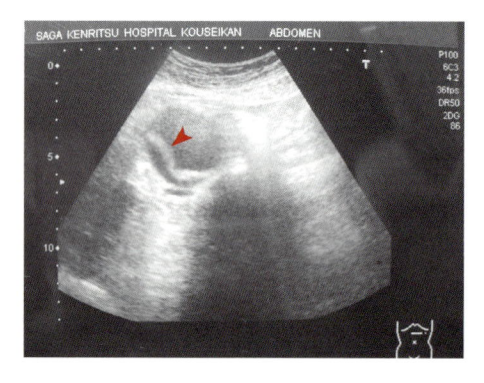

図1　腹部超音波検査による intimal flap（▶）の描出
腹部大動脈内に解離によるflapを認めるが，偽腔のスペースは小さい

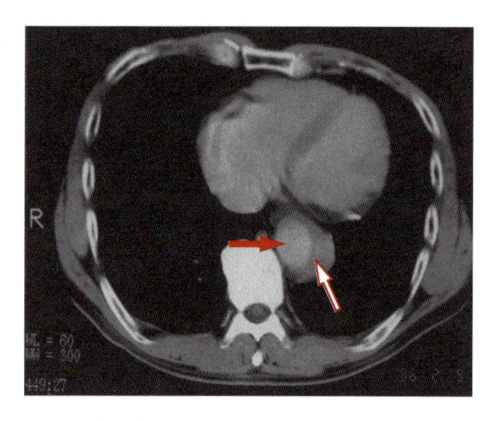

図2　造影胸腹部CTによる大動脈解離の証明
真腔（→）および偽腔（⇨）への造影剤漏出

〈最終診断〉
Stanford B 型胸部大動脈解離（エントリー：横隔膜直上部）

解　説

A 誤診・失敗の原因：非典型的な症状による診断困難例のため

● 臨床症状・臨床所見だけからでは診断名が想起されにくい場合

　ERにおける救急診療の要点は，"いかに症候学を極めるか"にあるといっても過言ではない．開胸心マッサージなどのスキルやICUでの特殊な集中治療に目がいきがちであるが，それらは数をこなせばある程度はできるようになる．一方，日常のERで遭遇する「失神」「胸部違和感」「腹痛」などの症状を訴える患者のなかから，稀ではあるが，緊急性の高い3次救急疾患を抽出する能力を養うのには，経験だけでは不十分であるし，evidence based medicineにも限界がある．やはり，それなりの"思考プロセス"の養成が重要となる．

本例では，来院時の主訴が「左下腹部痛」「側腹部へ放散する腰背部叩打痛」であり，2週間前にも同様の症状で他医を受診していた．救急医は当初，急性大動脈解離や腹部大動脈瘤破裂の可能性を念頭に置きながらも，背部痛や疼痛の移動がない，血圧の左右差がない，腹部超音波検査で明らかな異常を認めないなどより，脊椎系疾患や虚血性大腸炎，大腸憩室炎などを想定して検査を進めようとしていた．

また，初回の腹部超音波検査を人任せにして，水腎症や腹部大動脈瘤の所見がないことに安心し，その他の詳しい超音波検査評価をおろそかにしたことは，救急医としてのミステイクであった．

● 急性胸部大動脈解離の診断の非典型例

急性大動脈解離では，エントリーの部位や解離の進展様式，真腔の虚血領域などによって，さまざまな症状や兆候が生じる．典型例では，突然の背部痛，痛みの移動，血圧の左右差などが観察されるが，例外も少なくない．

解離の範囲により，それぞれ下記のような症状が起こりうる．

・総頸動脈に及べば，失神・意識障害・片麻痺
・上・下腸間膜動脈に及べば，腹痛・イレウス・下血
・外腸骨動脈に及べば，下肢の脱力・しびれ

血圧の左右差を認めない大動脈解離も稀ではないし，造影CTを行っても早期血栓閉塞例では見逃される危険性もある（特に夜間など，CT読影の専門家がいない場合）．本例の2週間前の下腹部痛はおそらく，下行大動脈遠位に解離が生じ早期血栓閉塞したものであろう．

B 本症例において確定診断に至ったポイント

● ERにおける所見のとり方

胸背部痛の鑑別診断は非常に幅広いが，いわゆる"killer chest pain"とよばれる致死的な疾患（表）を見落とさないように気をつけながら診療を進める．

問診では，痛みの発症様式，誘因，痛みの性状，持続時間，放散痛や疼痛移動の有無などにポイントを置いて，情報を集める．

身体所見では，通常のバイタルサインの評価に加えて，血圧の左右差，四肢の血圧値，心雑音の有無などをチェックしておく．同時に，心筋マーカーを含めた血液生化学検査，凝固検査，12誘導心電図，心臓超音波検査，腹部超音波検査，画像診断などを効率よく進めていく．

ERでは，傷病者本人から詳しい話を聞き出せないことが多く，複数の患者を同時に診療しなければならない場面も少なくない．まずは輸液負荷や除痛を優先させ，傷病者のバイタルサインや症状が落ち着いてから問診や検査を追加するなど，実践的対応が重要となってくる．

● **本症例のポイントとERの心得**

　本例で確定診断に至ったポイントは，造影胸腹部CT検査以外に，腹部超音波検査の再検査で急性大動脈解離に伴うintimal flapを観察したこと，およびERで経過観察をしていたことにある．急性大動脈解離，腹部大動脈瘤破裂，肺動脈血栓塞栓症を疑う場合，腎機能低下があっても可能な限り造影CT検査を行うべきである．心臓超音波検査の経験に乏しい臨床医でも，腹部超音波検査検査時に腹部大動脈を観察する癖を日ごろからつけておくと，本例のように大動脈病変を疑う所見を得ることも困難ではない．また，症状が持続する患者や気にかかる症例では，長時間のERでのフォローアップや観察入院などを考慮する．

　詳細な問診と診察を行い，血液検査や画像診断は最小限にして確定診断に近づくことは大切ではあるが，ERでは仮にそれを完遂したとしても，ある一定の確率で必ず「見落とし症例」が発生する．品がないと指摘されようが，広く鑑別のための検査をオーダーしておくことはER診療では許容されよう．

C 入院後の臨床経過と治療

　本例は，Stanford B型急性大動脈解離と診断されたため，保存的治療（降圧療法）を目的にICUに入室となった．しかし，第5病日に腹痛・背部痛が再び増強，CTにて近位下行大動脈から右腸骨動脈まで解離腔の拡大を認めたため，緊急手術となった．術前の上腕動脈からのDSA検査にてエントリーは左鎖骨下動脈分岐部と推定されたが，麻酔導入後，経食道心エコー（TEE）で観察したところ，横隔膜直上の遠位下行大動脈にjet flowを認めたため（図3），同部の人工血管置換術を実施した．術後経過は良好で，3週間後に独歩退院した．

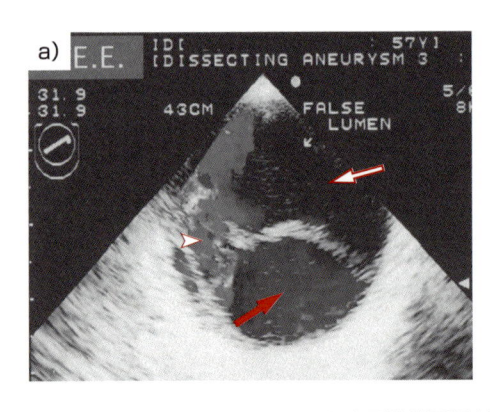

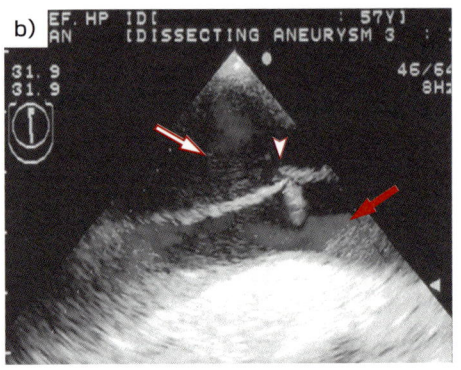

図3　TEEによる遠位下行大動脈のエントリーの証明
（p10, Color Atlas①）
a）短軸像，b）長軸像
真腔（→），偽腔（⇨），jet flow（entry）（▷）

まさか！左側腹部痛・下血の原因が，
胸部大動脈解離だった！

case 21

教訓

- 胸痛・背部痛を訴える患者をみたら，「致死的な7つの病態」を想起して検査を進めること．治療法が正反対のこともあり，診断ミスは文字通り，致死的となりうる
- 失神や意識障害，片麻痺，腹痛，下肢の疼痛や感覚異常を主訴にERを受診する大動脈解離患者がいる
- 血圧の左右差がみられない胸部大動脈解離は少なからず存在する！ 大動脈解離を疑ったら腎機能低下があっても造影CT検査を！
- 腹部超音波検査を行う場合は，腹部大動脈や下大静脈を観察する癖をつけよう！ 腹部超音波検査のみで，大動脈解離と診断できる事例がある

第3章 循環器

文献・書籍（さらに知識を深めたい方へ）

1) 栗本義彦，浅井康文：急性大動脈解離．特集：特異な経過をたどった症例・事例から学ぶ．救急医学，31（12）：1606-1607, 2007
2) 植草英恵 他：左片麻痺を呈した急性胸部大動脈解離の1例．日臨救医誌，5（5）：512-515, 2002
3) 村松 誠：大動脈疾患に対する超音波検査．特集：Critical Careにおける超音波診断．ICUとCCU，27（11）：969-977, 2003
4) Jarvik, J. G. & Deyo, R. A.：Diagnostic evaluation of low back pain with emphasis on imaging. Ann. Intern. Med., 137：586-597, 2002

<藤田尚宏>

第3章　循環器

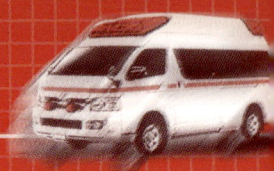

case 22　うわさには聞いていた！心筋梗塞の典型的非典型例に遭遇！

> 対応医：年間搬入患者数3万人，24時間全例応需の救命救急センターに勤める3年目の一般内科医

事例紹介

1　搬入から初期対応までの経過

【症例】70歳，女性

【主訴】むかつき

【現病歴】先週から風邪気味で喉の痛みと咳があった．土曜日の夜から食欲がなくなり，むねやけと吐き気がずっとしていた．嘔吐はしなかったし，特に痛みなどもなかった．日曜日も変化がなく，月曜日の朝になってもむかつきが続いていた．このため，月曜日の夜に救急外来へ独歩で来院した．

【既往歴】12年前から高血圧（内服治療中），10年前から糖尿病（内服治療中）

【バイタルサイン】血圧：144/86 mmHg，脈拍：63回/分，体温：36.3℃，SpO$_2$：96%（room air），意識清明

瞳孔	正円同大，対光反射両側迅速	心音	S1（→）S2（→）S3（−）S4（−） 心尖部領域で収縮期雑音 II / VI
結膜	貧血なし，黄疸なし		
口腔内	異常なし	腹部	軟，平坦，圧痛なし 腸蠕動音弱いが正常
頸部	頸静脈怒張なし リンパ節触知せず	四肢	下腿浮腫軽度
呼吸音	左右差なし ラ音なし	その他	表情に活気がない

2　初期対応

糖尿病治療中であるのに食事摂取量が少なかったようなので，**すぐに血糖を測定**したところ140 mg/dLであった．

脱水の補正を目的として輸液ラインをとり，細胞外液の投与を開始した．同時に血液を採取して検査室に血算と生化学検査を提出した．

消化器症状が中心だと考え，腹部単純X線写真を撮影したが，特に異常はみあたらなかった．

case 22
うわさには聞いていた！
心筋梗塞の典型的非典型例に遭遇！

ここまでの対応医の思考

糖尿病の既往があるので**低血糖**や**高血糖**の可能性があるが，あっさり否定できた．身体診察でははっきりした所見がみつけられない．先週から風邪気味だったらしいから，感冒性胃腸炎にでもなっているのではないだろうか？ 急を要する病態を考えるなら，糖尿病の病歴が長いので腎不全の可能性もあるかもしれない．ERがちょっと混んできているので，採血の結果であまり異常がなければ帰宅してもらおうかな．ただ，活気がなくて**どこかしら重症感が漂う**のが気になるな．

3 危機を回避した経過

● 採血から30分後

血液検査の結果（表1）が明らかとなった．

表1 血液検査結果

血算		生化学	
WBC	10,100/μL	TP	5.8g/dL
RBC	322万/μL	Alb	2.7g/dL
Hb	9.9g/dL	AST	**160IU/L**
Ht	29.1%	ALT	35IU/L
PLT	16.1万/μL	LDH	**620IU/L**
		ALP	104IU/L
凝固機能		T-Bil	0.9mg/dL
PT活性	97%	CPK	**306IU/L**
PT	1.02INR	BUN	20mg/dL
APTT	39.0秒	Cre	0.8mg/dL
		GLU	141mg/dL
		CRP	**2.2mg/dL**

● 危機を回避した対応

生化学結果をみた対応医は「腎機能異常はないな」と考え，指示をせかしてくるスタッフに「帰宅OK」と言おうとした．ところが，白血球，AST，LDH，CPKが上昇していることに気づいた．これらがセットで上昇する疾患を考え，「もしや？」と思いながら12誘導心電図をとってみたところ図1のような結果であった！

心筋梗塞と診断し，酸素投与を開始．すぐに循環器科医へコンサルトした．追加でオーダーしたトロポニンは陽性，CK-MBは30IU/Lと軽度高値だった．右側胸部誘導の心電図をとったが右室梗塞は否定的だった．

4 最終診断と対応

循環器科で冠状動脈造影を行ったところ，右冠状動脈の閉塞による**下壁心筋梗塞**であった．はっきりした胸痛のエピソードがなかったが，来院時の心電図ですでに異常Q波や陰性T波が出現していること，CK-MBがすでに低下していることなどから，発症は来院の2日前であったと考えられた．

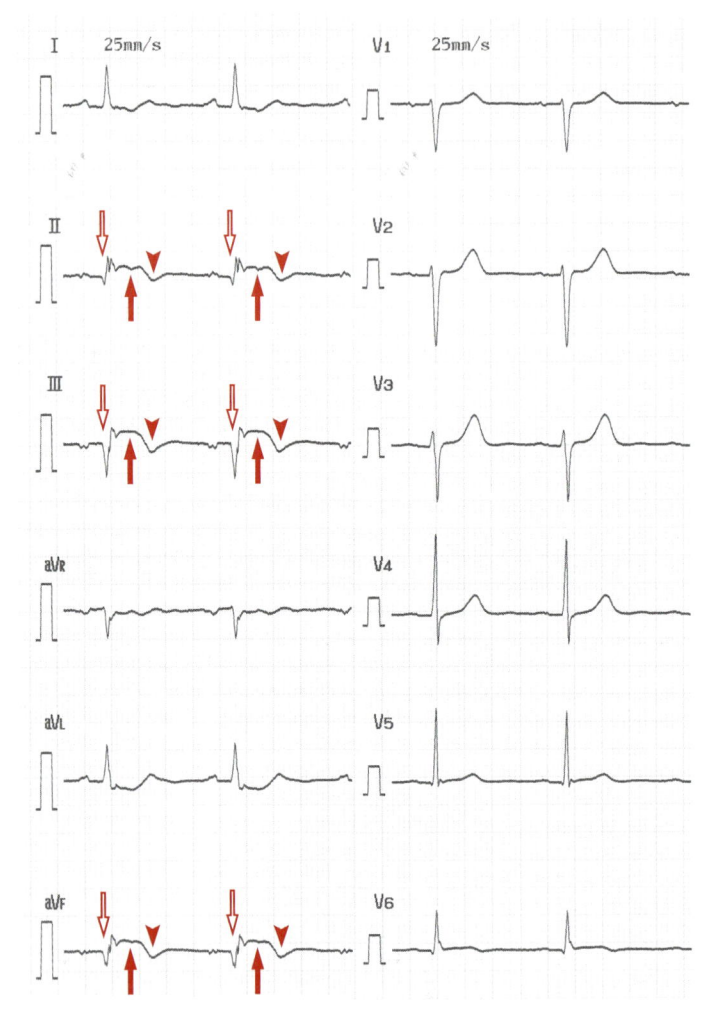

図1　12誘導心電図
Ⅱ，Ⅲ，aVF誘導でSTが上昇（→），異常Q波（⇨）が出現しており，ややT波も陰性化（▶）している．下壁梗塞の所見である

〈最終診断〉
心筋梗塞

case 22 うわさには聞いていた！
心筋梗塞の典型的非典型例に遭遇！

解　説

A 誤診，失敗の原因：原因疾患の症状の多様性と患者の既往歴による先入観

● 心筋虚血の非典型的な症状

　心臓からの痛みは，はっきりした局在がある痛みとしては表現されない．「胸が圧迫されるような」，「締め付けられるような」感じとして表現されるのが**典型的な心筋虚血の痛み**であるとされる．

　しかし，はっきりしない痛みであるがゆえにその感じ方や表現法は多種多様なものになる．「のどに何かがつかえている感じがする」，「なんとなく気持ち悪い」などさまざまな表現がある．放散痛も心窩部，肩，腕，手首，指，頸部，顎，歯などかなり離れたところへも広がりうる．

　逆に，「鋭い刺すような」胸の痛みを訴えて来院した患者の22％が心筋虚血であったという報告もあり，症状だけで判断するのは難しい．典型的/非典型的と分けること自体が困難である．

● 痛みを訴えない心筋虚血

　急性心筋梗塞と診断された症例のうち，**1/3は来院時に胸痛がなかった**という報告がある[1]．こういうケースは，高齢になるほど多い（図2）．65歳までの非ST上昇型心筋梗塞患者で胸痛があったものは77％であるのに対して，85歳以上の患者では40％だけであった[2]．胸痛のない症例は女性の方が男性より多く，糖尿病患者でも多い傾向がある．

　これらの症例では，呼吸困難，嘔気や嘔吐，動悸，腹痛，失神などの症状がみられていた（表2）．胸痛を主訴に来院した症例に比べ，初療段階で心疾患という結論にたどり着く割合も低く，適切な治療をスタートできる割合も低い．

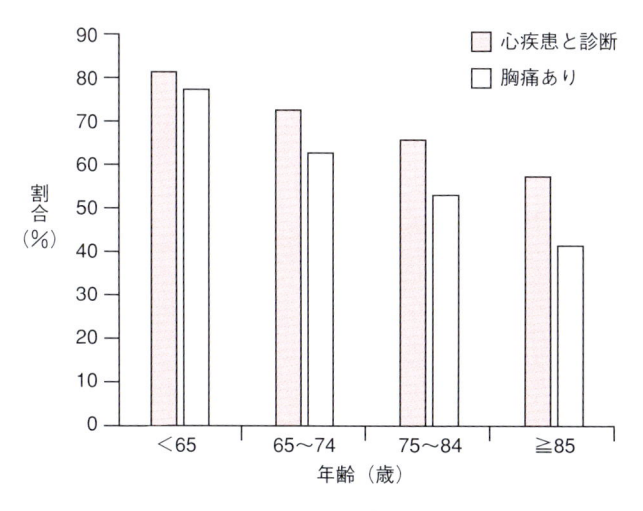

表2　高齢者の心筋梗塞の胸痛以外の初発症状[2]

症状	割合
呼吸困難	49%
発汗	26%
嘔気，嘔吐	24%
失神	19%

図2　心筋虚血による胸痛と初期診断[2]
年齢とともに胸痛を訴える割合（□）は減少する．それとともに，初期診断で心疾患と診断される割合（□）も減少する

B 本症例で必要な鑑別診断

亜急性の経過をたどる，比較的緊急度の高いものから鑑別していく．

● 消化器疾患
　① 炎症性疾患：胆嚢炎・胆管炎，膵炎，逆流性食道炎，胃炎など
　② 潰瘍：胃・十二指腸潰瘍
　③ その他：腸閉塞，腫瘍など
　腹部診察所見，X線写真，超音波検査，便潜血などで鑑別する

● 循環器系疾患
　① 心筋虚血：急性心筋梗塞，狭心症
　② 心筋炎：心筋梗塞とよく似た症状を呈する
　③ 心膜炎：風邪症状が先行することがある
　④ 大動脈瘤切迫破裂：痛みを伴わないこともある
　胸部症状，心電図，心臓超音波検査，CTなどで鑑別する

● 代謝性疾患
　① 血糖異常：低血糖，糖尿病性ケトアシドーシス（diabetic ketoacidosis：DKA），高浸透圧性高血糖症（hyperosmolar hyperglycemic state：HHS）
　② 腎不全
　③ 肝不全
　血液生化学，動脈血ガス分析などで鑑別する

C 本症例の落とし穴

● 症状のあいまいさ
　胸痛や心窩部痛などの訴えがなく，消化器症状が中心だったので心疾患を想定できなかった．やや高齢の女性で，糖尿病患者だったことが背景にある．

● 発症からの時間経過
　心筋梗塞の発症は来院2日前と考えられる．しかしその前から風邪症状があったために，急性の心疾患にしてはやや長い経過をたどっているような印象を生じている．

D 本症例で診断確定に至ったポイント

　問診と身体診察で「風邪による胃腸症状」という診断にしぼってしまったとすると，たいした検査もせずに帰宅させてしまうこともありえる．**診断を決めうちすることなく，できるだけたくさんの鑑別診断をあげ，必要な検査を行ったことが見逃しを防ぐのに有用で**あった．
　独歩来院でも重症者がいること，救急車で搬入されても軽症者がいることを忘れてはいけない．

E もしも見落としたら？〜見落とさないために

　心窩部症状を呈する患者全員を心筋梗塞と考える必要はないが，以下のような場合は全例12誘導心電図をとるように心がけた方がいい．
　① 心窩部痛を訴える症例
　② 痛み以外の心窩部の症状だが，既往歴から心疾患のリスクが高いと考えられる症例
　心血管カテーテルによる処置を迅速に行うためには，来院から10分以内に12誘導心電図をとるようにしたい．

教訓

- 心筋梗塞の症状は多種多様であり，典型的胸痛ばかりではない．高齢者・女性・糖尿病患者では痛みがないこともある
- 心窩部の症状があれば12誘導心電図をとった方がいい
- 独歩来院でも重症者はいる．先入観をもたないこと

文献・書籍（さらに知識を深めたい方へ）

1) Canto, J. G. et al. : Prevalence, clinical characteristics, and mortality among patients with myocardial infarction presenting without chest pain. JAMA, 283 : 3223-3229, 2000
2) Alexander, K. P. et al. : Acute coronary care in the elderly, part Ⅰ and Ⅱ. Circulation, 115 : 2549-2589, 2007

＜堀口真仁＞

第3章　循環器

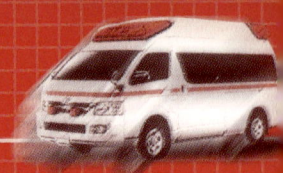

case 23　わがままな腰痛患者？ 念のためにチェックを… 感染性腹部大動脈瘤切迫破裂だった！

対応医：重症救急患者を同時に受け入れ，非常に多忙な某大学病院救急専従医

事例紹介

1 搬入から初期対応までの経過

【症例】86歳，女性

【主訴】腰痛

【既往歴】慢性腎不全で維持透析中

【現病歴】1カ月前，近院で腰痛に対して鎮痛薬を注射された後，腰痛が悪化し，発熱を認めたという．A病院に入院し，化膿性脊椎炎との診断のもと，抗菌薬を経静脈的に投与されていたが，病院不信になり退院したという．しかし，発熱，腰痛が継続するためB病院に入院したが，やはり病院不信になり「死んでもよい」と本日で退院したという．その後，患者が信頼するC医院を受診するが，D病院での入院加療を薦められ，紹介状をもらい近々受診する予定であった．本日夜，同様の症状が悪化したが，C医院は閉まっており，当院に救急搬送された．家族は別途乗用車で来院した．当院は非常に多忙な状態であった．

【バイタルサイン】GCS 15（E4V5M6），心拍数：106回/分，血圧：122/64 mmHg，体温：37.9℃，呼吸数：27回/分，SpO$_2$：100%（O$_2$マスク6 L/分）

【身体所見】患者はベッド上で腰痛を訴えるのみであった．腰痛を訴えるが，四肢麻痺はなかった．腹痛はなかった．左前腕部にシャントがあり，スリルは良好であった．経緯を聞こうとすると，「痛いのに信じてもらえない」と興奮し，過換気状態となった．

【血液検査】

血算					
RBC	260万/μL	ALP	612 IU/L	GLU	136 mg/dL
Hb	7.6 g/dL	γGTP	59 IU/L	CRP	12.2 mg/dL
Hct	23.9%	CPK	18 IU/L	Na	138 mEq/L
WBC	18,600万/μL	Amy	114 IU/L	K	4.6 mEq/L
PLT	26.4万/μL	T-Bil	0.8 mg/dL	Cl	100 mEq/L
生化学		D-Bil	0.1 mg/dL	PT INR	1.18
		BUN	47 mg/dL	APTT	33.7秒
GOT	15 IU/L	Cr	7.4 mg/dL	Fib	644 mg/dL
GPT	12 IU/L	TP	7.0 g/dL	AT-Ⅲ	74%
LDH	197 IU/L	Alb	2.1 mg/dL	D-dimer	18.3 ng/μL

【胸部X線検査】 心胸郭比（CTR）の拡大が認められた（図1）．
【腰椎X線検査】 腰椎の変形を多少認めるが，化膿性脊椎炎に特徴的な所見はない（図2）．

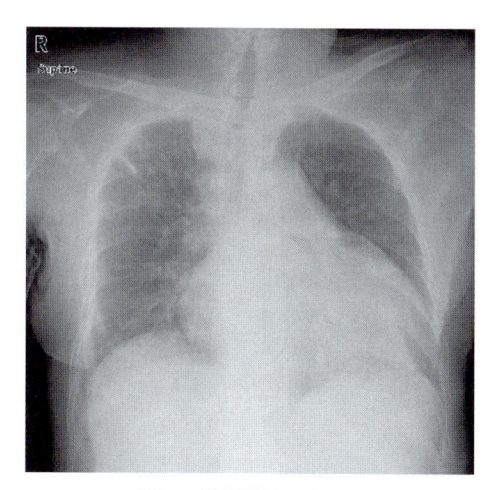

図1　胸部単純X線写真

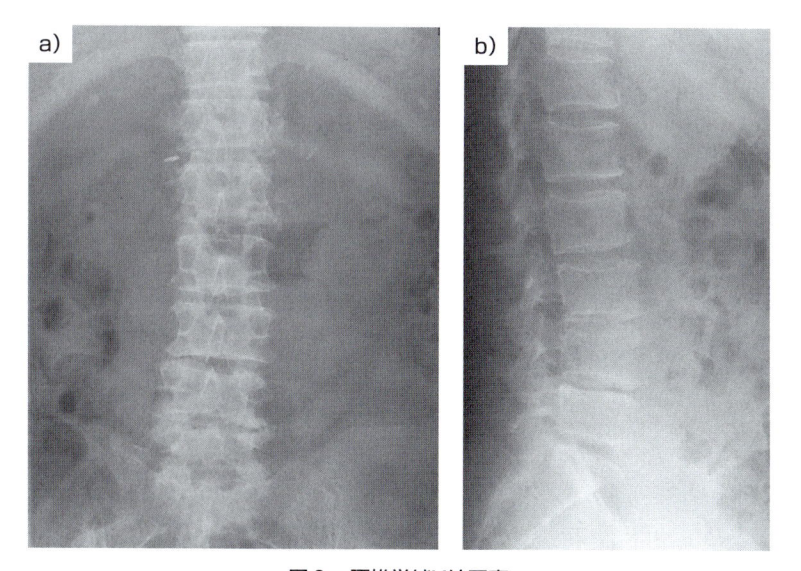

図2　腰椎単純X線写真

2 初期対応

　　　本人からの病歴聴取は難しく，家族に病歴を詳しく聴取することにより，上記現病歴がわかった．患者の病院治療歴と当院救急外来での興奮状態から推察すると，患者の精神的問題が一因と考えた．家族が持参していた前院の腹部単純CTスキャンを確認したが，明らかな異常は指摘できなかった．B病院を退院したばかりであり，日中C医院にもかかり，D病院に入院予定であったため，付き添い家族に当院での診療希望内容を確認したうえで，帰宅もしくは経過観察のための1泊入院を予定した．まず，B病院に情報提供を依頼することにした．

ここまでの対応医の思考

　A病院で診断された化膿性脊椎炎の治療を拒否し，A病院でもB病院でも「病院不信」になってすぐに退院していることから，パーソナリティの問題が一番考えられる．しかし，腰椎単純X線写真で典型的な化膿性脊椎炎の所見がないのはどうしてであろうか．

　1カ月前からの腰痛と発熱であり，一刻を争う状態ではないであろう．当院に入院して頂いても，A病院，B病院と同様に病院不信になる可能性が高いであろう．当院も非常に多忙であるため，経過観察入院または帰宅を促し，明日以降D病院を受診してもらうのがよいかもしれない．

3　危機を回避した経過

　夜間であったが，念のため，退院したばかりのB病院担当医に患者の入院経過を問い合わせた．「A病院で指摘されていた化膿性脊椎炎ははっきりせず，発熱の原因は不明であった．また，腰痛の原因も明らかなものはなかった．入院継続を勧めたが，聞き入れられずに退院となった」とのことであった．家族が持参していた前院の腹部単純CTスキャンでは明らかな異常を認めなかったが，念のために腹部CTスキャンを再検することにした．

4　最終診断と対応（図3，図4）

　腹部単純CTスキャンでは腹部大動脈解離が疑われた．造影CTスキャンを追加したところ，33 mm径の腹部大動脈瘤がみつかった．経過とCT所見より感染性腹部大動脈瘤の進行と診断がつき，緊急手術により救命できた．

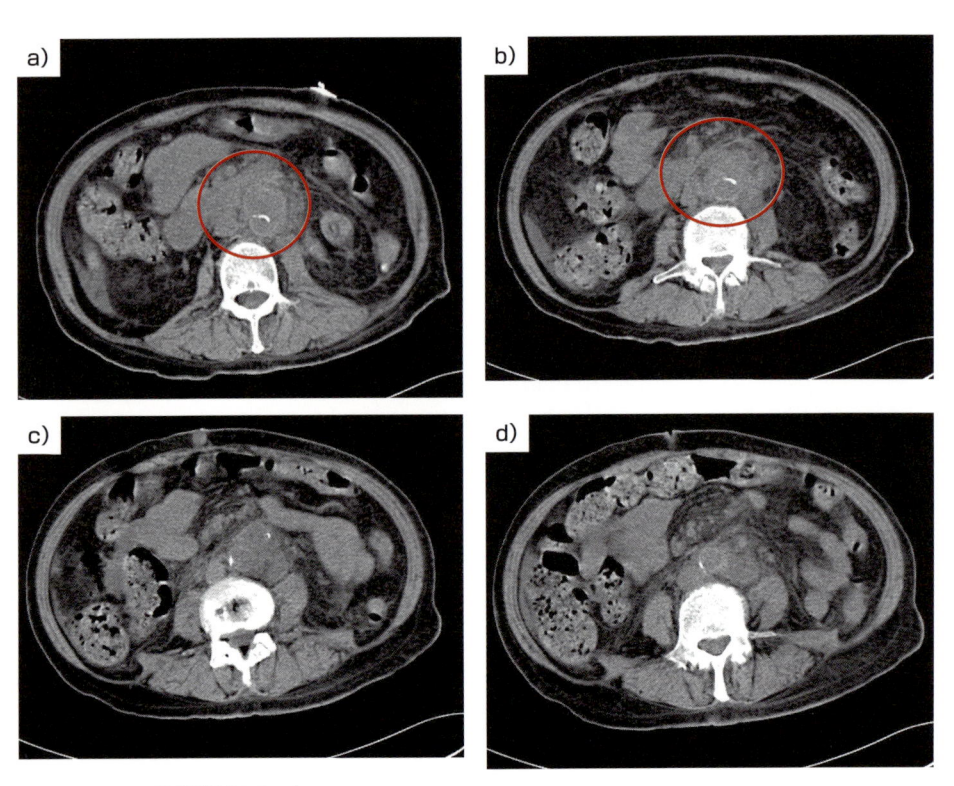

図3　腹部単純CTスキャン
a，bで大動脈中（○）に大動脈壁と考えられる石灰化があり，大動脈解離を疑った

case 23
わがままな腰痛患者？ 念のためにチェックを…
感染性腹部大動脈瘤切迫破裂だった！

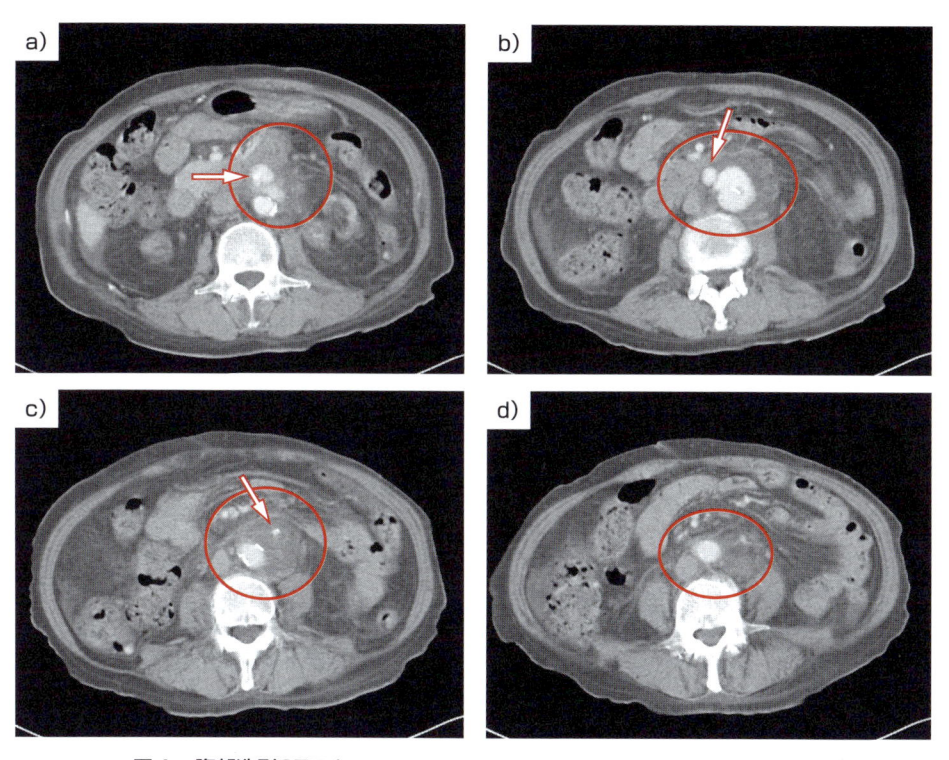

図4　腹部造影CTスキャン
a〜cで大動脈内（○）に解離腔（⇒）を認めるが，不整な解離腔である

〈最終診断〉
感染性腹部大動脈瘤

解　説

A 誤診・失敗の原因：患者のパーソナリティの問題との先入観

　現病歴と来院時の診察状況から，わがままな患者，病院泣かせの患者かもしれないとの先入観ができてしまった．本日まで「化膿性脊椎炎」の診断のもと，前院で加療中であったとの情報があり，それを前提に治療計画を進めかけていた．患者はD病院に近々入院予定でもあり，救急外来は多忙をきわめていたことから，鎮痛薬投与などの応急処置だけで帰宅していただこうかとの考えがよぎった．

B 本症例で必要な鑑別診断

① 感染性腹部大動脈瘤：腹部大動脈瘤の0.06〜3.4％とされ，発熱，疼痛（腰痛・腹痛）を認めることが多いが，診断に難渋することも少なくない

② 大動脈解離・腹部大動脈瘤切迫破裂：腹痛ではなく腰痛を示すことも多い．大動脈解離では疼痛部位が移動することも特徴の1つである．激烈な疼痛を認めるが，発熱を

伴うことは少ない
- ③ 化膿性脊椎炎：生殖泌尿器疾患からの血行性感染が多い．硬膜外ブロック，椎間板造影検査，脊椎手術後などの医原性感染もある．発熱や激痛を伴い，X線検査では椎体破壊像と椎間狭小化（→ 転移性骨腫瘍や骨粗鬆症との鑑別点），進行すると骨新生像・骨硬化像を認める．MRIではT1強調像・T2強調像ともに高信号を呈する
- ④ 結核性脊椎炎・脊椎カリエス：腰椎が好発部位である．高熱や疼痛などの炎症症状は乏しく，化膿性脊椎炎との鑑別上重要となる．初発症状は背部の運動痛で，慢性化した場合，Pottの三徴候（流注膿瘍，Pott麻痺，亀背）が有名である
- ⑤ 急性腎盂腎炎：患側腰部の叩打痛，発熱，尿中白血球数の増加などで診断は容易である
- ⑥ 転移性骨腫瘍：子宮癌，肺癌，乳癌などからの転移が多い．X線所見では骨溶解像，椎弓根の欠損像が有名である．前立腺癌や乳癌では，骨硬化像を認める
- ⑦ 骨粗鬆症：腰椎単純X線検査と骨密度測定により，診断は比較的容易である
- ⑧ 腸腰筋膿瘍：発熱と腰痛がみられる．診断には造影CTスキャンが有用である

C 本症例の落とし穴，確定診断に至ったポイント

情報収集のため，夜間にもかかわらず前院に問合せをしたことにより，「化膿性脊椎炎」ではないことがわかった．問合せをしなければ，「化膿性脊椎炎」を念頭に置いた診療が進んでいたであろう．念のために施行した腹部CTスキャンで感染性腹部大動脈瘤の診断が可能となったが，多忙と前院の腹部CTスキャンの存在を理由に再検を怠っていたら，本症を見逃していた懸念がある．

D もしも見落としたら？～見逃さないために

感染性腹部大動脈瘤は診断・治療に難渋することが多く，解剖学的バイパス術または非解剖学的バイパス術の選択とともに抗菌薬の長期投与が必須となる．診断・治療が遅延すると，敗血症の進行や出血性ショックにより致命的になりうる．発熱と腰痛を認めたら，本症を鑑別疾患の1つに加える必要がある．確定診断には腹部造影CTスキャンが有用である．

教訓
- 腰痛の原因に，感染性腹部大動脈瘤がある
- 先入観に惑わされず，確実な情報収集が必要である
- 見落としは致命的である．どれほど忙しくても抜けのない診療が肝要である

文献・書籍（さらに知識を深めたい方へ）
1) 三木重樹 他：急速に出現・拡大した感染性嚢状腹部大動脈瘤の1例．日臨救医会誌，9：33-37, 2006
2) 青野博之 他：近年の化膿性脊椎炎に対する治療成績．中部日本整形外科災害外科学会雑誌，48：101-102, 2005

<川嶋隆久>

第3章　循環器

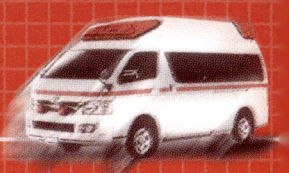

case 24 下腿の灼熱感は脊柱管狭窄症によるものと診断されている…数日前より灼熱感が増悪！急性下肢虚血であった

対応医：一般の1次救急と，循環器系，心臓／血管系の2次・3次救急を扱う病院の救急当直医

事例紹介

1 基礎疾患と背景

【症例】70歳，男性

【主訴】右足趾の灼熱感

【既往歴】60歳より糖尿病に対しインスリン治療を行っている．63歳のとき脳梗塞を発症し，右側不全麻痺がある．歩行は杖歩行．通常外出は近所の公園の散歩約数百メートル程度で，一日のほとんどは家中の移動のみである．6カ月前より両足趾のしびれ感，熱感，間欠性跛行が出現し，近医を受診．ABI（右0.75，左0.85），腹部X線検査で腰椎の変形を疑われ，整形外科にてMRI検査を施行され脊柱管狭窄症と診断された．対症療法を行うも両下肢異常感覚，特に熱感は残存している．

【現病歴】2日前より右下腿の灼熱感を訴えていたが，家人はいつもと同じ訴えと考え，数日後に整形外科の定期診察の予定であったことから，様子観察をしていた．当日朝，さらに右足趾の灼熱感が強くなり歩けなくなったため，家族に伴われて受診．

2 来院から初期対応までの経過

本人は，「右足趾の灼熱感」をしきりに訴えている．しかし触診では右足背部の皮膚温低下がある．右足指は動かしにくいが，不全麻痺のため以前より動かしづらかったようである．足指をつねってみると疼痛知覚は鈍麻しているがこれも以前からあった症状のようである．真上を向いて寝ているよりも横を向いて寝ている方が楽であるとのこと．

3 初期対応（視診，触診）

パジャマのズボンを脱いでもらって，両下肢を診ると，右下腿中央以下がやや赤みがかっている（図1）．触ってみると同じ範囲が冷たい．膝は動かせるが，足関節は動かしにくい．足背部，足趾の知覚は怪しい．両側とも鼠径部大腿動脈は拍動が触れるが，膝窩動脈，足背動脈，後頸骨動脈の拍動はよくわからない．

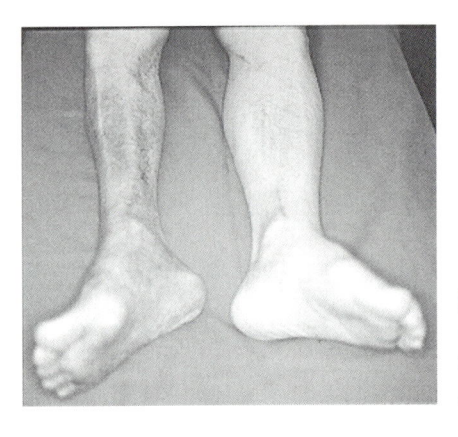

図1　急性下肢虚血の皮膚所見
(p10, Color Atlus②参照)
右下腿に皮膚色発赤部分を認める．同じ範囲に皮膚温低下を認めた

ここまでの対応医の思考

「右足趾の灼熱感」，「患肢がやや赤みがかっている」といった所見は一見虚血とは異なるようであるが，脊柱管狭窄症，糖尿病性末梢神経障害による知覚異常が考えられるため本人の「足が熱い」という訴えは真に受けられない．また脳梗塞後遺症のため右側不全麻痺があり，以前より足関節・足趾は動かしにくく，今回起こった変化かどうかわからない．横を向いて寝ている方が楽なのは腰からの症状のようだが，下肢脈拍は所見に乏しく明らかな左右差は解らないが，右下腿中央以下，赤みがかっている範囲が明らかに冷たい．やはり虚血があるのでは？

4 危機を回避した経過

　　ドップラー聴診計では右膝窩動脈，足背動脈，後頸骨動脈の明確な血流シグナルが消失していた．そこでABIを測定したところ右足のABI値が低下していた（右0.35，左0.75）．6カ月前のABI値は（右0.75，左0.85）であったことから，急性下肢虚血と診断した．
　　末梢点滴ルートを確保し，ヘパリンの静注（100 U/kg），続けて持続静注（10 U/kg/時）を開始した．さらに下肢急性虚血の原因検索のためduplex scan，造影CT（図2）を施行．右浅大腿動脈中枢側のびまん性狭窄と遠位以下の閉塞所見を認め，右浅大腿動脈の閉塞による**閉塞性動脈硬化症の急性増悪**と診断した．

5 最終診断と対応

　　右下肢急性動脈閉塞症の診断で血管外科医にコンサルトした．下腿・足組織の温存が望める状態との判断で，緊急血行再建術を施行した．手術はFogaty血栓除去術を行い新鮮血栓を除去したうえで，術中造影を施行．浅大腿動脈にびまん性狭窄を有する慢性閉塞性病変があったため，一期的に大腿-膝窩動脈バイパス術を行った．術後，足部は色調の改善，温感が戻った．10日後，「足が熱い」感覚は両足趾に残存するも足趾の運動能，知覚鈍麻は改善し，リハビリにより杖歩行が可能となった．

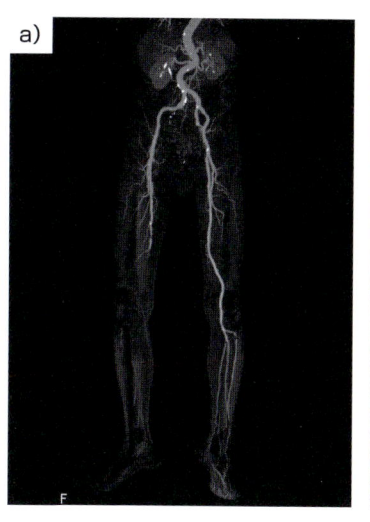

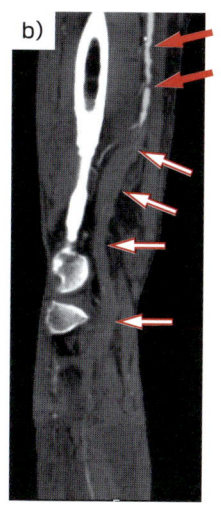

下腿の灼熱感は脊柱管狭窄症によるものと診断されている…
数日前より灼熱感が増悪！ 急性下肢虚血であった

case 24

図2 造影CT
a）両下肢，b）右下肢：右浅大腿動脈のびまん性狭窄（→）と，末梢側の閉塞（⇨）を認める

第3章 循環器

〈最終診断〉
閉塞性動脈硬化症の急性増悪

解　説

A 誤診・失敗の原因：他の疾患による症状のマスク

　主訴は最も重要な情報であるが，本例では脊柱管狭窄症，糖尿病性末梢神経障害などの症状が訴えられており，下肢虚血症状はマスクされている．また患肢下腿がやや赤みがかっているという所見も一見，虚血と相反する所見のようである．さらに慢性的な下肢症状に対して，すでに脊柱管狭窄症との確定診断がついている．今回の症状がこれまで同様の脊柱管狭窄症に起因する症状か，新たな病態による症状かを的確に区別することが重要である．どうしても先入観が入りやすいが視診，触診での情報収集が大切である．

　またドップラー聴診計，ABIは簡単に四肢の血圧が比較できる有用な検査である．**糖尿病や透析患者の場合，血管の石灰化が強度でABIが高値を示すことがある**ので，ABIが低下していないからといって虚血がないとは言えない．また急性下肢虚血の15％程度には末梢動脈瘤や腹部限局性解離などの原因疾患があるので記憶しておく．

B 本症例で必要な鑑別診断

　まず下肢症状が虚血によるものか否かを鑑別する．脊柱管狭窄症，糖尿病性壊疽，慢性静脈不全症，深部静脈血栓症などが類似した下肢症状を呈することがある（表1）．次にその虚血の原因検索と虚血部位の診断，どの程度の緊急性を有するかを判断する．虚血症状が下腿であっても虚血部位が常に下腿，大腿にあるとは限らない．腹部大動脈や腸骨動脈にも動脈硬化性病変が並存することはごく普通にあることである．

　急性下肢虚血の原因として血栓と塞栓が区別して説明される場合が多く，「慢性虚血肢

表1 急性下肢虚血とまぎらわしい病態を呈する疾患

疾患名	説明	初期に行う検査
脊柱管狭窄症	・間欠性跛行や知覚障害を呈するが,潰瘍形成,壊死に陥ることはない	・ドップラー聴診計,ABIで血流チェック
糖尿病	・感染に伴う糖尿病性壊疽の場合,微小循環障害をきたす ・局所に炎症所見を呈する	・ドップラー聴診計,ABIで血流チェック ・血液検査
慢性静脈不全症	・静脈うっ滞性皮膚潰瘍は静脈血のうっ滞により起こる.多くは下腿部に潰瘍形成する.足指に潰瘍を形成することはない	・duplex scan,ドップラー聴診計で静脈機能を検索
深部静脈血栓症 (有痛性青股腫)	・深部静脈血栓症の最重症型 ・動脈の攣縮による虚血が起こる	・duplex scan,CTで静脈血栓の検索
全身性ショック (慢性閉塞性疾患を合併する場合)	・ショックによる心拍出量の低下があれば慢性動脈虚血の症状が出やすい	・バイタルサインのチェック

における病態の進行過程で,急性閉塞の様相を呈しながら段階的に悪化してゆくうちの一過程」と,「血栓塞栓による急性下肢虚血」は,異なった治療のアプローチが必要で,治療成績も異なるため重要である.しかし**救急の現場ではいずれの場合も急性に発症した下肢虚血であり,禁忌でないかぎりすみやかにヘパリンの投与**が重要である.

また塞栓症の場合は心内血栓も含めた塞栓源のチェックが必要である.

C 本症例の落とし穴・確定診断に至ったポイント

急性下肢虚血は通常では5P〔下肢疼痛(pain),皮膚色蒼白(pallor),脈拍消失(pulse lessness),知覚麻痺(pares thesias),運動麻痺(paralysis)〕があれば診断はつけやすいが,本例のように知覚異常,運動障害を伴っている場合は他覚的所見のみがよりどころとなる(表2).本例では皮膚温低下のみが臨床所見から得られる情報で,**脈拍の触知,ドップラー聴診計,ABI/TBIを用いた血流の評価**が次のステップとなる.

「右足趾の灼熱感」,「患肢がやや赤みがかっている」といった所見は一見虚血とは異なるようであるが,灼熱感は脊柱管狭窄症,糖尿病性末梢神経障害による知覚異常で,本来虚血によって起こる冷感,下肢疼痛といった症状をマスクしてしまっている.特に糖尿病性末梢神経障害が発症している場合,知覚鈍麻は顕著で下肢疼痛を全く感じない例もみられる.患肢がやや赤みがかっているのは反応性充血と考えられ,急性虚血の初期にしばしば見られる所見であり,時間の経過とともに皮膚色蒼白へと変化する.本例の場合,最も信頼できる所見は皮膚温の低下であった.

D もしも見落としたら

急性下肢虚血は時間とともに病態が進行し重症化するため,いかに迅速に診断し,対処するかが重要である.下肢を触ってみて冷たければ迷わず脈拍の触知,ドップラー聴診計,ABI/TBIを用いた血流の評価を行うべきである.これらで**急性下肢虚血が疑われたら,禁忌でないかぎりすみやかにヘパリンを投与する.**

表2　急性下肢虚血の非典型例

下肢疼痛	脊柱管狭窄症，脳梗塞後遺症，糖尿病性末梢神経障害などにより，虚血に伴う疼痛がマスクされることがある
皮膚色蒼白	虚血の時期によって，発赤様の色調から白色，暗赤色，赤紫色，青紫色などさまざまな状態がありうる
脈拍消失	糖尿病や透析患者では末梢動脈にいたるまで高度石灰化をきたすことがあり，このような場合，血流は乏しいが脈波は波動としてかなり末期まで計測されることがある
運動麻痺	脳梗塞後遺症ではさまざまな運動麻痺が残存することがある
知覚麻痺	脊柱管狭窄症，脳梗塞後遺症，糖尿病性末梢神経障害などにより知覚神経障害が起きることがある

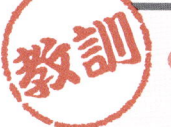

> **教訓**
> - 閉塞性動脈硬化症と脊柱管狭窄症は間欠性跛行を呈する鑑別診断として有名であるが，合併することも稀ではない
> - 基礎疾患にどのようなものがあっても，切迫壊死に近づくような場合には，必ず虚血がある
> - 急性下肢虚血が疑われたら，禁忌でないかぎりすみやかにヘパリンを投与する

文献・書籍（さらに知識を深めたい方へ）

1) 「下肢閉塞性動脈硬化症の診断・治療指針Ⅱ（TASC Ⅱ）」（日本脈管学会 編），メディカルトリビューン，2007
2) 「一般外科医のための血管外科の要点と盲点」．（幕内雅敏 監，宮田哲郎 編）文光堂，2002
3) Rutherford, R. B. et al.：Vascular Surgery（6th ed）．p959–999, W. B. Saunders, Philadelphia, 2005

＜渋谷　卓＞

第3章　循環器

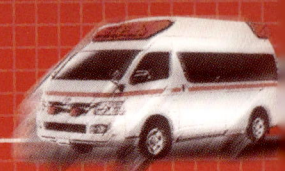

case 25　まさか，尿路結石のはずが…

対応医：年間搬入患者5万人，24時間1次～3次まで対応する救命救急センター2年目研修医

事例紹介

1 搬入から初期対応までの経過

【症例】62歳，男性
【主訴】左腰背部痛
【現病歴】1月10日夜間排尿時に腰部痛が少しあった．1月11日早朝再度左腰背部痛が出現して救急車で来院．
【バイタルサイン】意識清明．脈拍：60回/分，血圧：103/58 mmHg，SpO₂：99%（room air）
【身体所見】意識清明．左腰背部痛．痛みの部位に一致して叩打痛あり．痛みで顔をしかめている．腹部は平坦，痛みなし．その他特記すべき所見はなし．
【血液・尿検査】

血算				尿検査	
WBC	13,700/μL	ALT	241 U/L	色調	淡黄色
RBC	411万/μL	LDH	162 IU/L	混濁	清澄
Hb	12.9 g/dL	P-AMY	38 IU/L	pH	7.0
Ht	37.5%	CPK	168 IU/L	比重	1.031
PLT	26.3万/μL	BUN	18.4 mg/dL	タンパク	100 mg/dL
生化学		Cre	0.78 mg/dL	潜血	(−)
Na	139 mEq/L	GLU	146 mg/dL	白血球	(−)
K	4.0 mEq/L	CRP	1.03 mg/dL	糖	(−)
Cl	105 mEq/L	CPK-MB	8 IU/L	ケトン体	(−)
AST	20 IU/L	ラピチェック	(−)		

2 初期対応

　この地方で多い，いつもの尿路結石であろうと考えてまず尿検査をオーダーした．尿検査で異常はなく排尿時痛もなかった．そのため，他の疾患を鑑別するため採血，末梢ルートを確保した後に鎮痛薬を投与した．

まさか，尿路結石のはずが… case 25

> **ここまでの対応医の思考**
>
> 排尿時に背部痛があったので尿路結石を疑ったが有意な所見はなかった．背部痛で考えられる膵炎や胆道系疾患も考慮に入れて血液検査をしてみよう．また，痛みの訴えが強いので鎮痛薬を投与しよう．

3 危機を回避した経過

【搬入から1時間後】 背部痛に加えて心窩部痛も出現してきた．そのため再度鎮痛薬を投与しながら急性心筋梗塞や大動脈解離を疑い，心電図検査と胸部X線検査を行った．すると縦隔の拡大がみられたために，胸部から腹部にかけてのCT検査を行った．ショックではなかった．

【危機を回避した対応】 胸部CTでは肺野，血管陰影には異常はなかったが腹部CTで腎動脈直下から左総腸骨動脈にいたる腹部大動脈瘤が認められた．また，後腹膜に血腫があり腹部大動脈瘤の後腹膜への破裂と診断した（図）．

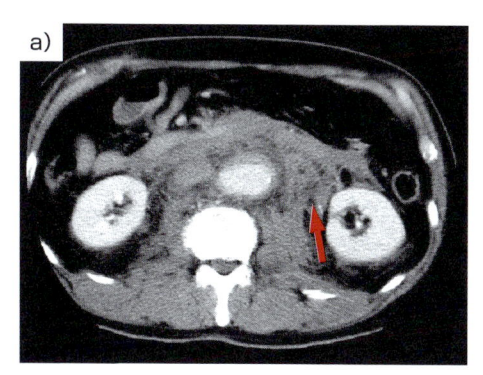

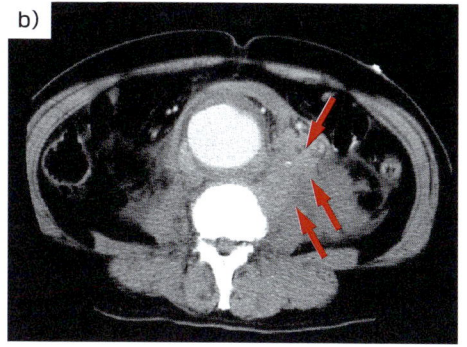

図　造影CT
腹部大動脈瘤が後腹膜に破裂（→）しているのがわかる．腹腔内には出血はない

4 最終診断と対応

直ちに腹部血管外科にコンサルトし，緊急手術となった．手術所見では，術前のCT所見どおり後腹膜に広範囲な血腫がみられたが腹腔内出血はなかった．破裂孔は腹部大動脈の後壁にあった．動脈瘤をY字型人工血管に置換して手術を終了．術後経過に問題はなく軽快，退院した．

〈最終診断〉
腹部大動脈瘤破裂

解　説

A 誤診・失敗の原因：尿路結石との先入観

　　当院の近くには石灰石の産地があり，腰背部痛で来院する患者の多くの割合が尿路結石と診断される．また，本症例の患者は初発の症状が排尿後の痛みであったため対応医は尿路結石であると決めてかかった．

B 本症例で必要な鑑別診断

● 腰背部痛をきたす疾患

　　腰背部痛を主訴とする疾患の多くは，整形外科的疾患である腰痛症や変形性脊椎症といった機械的腰痛で97％を占めるといわれている．その他に2％の割合で内臓疾患がある．この内臓疾患のなかに腎尿路疾患や腹部大動脈瘤が含まれる．

　　ショック症状で来院すれば腹部大動脈瘤破裂は真っ先にあげられる鑑別診断であるが，ショック症状を呈さない（後腹膜に破裂）場合には鑑別診断が難しくなる．特に，本症例のように排尿時に痛みがあったというエピソードがあると腎尿路疾患を第一に考えることが多い．

　　本症例では腎尿路疾患を疑って尿検査などを行ったが陽性所見が得られなかった．このように，**背部痛の方が腹痛より強いときには腹痛を訴えることが少ないため，腹部内臓疾患も考えて診察を行うことが重要である．**

　　また，超音波検査は内臓疾患の鑑別に有用である．

　　整形外科的な疾患と内臓疾患の鑑別は問診や背部の触診，神経学的所見などから比較的容易に鑑別できる．

● 心窩部痛をきたす疾患

　　心窩部痛を訴える疾患は，心疾患，消化器疾患，血管疾患など多種多様で数多くの疾患があげられる．そのうち緊急性の高いものは急性心筋梗塞，急性大動脈解離，急性膵炎などであるが腹部大動脈瘤破裂もそのなかに含まれる．

　　これらの疾患の診断のためには身体所見はもちろんであるが画像所見が必要である．なかでも超音波検査は，ショック症状がありCT検査に移動が難しい症例でもベッドサイドで行うことができ，さらに非侵襲的で何回もくり返すことができる検査であるために，腹部・心臓超音波検査の手技を修得しておくことは救急外来で診察するうえで非常に役に立つといえる．

C 本症例の落とし穴・確定診断に至ったポイント

　　当初は腰背部痛であったが次第に心窩部にも痛みが移動してきた．尿検査でも異常がなかったことより，視点を尿路系以外の疾患に移すことができた．また，普段より上級医に"心窩部痛を訴える患者ではまず急性心筋梗塞を考えること"と教育されていたため，心電図検査と胸部X線検査を行った．胸部X線での縦隔拡大（やや斜位で撮影されていた）の

所見と痛みの場所・程度から動脈解離を疑い，胸腹部CT検査を行うことで確定診断を得ることができた．

本症例では尿路疾患を疑ったときに超音波検査を行っていれば腹部大動脈瘤の診断は容易であったと考えられる．

腹部大動脈瘤破裂はショック症状となることが多いが，本症例のように後腹膜に破裂した場合には出血が緩徐となり，血圧が低下することなく経過するため尿路疾患と誤診されることがある．しかし，緊急性がある疾患なので迅速な確定診断と対応が必要である．本症例でも確定診断がついてからは直ちに緊急手術の準備に取り掛かった．そして約1時間後に手術が開始されて救命することができた．

D もしも見落としたら

本疾患は早期診断ができれば救命できるが，診断が遅れると致命的となる．救急外来で診察する場合には，常に致死的となる疾患を念頭におきながら診療を進めなければならない．臆病すぎるほどの慎重さも大事ではあるが，それ以上に迅速な診断と素早い初期対応は大切で必要である．

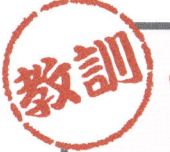

教訓
- 日常診療で見慣れている疾患の鑑別から考え，診断が遅れた．救急外来では常に致死的となる疾患を念頭におきながら診療を進めなければならない
- 腹部大動脈瘤破裂では診断の遅れは生命危機につながる

文献・書籍（さらに知識を深めたい方へ）
1) Harrison's Principles of Internal Medicine（16th ed.）（Kasper, D. L. et al. eds.）McGraw-Hill, 2004

<山口　均>

第3章 循環器

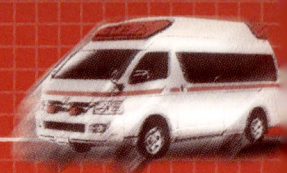

case 26 まさか，吐血の原因が大動脈瘤の破裂だった！

対応医：年間搬入患者数3万人，24時間全例応需の救命救急センターに勤める救急専従医

事例紹介

1 搬入から初期対応までの経過と血液検査結果

【症例】89歳，女性

【主訴】吐血

【現病歴】11月8日から腰椎圧迫骨折で他院入院中．11月19日朝，突然多量の吐血があり当院ERへ紹介搬送された．ER搬入時，「トイレで排尿後気分不良あり，朝8時頃に吐血した，嘔気はない，便意のようなお腹の痛みだ」と訴える．

【バイタルサイン】血圧：64/41mmHg，脈拍：80回/分，体温：35.1℃，SpO_2：100%（room air），意識清明

【身体所見】

瞳孔	正円同大	呼吸音	副雑音なし
眼瞼結膜	貧血あり，黄疸なし	腹部	平坦・軟，圧痛なし，腸雑音弱いが聴取可，腫瘤は触知せず
鼻腔・口腔からの出血	認めず	四肢	浮腫なし
頸部	頸静脈怒張なし	皮膚	毛細血管拡張や腹壁静脈怒張なし
心音	収縮期雑音聴取		

【血液検査】

動脈血ガス分析：room air		CBC・生化学			
pH	7.383	WBC	18,700/μL	AST/ALT	19/10IU/L
pO_2	112.9mmHg	RBC	259万/μL	LDH	299IU/L
pCO_2	34.4mmHg	Hb	7.6mg/dL	T-bil	0.4mg/dL
BE	−5.0mmol/L	Ht	24%	CK	16IU/L
HCO_3^-	20.0mmol/L	PLT	19.0万/μL	BUN	37mg/dL
Na	131.0mmol/L	PT	70%	Cre	1.4mg/dL
K	3.69mmol/L		(INR：1.29)	Amy	46IU/L
Cl	104mmol/L	Fib	373mg/dL	GLU	175mg/dL
GLU	117mg/dL	TP	4.9g/dL	CRP	4.4mg/dL
Lac	27.1mg/dL	ALP	200IU/L		

2 初期対応

末梢静脈ラインから輸液を開始した．経鼻胃管を挿入すると赤褐色の液体が流出した．便は黄褐色だった．出血性ショックと診断して，鎖骨下静脈に中心静脈ラインを確保し，動脈ライン，尿道カテーテルを留置した．上部消化管出血によるものを考慮して，止血薬，制吐薬，オメプラゾールを投与した．また，輸血（赤血球・凍結血漿 10単位ずつ）を準備した．初期対応により，血圧94/47 mmHg，脈拍77回/分へ改善した．

ここまでの対応医の思考

出血源は耳鼻科疾患などの上気道からではなく，上部消化管からのものであり，血圧低下は輸液負荷に反応する．経鼻胃管からの排液は血性であるため活動性に出ている．腰痛に対しNSAIDsなどを内服していたため，消化性潰瘍からの出血が最も考えやすい．また肝硬変の既往や示唆する所見はないため，食道静脈瘤からの出血の可能性は低いだろう．

3 危機を回避した経過

【搬入から30分後】注視不可，発語があいまいとなり，意識レベル低下，血圧も76/42 mmHgと再度低下した．

【危機を回避した対応】活動性出血によるショックと判断し，動脈ラインで血圧をモニタリングしながら輸液負荷を続け，出血源確定のために造影CT撮影を行った．この間，血圧は70 mmHg以上を保持し，意識レベルは変わらなかった．搬入から37分後，造影CTにて腹部大動脈瘤（AAA）の破裂と，その十二指腸への血管外漏出（extravasation）の所見（図1）を認め，AAAの消化管への穿通（図2）と診断した．

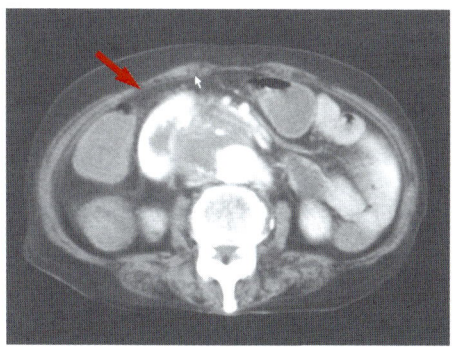

図1 造影CT
AAAの破裂と十二指腸への漏出所見を認める（→）

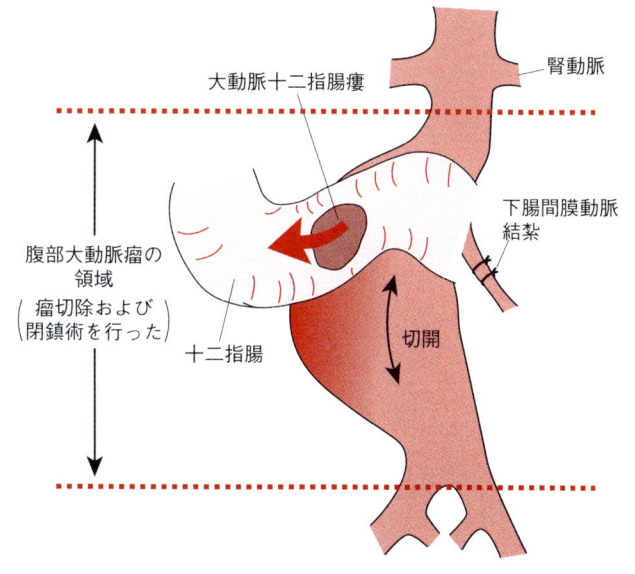

図2 術中所見
AAAの破裂と十二指腸への穿通を認め，CT所見が裏付けられた

4 最終診断と対応

　　直ちに心臓血管外科医へコンサルトし，緊急手術を施行した（搬入後1時間35分）．術中所見は，径4 cmのinfrarenal fusiform typeの腹部大動脈瘤が炎症性に十二指腸後面に癒着していた．十二指腸に母指頭大の欠損口を認め，腸管内に多量の新鮮な血液を認めた．腹部大動脈瘤切除および閉鎖術と十二指腸穿孔に対する単純閉鎖術を施行した．術後には出血性ショックが改善し，人工呼吸からも離脱した．

> **〈最終診断〉**
> 腹部大動脈瘤（AAA）破裂の十二指腸への穿通

解　説

A　AAA破裂の診断の困難性

　　AAA破裂の診断は難しい．初期診断での誤診が多く，誤診率30％という報告もある．
　　典型例は，「動脈硬化性疾患を有する高齢男性に突然意識障害が発生し，意識回復後から腹部の引き裂かれるような激痛を訴え，ショック状態で搬送され，腹部に圧痛を伴う拍動性腫瘤を触知する」といったものだが，三徴候としての「低血圧・腹/背部痛・拍動性腹部腫瘤」を呈するものは半数以下で非典型例も多い．

B　AAA破裂の非典型例

　　以下に誤診のもとになる非典型例を示す．

非典型例のパターン		説明
痛みがない		誤診の原因として非常に多い
痛みがあるが	突然の痛みでない	数日前からの痛みでの来院例あり
	持続痛でない	来院時は，痛みが軽快していることがあり，その場合，良性疾患の印象を与えてしまい，腰椎圧迫骨折や腸炎と誤診される
	激痛でない	「引き裂かれる」痛みを呈するのは約50％である
	場所が腹痛や背部痛でない	腹痛は70〜80％，背部痛は50％強にみられる．が，他に側腹部痛・鼠径部痛・会陰部痛・外生殖器痛・膀胱痛・テネスムス・臀部痛などとしてみられる
失神や低血圧を伴わず，循環は安定している		AAA破裂における循環動態は，安定から失神，ショック，突然死まで幅広い．**約75％では血圧は正常である**
腹部に圧痛・腫瘤などの所見を認めない		圧痛は後腹膜への破裂なら出現しにくい．肥満なら腫瘤を触知しにくい
超音波検査で，AAAを認めない		肥満なら偽陰性になる．破裂したAAAは腫瘤として認めにくい．超音波検査は腹腔内出血は検出可能だが，後腹膜腔出血は検出しにくい．超音波検査は，既に確定したAAAのサイズのフォローアップとして有用である

（次頁に続く）

(前頁の続き)

尿潜血陽性で尿路結石症と誤診	AAA破裂でも尿潜血陽性になりうる．尿路結石では側腹部や腹部・背部に突然の激痛が生じ，迷走神経反射・尿路感染症などから血圧低下が起こりうるため，AAA破裂の症状と類似する．そのため，AAA破裂の誤診疾患で，最も多い疾患である．なお，未破裂のAAAが尿路閉塞をきたし水腎症をきたすこともある
腰痛で腰椎圧迫骨折と誤診	高齢者では陳旧性圧迫骨折は多く，来院時に循環が安定していると，誤診される
嘔吐でイレウスや腸炎と誤診	嘔気・嘔吐はさまざまな消化器以外の疾患で伴う症状であり，AAA破裂でも伴うことがある．なお，未破裂のAAAがイレウスを引き起こすこともある
対麻痺で脊髄疾患と誤診	AAAの合併症で脊髄梗塞をきたすことがある
単純CTでAAA破裂があるのに腫瘍性疾患と誤診	単純CTで大動脈周囲の「汚い」腫瘍性の所見があって，明らかに濃度の上昇があり血液の濃度であっても，読影に不慣れな者は腫瘍性疾患などと誤診しうる

C 本症例で必要な鑑別診断

● 上部消化管出血

まず，致死的な消化管出血を鑑別診断する．病態としては，①動脈性出血，②静脈性出血，③急性胃粘膜病変からの出血である．

①はデュラフォイ潰瘍・腫瘍の破裂/穿通・AAAの破裂/穿通，②は胃食道静脈瘤，③はSAHや敗血症など他の急性疾患による急性胃粘膜病変などであり，個々に特殊な対応が必要になる．残りの大半は，消化性潰瘍など比較的緊急性の低い消化器疾患による出血である．

● 急性腹症

鑑別は多岐にわたるが，緊急性の高いものを優先的に診断・除外する．そのなかで，少数であってもAAAの破裂の可能性を忘れてはならない．50歳以上の急性腹症については，AAAの破裂を念頭におき，その診断のために病歴・身体所見のみならず，造影CT撮影が必須である．

D 本症例で診断確定に至ったポイント

出血性疾患では，体表では圧迫止血・結紮術，管腔臓器では内視鏡下止血術，頭蓋内・体腔内出血は血管造影による出血源の同定と止血，緊急手術というアプローチがある．そのうち，出血源の同定のために，血管造影に匹敵する診断モダリティとして造影CTが有用で，血管外漏出（extravassation）所見を認める．

E もしも見落としたら？

　本疾患では，根本治療，つまり手術の遅れは致命的であるが，例え診断がついても手術までに死亡する率も高い．診断・救命・治療とも困難な疾患である．救命のためにはいかに迅速に診断するかの初期対応にかかっている．

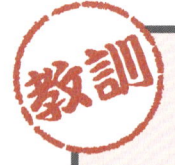

> **教訓**
> - 消化管出血の稀な原因に，AAAの破裂・消化管への穿通がある
> - AAA破裂の診断は難しい．非典型例はいくらでもある．消化管出血で初発する場合もある
> - 見落としは致命的であるため，初期対応が重要である

文献・書籍（さらに知識を深めたい方へ）

1) Marston, W. A. et al.：Misdiagnosis of ruptured abdominal aortic aneurysms. J. Vasc. Surg., 16：17-22, 1992
2) American college of Emergency Physicians：Emergency medicine（6th ed）. McGraw-Hill, 1988

<久保健児>

第3章　循環器

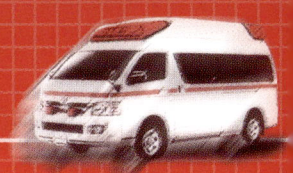

case 27 「水が流れる」理解困難な訴えの裏にあった意外な疾患とは？

対応医：救急研修医と脳神経外科専門医

事例紹介

1 搬入から初期対応までの経過

【症例】85歳，女性

【主訴】右耳から左耳に水が流れる感じがする

【現病歴】心房細動で他院に通院中．8月15日午前4：00頃より間欠的に「右耳から左耳に水が流れる感じ」を1時間に3回程度自覚するようになった．6：00頃，当院救急外来を受診したが原因がわからず，安静と経過観察を指示されて帰宅した．その後，症状の頻度が増加してきたため同日16：00に救急要請し，再度救急外来を受診した．

【既往歴】陳旧性心筋梗塞，心房細動，便秘症

【内服薬】フロセミド（ラシックス®）40 mg/日，スピロノラクトン（アルダクトンA®）25 mg/日，アスピリン（バイアスピリン®）100 mg/日，硝酸イソソルビド徐放剤（ニトロールR®）60 mg/日，テプレノン（セルベックス®）150 mg/日，ピコスルファートナトリウム（ラキソベロン®）2.5 mg/日

【バイタルサイン】血圧：155/58 mmHg，脈拍：43回/分・不整，体温：36.8℃，SpO$_2$：94％（room air），意識清明

【身体所見】

瞳孔	正円同大	腸雑音	亢進
眼瞼結膜	貧血なし	四肢	浮腫なし
眼球結膜	黄疸なし	下腿	下部1/3に色素沈着あり
頸部	頸静脈怒張なし・リンパ節触知せず	神経所見	眼球運動異常なし，眼振なし，著しい聴力低下なし，その他脳神経系に異常所見なし，明らかな運動麻痺・感覚障害なし
心音	第2肋間胸骨左縁でLeveine II 度の収縮期雑音を聴取		
呼吸音	副雑音なし		
腹部	平坦・軟・圧痛なし		

【血液検査】

血算					
WBC	4,600/μL	ALT	10 IU/L	GLU	142 mg/dL
Hb	10.8 g/dL	T-bil	0.76 mg/dL	Na	139 mEq/L
PLT	9.1/μL	CK	28 IU/L	K	3.7 mEq/L
生化学		BUN	27.7 mg/dL	Cl	98 mEq/L
		Cre	0.92 mg/dL	Ca	8.6 mg/dL
AST	27 IU/L	Amy	179 IU/L	CRP	<0.7 mg/dL

【十二誘導心電図】心拍数75回/分，心房細動，軽度左軸偏位，左室肥大所見
【胸部単純X線写真】右第1・2号および左第3・4号が突出し，心胸郭比拡大（71％）．肺血管の怒張なし．肺野清．明らかな胸水貯留なし．
【脳単純CT】明らかな低吸収域・高吸収域・占拠性病変なし．基底核に石灰化あり．

2 初期対応

バイタルサイン上，脈拍数が43回/分と少ないが血圧は安定しており，SpO₂がやや低値であるものの呼吸苦の訴えもないことから，切迫した心不全状態にはないと判断した．状態の急変に対応できるように，ルートを確保．血液・心電図・各種画像などの諸検査を行うとともに，患者を丁寧に診察することに努めた．

ここまでの対応医の思考

診察の結果，聴力には大きな問題がなく，高度の高血圧や貧血も認めなかった．理解しがたい訴えではあるが，本日2度目の受診であり，しかも今回は救急搬送されていることから，何らかの疾患が隠れている可能性を疑うべきと考えた．

3 危機を回避した経過

同居する家族の話では，患者の訴えに一致して，「顔をしかめたあと顔面を紅潮させ，頭部を後屈するような様子がみられる」とのことであった．その後，来院時の脈拍数（43回/分）と十二誘導心電図を記録した際の心拍数（75回/分）が大きく異なることに気づき，心電図モニターを装着したところ，4秒前後の洞停止が観察された．心拍再開時に「今，流れた」との訴えがあり，洞停止後に伴う症状であることがわかった．

4 最終診断と対応

本症例では，洞停止 → 初回の心拍における拍出量の増大 → 拍動性耳鳴の発生（椎骨動脈血流速度の左右差から時差が生じている可能性がある）と考えられた．
循環器内科医に診療依頼し，一時的ペースメーカーを挿入したところ，その後，同様の症状は消失した．後日，永久ペースメーカーを挿入し，退院した．

〈最終診断〉
洞不全症候群

解　説

A　誤診・失敗の原因：とらえどころのない訴え

- 高齢患者のわかりにくい訴えは，認知症に結びつけて考えがちである．なおかつ，多忙な救急外来では，こうした訴えを病態生理に基づいて分析し，時間をかけて患者を観察する時間的余裕がない
- 非典型的でとらえどころのない症状であっても，くり返し生じているのであれば「異常がない」とは判断しないことが大切である

B　本症例で必要な鑑別診断

本人の訴えから想定される病態としては血管性耳鳴が考えられる．血管性耳鳴を生じる疾患を表1に示す．

一方，家族の証言から想定される病態は失神である．失神の原因を表2にまとめる．

表1　血管性耳鳴を生じる疾患

① 頭部の動静脈瘻	⑤ グロムス腫瘍
② 動脈瘤	⑥ 高位頸静脈球症
③ 動静脈奇形	⑦ 高血圧
④ 頸動脈狭窄	

（文献3より改変）

表2　失神の原因

Ⅰ．血管緊張もしくは血流量の異常	B）他の心肺系の病因
A）血管迷走神経性	① 肺塞栓
B）起立性（体位性）低血圧	② 心房粘液腫
① 薬物誘発性	③ 心筋疾患
② 末梢性ニューロパチー	④ 左室拡張障害
③ 特発性体位性低血圧	⑤ 収縮性心膜炎または心タンポナーデ
④ 多系統萎縮症	⑥ 大動脈流出路の障害
⑤ 自律神経機能の生理的失調	⑦ 大動脈弁狭窄
⑥ 交感神経切除術後	⑧ 閉塞性肥大型心筋症
⑦ 急性汎自律神経異常症	Ⅲ．脳血管障害
⑧ 血流量減少，副腎不全，急性出血など	A）椎骨脳底動脈循環不全
C）頸動脈洞過敏	B）脳底動脈型片頭痛
D）状況誘発性	Ⅳ．失神様症状を呈する可能性のあるその他の病態
① 咳	A）代謝性
② 排尿	① 低酸素
③ 排便	② 貧血
④ Valsalva手技	③ 過呼吸による二酸化炭素減少
⑤ 嚥下	④ 低血糖
E）舌咽神経痛	B）心因性
Ⅱ．心血管系の異常	① 不安発作
A）不整脈	② ヒステリー性失神
① 徐脈性不整脈	C）てんかん発作
② 頻脈性不整脈	

（文献4より改変）

このうち，短期間のうちにくり返し短時間の失神を生じうる疾患としては次の病態が考えやすい．
① Adams-Stokes症候群
② 椎骨脳底動脈循環不全
③ 起立性低血圧・薬剤性失神

C 本症例の落とし穴・確定診断に至ったポイント

通常，脳血流が平常時の1/2以下になるような低血圧が起こると失神を生じるといわれる．心血管性失神の場合は，3秒以上有効な心拍出が得られないと失神に至る．しかし，数秒というきわめて短時間の意識消失では，患者自身が「意識を消失した」とは自覚しないことも少なくない．このため，歩行可能な患者であれば「（つまずいた覚えもないのに）平地で転んで予想外に大きなけがをした」，「今日は何度も転んでしまい，おかしい」などの訴えで来院することもある．本症例の場合，85歳と高齢であり，坐位中心の生活であったことから，頻回に失神を生じている様子が捉えにくかったものと思われる．

不定愁訴ととられがちの症状であっても，くり返し生じているのであれば基礎疾患などを考慮し，一定期間モニタリングを行うことが重要である．

D もしも見落としたら？

失神患者の予後は，原因によって規定される．そのなかで最も予後が不良なのは心血管性失神である（図）．心血管性失神の患者は突然死のリスクが高く，全死亡率も非心血管性失神の患者より高い．心血管性失神患者の5年間の追跡調査では，50％の患者が死亡し，

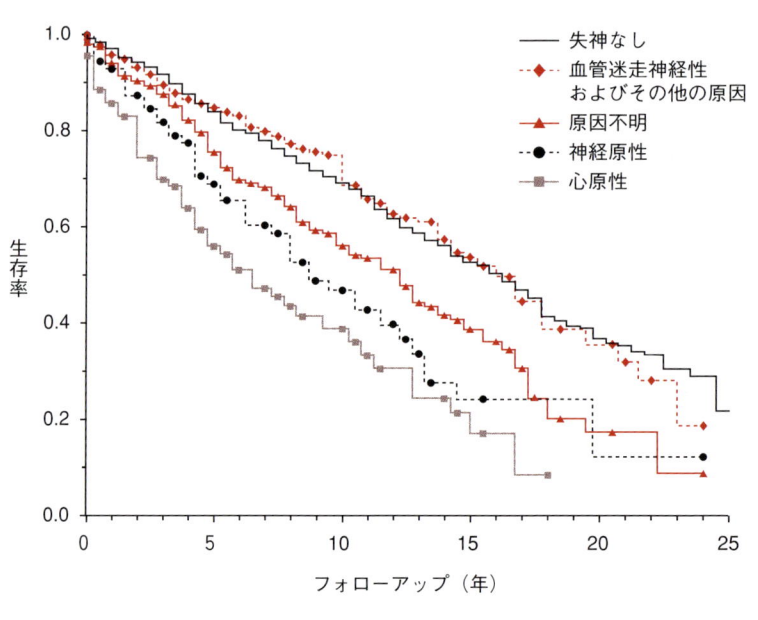

図 失神患者の生存曲線
（文献5図2より改変）

1年以内の死亡率が30％であった（これに対し，非心血管性失神の患者では1年以内の死亡率は6～12％以下）というデータ[5]もある．

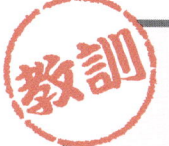

> **教訓**
> - 心原性失神（Adams-Stokes発作）は突然の意識消失を呈するが，特に高齢者では前後の自覚症状がはっきりしない症例もある
> - わかりにくい訴えであっても，特定の症状がくり返し起こる場合には，前後の自覚症状や周囲の人からみた印象を詳しく把握すること，バイタルサインのモニタリングなどが診断に役立つ

文献・書籍（さらに知識を深めたい方へ）

1) Brian, O.: Management of the patient with syncope. ⓒ2007 UpToDate®
2) Sorteriades, E. S. et al.: Incidence and prognosis of syncope. N. Engl. J. Med., 347：878-885, 2002
3) 岩崎　聡：耳鳴の原因疾患．JOHNS, 23：19-22, 2007
4) 柴垣泰郎：失神，意識喪失感，めまい感，めまい．「ハリソン内科学第2版」，pp130-138, 2006
5) Elpidoforos, S. et al.: Incidence and prognosis of syncope. N. Engl. J. Med., 347：878-885, 2002

＜後藤庸子，有賀　徹＞

第3章　循環器

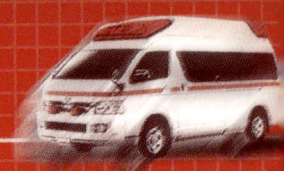

case 28　まさか！痙攣の原因が急性大動脈解離だった！

> 対応医：年間搬入患者数約22,000人，24時間全例応需の救命救急センターに勤める救急専従医

事例紹介

1　搬入から初期対応までの経過

【症例】71歳，女性

【主訴】痙攣

【現病歴】1月某日夕方，自宅台所で急に倒れ，その後約15分間の全身強直性痙攣を認めため夫が救急要請．救急隊現着時痙攣はおさまっており，意識レベルJCS 3，尿失禁と右共同偏視を認めた．搬送中にも約1分間の強直性痙攣があった．当院搬入時の意識レベルはJCS 10，体動が多く不穏状態．「痛い痛い」と訴えるが，**疼痛の局在ははっきりしない**．

【バイタルサイン】呼吸：24回/分，血圧：122/77 mmHg，脈拍：81回/分，体温：35.6℃，SpO_2：100％（リザーバーマスク10 L/分），意識レベル：JCS 10

【身体所見】

瞳孔	6 mm正円同大 左右差なし 対光反射あり 右共同偏視	呼吸音	正常
		腹部	平坦，軟，圧痛なし 腸雑音聴取可 腫瘤は触知せず
眼瞼結膜	貧血なし 黄疸なし	四肢	浮腫なし
		皮膚	正常
頸部	頸静脈怒張なし	神経	左片麻痺（ドロッピングテスト陽性）
心音	正常		

※ 体動のため十分な診察ができない状態

case 28 まさか！痙攣の原因が急性大動脈解離だった！

【血液検査】

動脈血ガス分析 (リザーバーマスク10L/分)		血算		生化学	
pH	7.379	WBC	6,400/μL	TP	6.0g/dL
pO₂	150mmHg	RBC	412万/μL	ALP	110IU/L
pCO₂	40.1mmHg	Hb	12.3g/dL	AST/ALT	18/14IU/L
BE	－1.3mmol/L	Ht	37.2%	LDH	203IU/L
HCO₃⁻	23.1mmol/L	PLT	11.7万/μL	T-Bil	0.4mg/dL
Na	139mmol/L	生化学		CK	67IU/L
K	2.9mmol/L	PT	12.1秒（INR：1.11）	BUN	15mg/dL
Cl	105mmol/L	APTT	32.3秒	CRE	0.7mg/dL
GLU	122mg/dL	Fib	112mg/dL	Amy	78IU/L
Lac	2.9mmol/L	D-dimer	167.9μg/mL	GLU	120mg/dL
		ATⅢ	83%	CRP	0.1mg/dL以下

2 初期対応

　末梢静脈ラインから輸液を開始した．疼痛と不穏が強いため，ソセゴン®7.5mgとホリゾン®5mgをそれぞれ静注した．12誘導心電図を施行すると，Ⅰ，Ⅱ，aVL，V3-6にST低下を認めた．頭部CTを施行したが，明らかな出血・梗塞像は認められない．

▶ ここまでの対応医の思考

　救急隊からの第一報は「痙攣」であり，脳血管障害または代謝性脳障害による症候性てんかんを疑い，待っていた．搬入直前にも痙攣があったこと，搬入後の診察で右共同偏視と左麻痺を認めたことから，脳出血または脳梗塞を強く疑った．疼痛と不穏が強いが，疼痛部位ははっきりしない．痙攣後の不穏なのだろうか？ 頭部CTでは出血を認めないので，痙攣を伴い発症した脳梗塞の急性期か．

3 危機を回避した経過

● 頭部CT後

　画像検査と並行して，救急隊および家族に再度発症時の経過を確認したところ，咳込んで呼吸苦を訴えた後に倒れ，さらに**背部痛を訴えてから痙攣を発症した**ことがわかった．

● 危機を回避した対応

　背部痛があったこと，現在も疼痛が続いていることから大動脈解離を疑った．血圧を両上肢で測定しなおしたが左右差は認められない．右頸動脈の触知は弱かった．直ちに胸腹部造影CTを撮像したところ（図1a），上行大動脈から腹部大動脈に至る解離を認め，急性大動脈解離（Stanford A型，DeBakey Ⅰ型，偽腔開存型）と診断した．解離は腕頭動脈および左総頸動脈にも及んでいた（図1b）．胸部X線写真では，左第一弓の突出と上縦隔の軽度拡大を認めた．

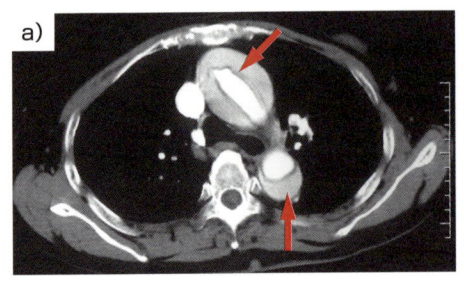

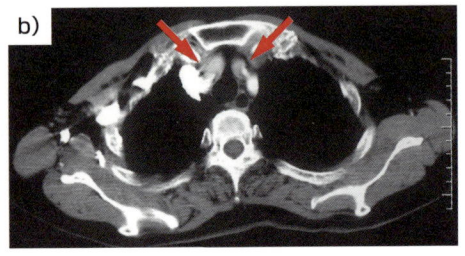

図1　胸部造影CT（縦隔条件）
a）気管分岐部レベル，b）腕頭動脈・静脈レベル
上行～弓部～下行大動脈にかけ解離を認める（a）．解離は腕頭動脈および左総頸動脈にも及んでいる（b）（→）

4　最終診断と対応

　直ちに心臓血管外科医にコンサルトし，緊急手術の方針となった．待機中に血圧が低下したため救急外来で気管挿管，手術室に入室した．術中所見では，弓部小彎側にエントリーを認めた．解離は腕頭動脈および左総頸動脈に加え，左冠状動脈にも及んでいた．上行弓部人工血管置換術，左鎖骨下動脈―左冠状動脈バイパス術を施行され（図2），術後ICU入室となった．

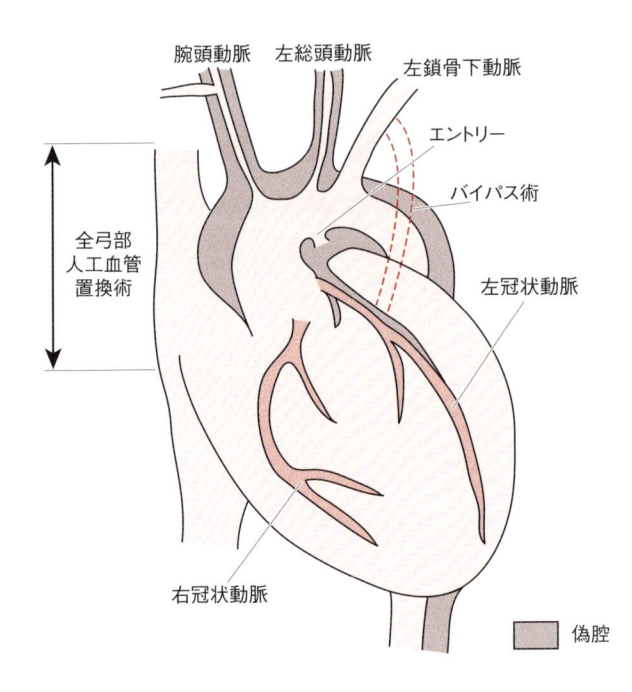

図2　術中所見
弓部小彎側にエントリーを認め，解離は両側内頸動脈および左冠状動脈に及んでいた

〈最終診断〉
急性大動脈解離（Stanford A 型）による脳虚血

A 誤診，失敗の原因：脳血管障害という先入観と病歴の聴取不足

●「痙攣」を伴う大動脈解離

　大動脈解離の典型的な病歴は，「突然の引きさかれるような背部痛で発症し血圧上昇，上肢血圧の左右差，移動する痛みを訴え，既往歴に高血圧症がある」といったところであろうか．本症例では，通報内容から症候性てんかんを，搬入後の左片麻痺から脳血管障害を強く疑い，その先入観にとらわれてしまった．このため，疼痛の訴えを痙攣後の不穏によるものと考え，心電図異常も重視せず頭部CTを急いだ．また，搬入直後は不穏に対処するため人手をとられてしまい，救急隊からの申し送りを含めた病歴聴取が不十分であった．

● 大動脈解離の誤診の原因

　大動脈解離の誤診率は38〜57％と高い．背部痛の原因疾患が多岐に及ぶこと，解離に伴う分枝動脈の狭窄，閉塞により多彩な症状を合併することが診断を難しくしている．
　表3に誤診のもとになりうる症状とその病態を示す．

表3　大動脈解離に伴う多彩な症状と病態

病　状	病　態
大動脈弁閉鎖不全	解離が大動脈弁輪部に及ぶと生じる．Stanford A型の60〜70％に合併．呼吸困難，ショックなどの左心不全症状をきたす
心タンポナーデ	解離の心嚢内破裂により生じ，死因として最も頻度が高い．出血量や出血の速度により，呼吸困難，ショック，心停止など多彩な症状をきたす
狭心症・心筋梗塞	冠動脈の虚血により生じ，胸痛，呼吸困難，房室ブロック，ショックなどの症状をきたす．Stanford A型の3〜9％に合併し，頻度は右冠動脈に多い．**急性冠症候群との鑑別が難しい**
脳虚血	腕頭動脈，左総頸動脈の虚血により生じ，意識障害，片麻痺，痙攣，失神などの症状をきたす．全体の3〜7％に合併し，頻度は右（腕頭動脈）に多い．**脳血管障害と誤診されやすい**
上肢虚血	腕頭動脈，鎖骨下動脈の虚血により生じ，脈拍消失や疼痛，冷感などの症状をきたす．全体の2〜15％に合併．頻度は右に多く，上肢血圧の左右差は半数近くに認める
脊髄虚血	肋間動脈や腰動脈，Adamkiewicz動脈の虚血により生じ，全体の4％に合併．下肢対麻痺を生じ，**脊髄疾患と誤診されやすい**
腸管虚血	腹腔動脈や上腸間膜動脈の虚血により生じ，全体の2〜7％に合併．腹痛，麻痺性イレウス，腹膜刺激症状などを伴うため，**急性腹症と誤診されやすい**
腎不全	腎動脈の虚血により生じ，全体の7％に合併．乏尿，血尿を伴う．**急性腎不全，腎梗塞と誤診されやすい**
下肢虚血	腸骨動脈や腹部大動脈の狭窄，閉塞で生じ，全体の7〜18％に合併．脈拍消失や疼痛，冷感などの症状を伴う．**急性動脈閉塞と誤診されやすい**
ショック	大動脈弁閉鎖不全，心タンポナーデ，心筋梗塞，破裂による胸腔，後腹膜腔への大量出血で生じる．診断がついた後に急変した場合は，これらの病態（特に心タンポナーデ）を念頭におく
DIC	大量出血や偽腔内血栓形成に伴う凝固線溶系の活性化により，DICや凝固線溶系異常を生じる

B 本症例で必要な鑑別診断

● 痙攣

　真性てんかんやくも膜下出血などの脳血管障害，代謝異常によるものが頻度としては多いが，心大血管疾患が原因となりうることも忘れてはならない．特にくも膜下出血，心筋梗塞や大動脈解離，不整脈などの致命的になりうる疾患を必ず除外する．鑑別に際しては病歴，既往歴，生活歴などの情報が非常に重要である．

● 背部痛

　原因疾患は多岐にわたるが，**心筋梗塞や肺血栓塞栓症，大動脈疾患を必ず念頭におき，最初に鑑別する**．大動脈疾患が疑わしければ，腎機能を確認し造影CTを撮影する．次に腎泌尿器疾患，筋骨格系疾患，後腹膜疾患を鑑別していく．胸痛を主訴とする疾患，腰痛を主訴とする疾患のほとんどは，背部痛を訴える可能性がある．

C 本症例の落とし穴，確定診断に至ったポイント

● 大動脈解離を見逃さないポイント

　大動脈解離の急性期死亡率は高く，背部痛を訴える患者では必ず念頭におき，除外しなければならない．まずは「疑う」ことが大事であるが，胸背部痛を伴わない場合や分枝動脈の虚血症状が前面にでる場合は，「疑う」ことができず診断の遅延につながりやすい．急性解離の9〜20％では発症時に失神を起こすとされ，患者が**発症時の背部痛を憶えていない**ことがあり注意が必要である．また分枝動脈の虚血は，慢性例を含めると全体の30％程度に合併するので，この病態を理解し，**単一疾患で説明のつかない症状の患者に遭遇した際は，大動脈解離を念頭におくよう心掛ける**．

● 本症例での発症機序

　本症例では，発症の際に解離が腕頭動脈と左総頸動脈に及び，脳虚血から痙攣発作を生じたものと思われる．その後意識障害や不穏が残存し，背部痛の訴えを本人から聴取することができず，大動脈解離を「疑う」ことが遅れてしまった．また，左冠状動脈にも解離が及び，心筋虚血により左室壁運動低下を生じたと思われ，搬入時は正常血圧を示しており，これも判断を遅らせた．頭部CT後に背部痛の訴えがあったことが判明し，胸腹部造影CTを追加し大動脈解離を診断することができたが，関係者および救急隊からの現場情報聴取の重要性を痛感した．

● CT以外の鑑別方法

　大動脈解離の診断には造影CTが必須であるが，CT撮影ができない場合は，経胸壁または経食道エコーが有用である．血液検査上，生化学的な特異マーカーは存在しないが，近年D-dimerが感度も高く有用とされ[1]，本症例でも著明に上昇していた．

D もしも見落としたら？

　大動脈解離の死亡率は，発症から1時間ごとに1～2％ずつ増加する．特にStanford A型大動脈解離は内科治療の成績が悪く，見逃すと24時間以内に20％以上が死亡するため，迅速な診断と緊急手術が救命のポイントとなる．

　脳虚血症状の合併から超急性期の脳梗塞と誤診され，血栓溶解薬が投与されると破裂を誘発する恐れがあるので，脳梗塞で説明のつかない症状がある場合は注意！

　治療としてはStanford A型は手術療法が中心であるが，Stanford B型は降圧と鎮痛下に保存療法が選択されることが多い．近年は大動脈ステントグラフト内挿術も普及しつつある．合併する種々の症状を念頭におき，背部痛を伴う場合は大動脈解離を常に疑い，造影CTを施行することが重要である．

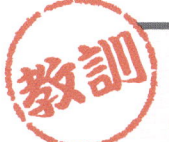

教訓

- 痙攣・脳虚血の原因に，大動脈解離に伴う分枝動脈虚血がある
- 発症時の病歴聴取は，重要であり基本
- 大動脈解離に合併する種々の症状を理解し，疑わしければ造影CTを撮影する

文献・書籍（さらに知識を深めたい方へ）

1) 2004-2005年度合同研究班：大動脈瘤・大動脈解離診療ガイドライン（2006年改訂版）. Jpn. Circ. J., 70（Suppl. IV）: 1569-1646, 2006
2) Peter, G. H. et al.: The international registry of acute aortic dissection（IRAD）. JAMA, 283: 897-903, 2000
3) Yskert, K. et al.: Clinical prediction of acute aortic dissection. Arch. Intern. Med., 160: 2977-2982, 2000
4) 「症候からの鑑別診断の進めかた」（瀧　健治 他 編）. 羊土社, 2003

　　　　　　　　　　　　　　　　　　　　　　　　　　　　　　　＜武山佳洋，今泉　均＞

第4章　消化器

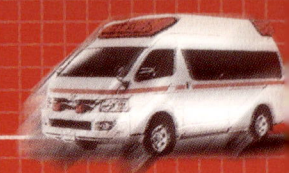

case 29　DKAによる意識障害にNOMIが合併するなんて！

対応医：年間3次救急患者約2,000例の救命センターに勤める救急専従医

事例紹介

1　搬入から初期対応までの経過

【症例】74歳，女性
【主訴】意識障害
【既往歴】糖尿病（インスリン治療中），陳旧性心筋梗塞
【現病歴】24年来の糖尿病で10年前からインスリン治療をうけ，HbA_{1c} 10～11％で経過していた．1月19日玄関で倒れているところを隣人が発見し，当センター搬送となる．
【来院時現症】意識：JCS 30，GCS E2V3M5，血圧：120/60 mmHg，脈拍：80回/分（整），体温：33.1℃（直腸温），呼吸数：26回/分
【身体所見】

貧血	なし	心音	純
黄疸	なし	腹部	膨満あり，圧痛なし
口腔粘膜乾燥	あり	ぐる音	低下
呼吸音	清	四肢	浮腫なし

【検査所見】

動脈ガス分析 (O_2マスク10L)					
pH	7.196	Hb	14.3 g/dL	Amy	866 IU/L
pO_2	190.3 mmHg	Ht	41.0％	GLU	1,183 mg/dL
pCO_2	37.2 mmHg	PLT	16.9 mm^3	BUN	109 mg/dL
HCO_3^-	14.1 mmol/L	生化学		Cr	3.39 mg/dL
BE	−13.2 mmol/L	TP	5.6 g/dL	Na	129 mEq/L
血算		T-Bil	0.4 mg/dL	K	4.1 mEq/L
WBC	$9.6×10^3/mm^3$	ALT/AST	38/67 IU/L	Cl	92 mEq/L
RBC	$4.33×10^4/mm^3$	ALP	226 IU/L	CRP	19.6 mg/dL
		LDH	370 IU/L	血中ケトン体	陽性
		CPK	3,613 IU/L		

【胸腹部X線写真・胸腹部CT】明らかな異常は指摘できない．

2 初期対応

　検査結果から糖尿病性ケトアシドーシス（diabetic ketoacidosis：DKA）による意識障害と診断し，持続インスリン，生理食塩水での輸液を開始した．来院後8時間で血中のケトン体は陰性化し，糖尿病性ケトアシドーシスの治療は順調で徐々に意識が改善したが，昇圧薬を減量できず，代謝性アシドーシスも改善しなかった．腹部所見をとると圧痛を認めるようになってきた．

ここまでの対応医の思考

　何らかの原因でDKAとなり，意識障害のために動けず低体温になっていたのだろう．来院時の胸腹部単純CTでは，明らかな異常は認められなかったが，腹部膨満，意識が改善して腹部所見がはっきりしてきたこと，腎機能が改善したこと，代謝性アシドーシスの原因精査が必要なことから，胸腹部の造影CTを行った方がよさそうだ．

3 危機を回避した経過

　治療をしても代謝性アシドーシスが進行することから，腸管の虚血を疑い造影CTを施行した（図1）．腸管拡張，門脈ガス，腸管気腫症を認め，上腸間膜動静脈に血栓を認めないことから非閉塞性腸管虚血（nonocclusive mesenteric ischemia：NOMI）の診断となった．

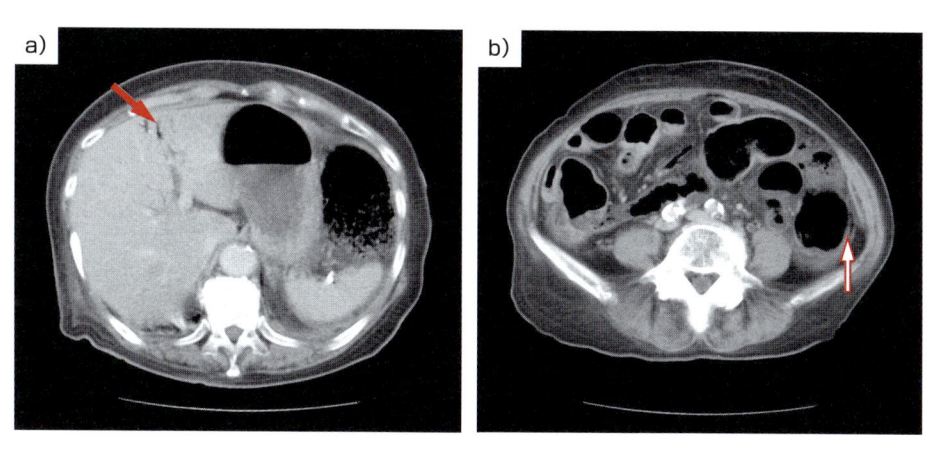

図1　腹部造影CT
腹部造影CTでは，腸管拡張，門脈ガス（→），腸管気腫症（⇨）を認めた

4 最終診断と対応

　直ちに緊急開腹手術となった．術中所見では，全結腸・回腸の一部に虚血および壊死を認め（図2），結腸全摘＋回腸部分切除＋回腸人工肛門増設術を施行した．術後には代謝性アシドーシスは改善し，全身状態は改善した．

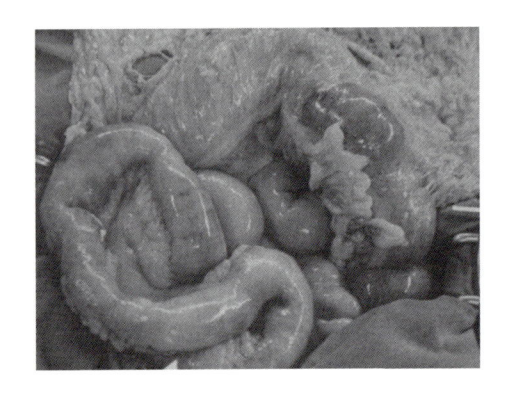

図2 術中所見
（p10, Color Atlas③）
全結腸・回腸の一部に虚血および壊死を認める．虚血および壊死の所見は分節的で非連続的であった

〈最終診断〉
DKA, NOMI（非閉塞性腸管虚血）

解　説

A 誤診・失敗の原因：意識障害による身体所見の困難さ

● 意識障害患者の腹部所見

　本例は意識障害を呈していたため，腹部膨満を認めたが圧痛は認めなかった．初療時にCT撮影も行ったが，腎機能障害があり造影CTをとることができなかった．腹部膨満の原因がわからないまま入院となった症例として，厳重な経過観察を行った．治療しても改善しない代謝性アシドーシスかつ意識改善後に腹部所見の出現を認めたことから，腸管虚血の可能性を考え，比較的早期に造影CTの撮影を行うことができた．

● 腸管虚血の診断の困難性

　腸管虚血には，動脈塞栓症，動脈血栓症，静脈血栓症，非閉塞性腸管虚血の4種類がある．重篤な病態ではあるが，通常の診察では診断が遅れることが多く，腸管壊死が進行してしまい，不幸な転帰をとることが多い[1]．少しでも疑わしいときは，造影CTと血管造影を施行する努力を行うべきである．腸管虚血のCT所見の特徴を表2に示す．

B 本症例で必要な鑑別診断

　代謝性アシドーシスを呈する疾患を鑑別する必要がある（表3[2]）．

C 本症例で確定診断に至ったポイント

　DKAで著明な脱水を呈して，昇圧薬を使用している患者の腹部症状，代謝性アシドーシスの悪化から腸管虚血を考えることが重要であった．腸管虚血は，前述したとおりまずは疑うことが重要である．

表2 腸管虚血のCT所見

① 腸管壁肥厚（拡張した腸管で2mm以上）
② 腸管の拡張（2.5cm以上）
③ 液体で満たされた，ガスをほとんど含まない腸管のループ（gasless abdomen）
④ 腸間膜の浮腫と静脈の拡張（腸間膜脂肪の濃度の上昇と静脈の拡張像）
⑤ 腸管壁の血腫（単純CTにて高濃度を呈する）
⑥ 壁内ガス
⑦ 腸間膜静脈/門脈ガス
⑧ 腸間膜血管の閉塞
⑨ 腸間膜のenhanceがみられないこと
⑩ 遊離ガス（free air）
⑪ 麻痺性イレウス
⑫ 腹水

表3 代謝性アシドーシスの原因

1) anion gap正常	2) anion gap増加
A. 重炭酸イオンの喪失	不揮発性酸産生過剰と蓄積
下痢 尿管S状結腸吻合 acetazolamide（炭酸脱水酵素阻害薬）	a) 内因性物質の代謝によるもの 　乳酸性アシドーシス 　ケトアシドーシス 　・糖尿病性 　・アルコール性 　・飢餓 　尿毒症
B. 腎尿細管での水素イオン分泌障害	
近位尿細管性アシドーシス 遠位尿細管性アシドーシス 尿細管・腎間質の疾患 低アルドステロン症	b) 外因性物質によるもの 　メチルアルコール 　エチレングリコール 　サリチル酸 　パラアルデヒド
C. 塩酸（HCl）投与	
HCl, NH₄Cl, arginine-HCl, lysine-HCl	

D もしも見落としたら？～見落とさないために

　本症例は，DKAによる脱水と意識障害による脱水が加わったこと，昇圧薬の使用から腸管虚血に至ったと考えられた．脱水を呈している患者に昇圧薬を使用しなければならない状態は，腸管虚血のリスクなりうることを認識し，外来で診断がつかないときは厳重な経過観察を忘れてはいけない．また，腸管虚血の診断では，CTにて腸管虚血の所見が認められるのは60％前後との報告が多い[3]ことを念頭におき，CTでの陽性所見がないから否定はできないということを認識する必要がある．最近，腸管虚血の診断に腹部造影超音波検査が有用だという報告[4]もあり，今後取り入れていく必要があると思われる．

> **教訓**
> - 意識障害患者の腹部所見はあてにならない
> - DKA，意識障害などで脱水を呈している患者に昇圧薬を使用するときは腸管虚血のリスクがあると認識することが重要である
> - 腸管虚血の診断に精通する必要がある

文献・書籍（さらに知識を深めたい方へ）

1) 堀川義文 他：「急性腹症のCT」．へるす出版，p79，1998
2) 黒川 清：「水・電解質と酸塩基平衡―Step by stepで考える―改訂第2版」．南江堂，p138，2004
3) 木所昭夫，射場敏明：非閉塞性腸管虚血（nonocclusive mesenteric ischemia, NOMI）の病態と治療．日集中医誌，14：10-13, 2007
4) Hata, J. et al.：Evaluation of bowel ischemia with contrast-enhanced US：initial experience. Radiology, 236：712-715, 2005

＜神應知道，鈴木 卓＞

第4章　消化器

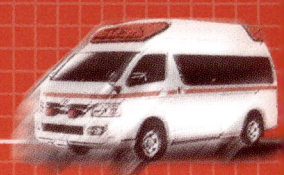

case 30　呼吸困難で消化管穿孔を疑いますか？

対応医：命救急センターに勤めるレジデント

事例紹介

1　搬入から初期対応までの経過

【症例】22歳，男性，会社員

【主訴】呼吸苦と胸部圧迫感

【現病歴】午前6時40分頃，会社事務所前の階段でうずくまっている傷病者を同僚が発見し，呼吸苦と胸部圧迫感を訴えていたので救急要請した．周囲に約300 mLの水様性嘔吐物があった．救急隊からの通報では虚血性心疾患が疑われるための収容依頼であった．

【既往歴】消化性潰瘍の既往はなく健康であったが，この1週間は下痢が続いていた．

【バイタルサイン】会話は可能であった．呼吸：28回/分，浅く努力様，SpO_2：98％（room air），脈拍：82回/分，整，血圧：130/70 mmHg，意識：JCS 0，体温：36.3℃

【身体所見】発汗を認めず．皮下気腫の存在や左右の呼吸音ならびに打診に異常はなく，心音に雑音は認めなかった．心窩部やや左側に軽度圧痛を認めるものの，腹部は平坦で軟かく，筋性防御や反跳痛はなかった．

【心電図】リズムは正常洞調律で，QRS，ST，T波それぞれに異常はなかった（図1）．

【胸部X線】肺野ならびに心陰影に異常はなかった（図2）．

【腹部立位単純X線写真】腸管のガスが少ないが，腹腔内フリーエアーの存在は認めなかった（図3）．

【血液検査】表1に示す．白血球は増加しており，動脈血ガス分析では軽度の呼吸性アシドーシスを認めた．

2　初期対応

救急外来では，しきりに呼吸苦，特に息が吸えても吐きだせないので「呼吸器の先生にみてほしい」と訴え体動が激しく，問診を含め診察はおろか末梢静脈路の確保にも手こずった．

かろうじて心電図，胸部X線写真，心臓超音波，腹部立位単純X線検査を実施するものの，呼吸苦の原因を明らかにすることができなかった．しかし，体動時に心窩部痛を訴えるので，ソセゴン®15 mgを投与したところ，疼痛は改善した．

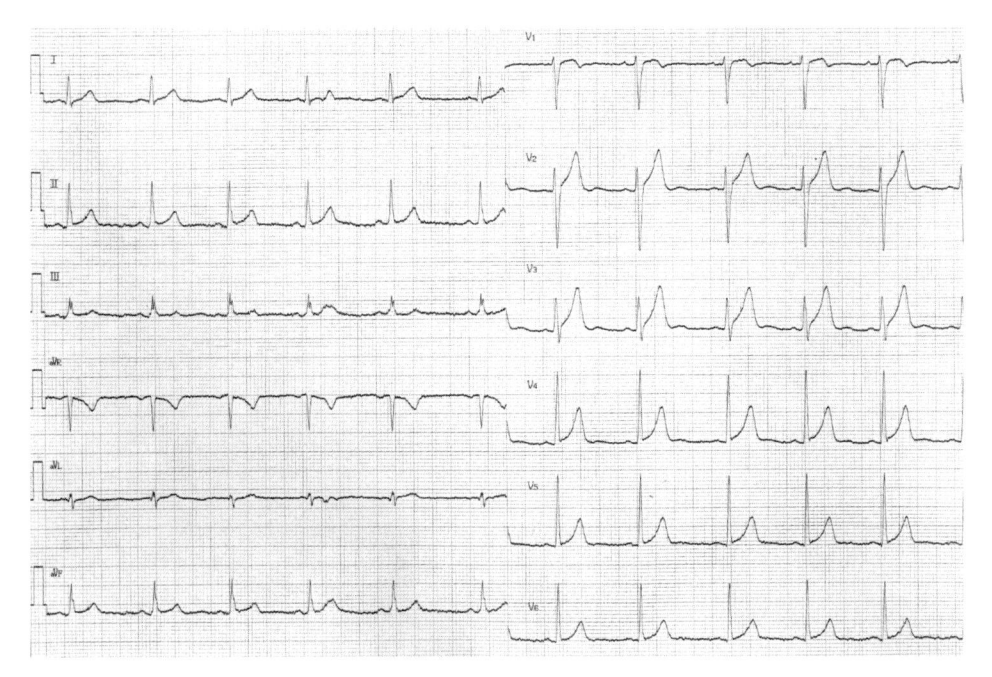

図1 来院時の標準12誘導心電図

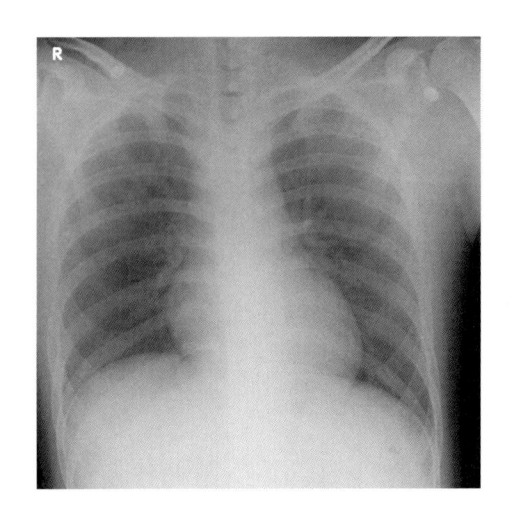

図2 来院時の胸部X線写真

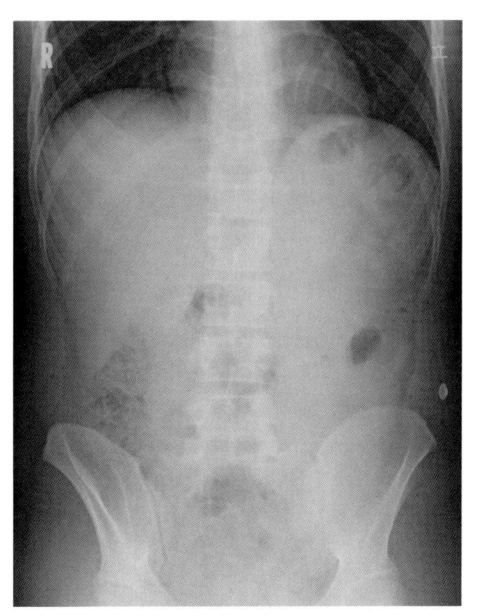

図3 来院時の腹部立位単純X線写真

呼吸困難で消化管穿孔を疑いますか？ case 30

表1 来院時の血液一般・生化学的検査

生化学				動脈血ガス（room air）	
BS	144 mg/dL	ChE	14.4 U/L	pH	7.352
BUN	11 mg/dL	Amy	62 U/L	pCO$_2$	46.7 mmHg
Cr	0.9 mg/dL	CK	113 U/L	pO$_2$	86.5 mmHg
UA	6.6 mg/dL	CRP	0.01 mg/dL	HCO$_3^-$	25.3 mmol/L
Na	140 mmol/L	血算		BE	−0.7 mmol/L
K	4.1 mmol/L	WBC	10,400/μL	AG	14.9 mmol/L
Cl	102 mg/dL	St	2.0%	凝固線溶系	
Ca	9.0 mg/dL	Seg	55.0%	PT	11.7秒
T-CHO	212 mg/dL	Ly	38.0%	PT-act	127%
TG	77 mg/dL	Mo	3.0%	PT-INR	0.91
TP	6.6 g/dL	Eo	2.0%	APTT	25.9秒
Alb	4.2 g/dL	Ba	0.0%	Fib	230 mg/dL
T-Bil	0.7 mg/dL	RBC	488×10^4/μL	AT-Ⅲ	128%
AST	14 U/L	Hb	14.6 g/dL	FDP	1.0 μg/mL
ALT	22 U/L	Ht	44.2%	D-dimer	0.5 μg/mL
ALP	55 U/L	MCV	90.6 fL		
LDH	117 U/L	MCH	30.0 pg		
GGT	35 U/L	MCHC	33.2%		
		PLT	412×10^3/μL		

第4章 消化器

ここまでの対応医の思考

若年者の突発的な発症からまず気胸，縦隔気腫，気管支喘息からはじまり，大動脈解離，肺動脈塞栓症，心筋梗塞，心膜炎，胸膜炎，消化管穿孔，腹膜炎などの鑑別疾患をあげた．

しかし，上記諸検査に異常所見を見つけることができなかった．そのために，一時は心因性であろうかと思われた．唯一，検査結果の一部に異常が認められ，軽度の心窩部痛も持続していたので帰宅させず観察入院とした．入院2時間後より38.1℃の発熱が認められ，腹部超音波検査では胆嚢・胆管には問題なかった．1週間前から下痢が続いていることから，臨床上無理があったが発熱と白血球増加は腸管感染症であろうと推論した．

腸管浮腫の有無を調べるために造影腹部CT検査を予定した．

3 危機を回避した経過

入院3時間後，慎重に2口ほど水分を摂取させたところ，数回嘔吐しソセゴン®により軽減していた心窩部痛が増悪した．腹部CT検査を行ったところ腹腔内に大量の**フリーエアー**が確認でき（図4），**十二指腸穿孔**が最も疑われた．

救急外来「まさか！」の症例53

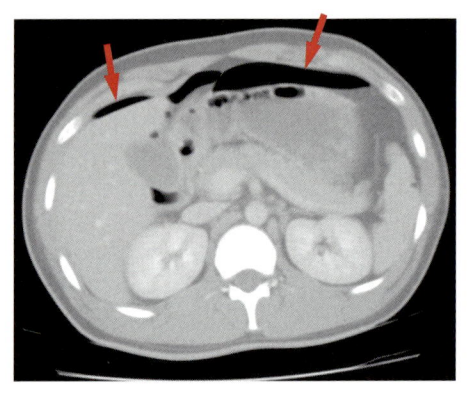

図4　昼食摂取後の腹部CT像
肝前面，胃・十二指腸前面ならびに胆嚢周囲に大量のフリーエアー（→）が描出された

4 最終診断と対応

緊急手術により十二指腸球部前壁に約5 mmの潰瘍による穿孔のあることが判明した．

〈最終診断〉
十二指腸潰瘍穿孔

解　説

A 誤診・失敗の原因：病歴の情報不足による胸部疾患との思い込みと非典型的な画像所見

● なぜ見逃したのか

　胸部症状を訴える患者で，十分な病歴が引き出せない場合や最近の消化器症状あるいは食事と関連する腹痛などの既往がない場合には，初期鑑別診断で想起される病名は胸部の疾患に限られてくる．ただし，胸部に問題がなければ詳細な腹部診察に移る柔軟性も求められる．

　本症では，軽度の心窩部痛の所見から初期には消化管穿孔を疑ったものの，胸部X線写真や腹部立位単純X線写真でフリーエアーが認められなかったことから除外してしまい，**腹膜炎**の有無に重点を置いた診察を怠った．このことが見逃しの原因となった．

　術後，状態が落ち着いたところで発症時の状況を確認するために再度医療面接を行ったところ，「朝食前にいつもの起床時のタバコを吸い終わろうとして最後の一吸いを吐き出そうとしたとき，急に息苦しくなって吐き出せなくなると同時に2回嘔吐した．みぞおちから胸の辺りの圧迫感を自覚したものの腹痛はなく，呼吸苦が持続した．なんとかバイクに乗り工場まで出勤したが，水を飲んだところ嘔吐を催し，発汗が著明となった．ともかく事務所まで辿り着こうと歩き出したが，歩くと振動が腹部に伝わり歩けなくなってうずくまってしまった」と陳述した．この言葉のなかに診断の拠り所が隠されていたのである．

　突然の疼痛に対して恐怖感をもつことから**腹壁を防御**（guarding）し，局所の腹膜刺激

により**腹壁が硬直**（rigidity）することなどから，呼吸に伴う横隔膜の運動が制限され，動脈血ガスのpCO$_2$上昇からもわかるように，必然的に呼吸を浅くせざるをえないために呼吸苦の感覚が生じたと考えられる[1, 2]．

● 先入観あるいは思い込み

確定診断に至るまでに時間を要したことの敗因は，
① 来院時の不穏により十分に病歴の聴取ができなかったこと
② 主訴が胸部症状であったため，注意が胸部の急性疾患に向いたこと
③ 年齢的に疑問に思いながらも救急隊からの情報が初期判断に影響を与えたこと
④ 単純X線写真で**フリーエアー**が描出されなかったこと
などがあげられる．

B 本症例で必要な鑑別診断

対応医が考えた鑑別疾患に加え，発症様式と疼痛部位，年齢から消化管穿孔とともに腹腔内血管性病変などを想起する．

一般的に，発症時刻が特定でき生命を脅かす若年者の呼吸困難の鑑別診断として，比較的多い胸部疾患は，気胸あるいは緊張性気胸をまず考える．腹部では本症例の**上部消化管穿孔**の他，稀ではあるが**血管の破裂**または**閉塞**，**腹腔内出血**を除外することからはじめる．若年者で早朝に急激に発症する心窩部痛は，十二指腸穿孔の頻度が高い．

C 本症例の落とし穴・確定診断に至ったポイント

急激な呼吸苦と持続する心窩部の圧迫感は，いかにも虚血性心疾患を思わせる自覚症状である．しかも，嘔吐は特に下壁梗塞発症時に認められることが多い．しかし，年齢の要素を考慮すると，その可能性はゼロではないがきわめて低くなる．虚血性心疾患を発症する年齢の陽性尤度比は30歳未満では0.1，30〜49歳では0.6，50〜70歳では1.3，70歳以上では2.6と報告されている[3]．

胸腔内の急性疾患が一通り否定され，経過観察のなかで発症様式ならびに軽度の心窩部痛と白血球増加，発熱から上部消化管穿孔が疑わしくなったこともあり，慎重に経口摂取させてみたところ急激な腹痛の増悪が認められた．このことが本症例で確定診断に至ったポイントとなった．

D 同じような症例に出会ったときにどのように対応するか

十分に医療面接ができない場合を含めて，胸腔内の急性病変が確認できない場合には，**腹腔内フリーエアーを認めない消化管穿孔**もあることを認識して，**腹膜刺激症状**の検出を試みることが重要である[4]．その1つである**cough test**のオッズ比は13.1，感度，特異度はそれぞれ0.78，0.79であり，腹膜炎の陽性予測値は76%であった[4]．他に腹膜刺激症状を発見する方法として腹壁の**tapping**も有用である．局所の腹膜炎の存在が示唆されれば，引き続き腹部CT検査あるいは上部消化管の造影検査などを行う．

腹膜刺激所見の臨床評価について**表2**にまとめた．

表2 腹膜刺激所見 (localized signs of peritoneal irritation) の検査特性

findings	sensitivity (%)	specificity (%)	positive LR	negative LR
筋性防御 (muscle guarding)	13〜69	56〜97	2.6	0.6
筋硬直 (muscle rigidity)	6〜31	96〜100	5.1	NS
反跳痛 (rebound tenderness)	40〜95	20〜89	2.1	0.5
咳試験 (cough test) [3]*	77〜82	50〜79	2.4	0.3

*heel-drop jarring test (abdominal pain on walking, jumping or sneezing is probably an equivalent sign)[1]

(文献5より改変)

教訓

- 胸部症状が前景に出て腹部所見に乏しい場合でも，上部消化管の急性病変を念頭に入れる
- 腹部単純X線写真または，胸部X線写真でフリーエアーのみられない消化管穿孔があることを認識する
- 局所的な腹膜炎の有無を確認するため腹膜刺激症状の検出を試みる
- 疑いをもてば腹部CT検査を行う
- 初期に解釈困難な異常所見が認められた場合には，観察入院とする

文献・書籍（さらに知識を深めたい方へ）

1) Acute epigastric pain. DeGowin's Diagnostic Examination (LeBlond, R. F. et al. eds), McGraw-Hill, New York, pp566-567, 2004
2) Perforation of a gastric or duodenal ulcer. Cope's Early Diagnosis of the Acute Abdomen (21th). Oxford University Press, Oxford, pp106-120, 2005
3) Chun, A. A. & McGee, S. R. : Bedside diagnosis of coronary artery disease : A systematic review. Am. J. Med., 117 : 334-343, 2004
4) Bennett, H. D. et al. : Use of coughing test to diagnose peritonitis. BMJ, 308 : 1336, 1994
5) Abdominal pain and tenderness, Evidence-based physical diagnosis (McGee, S. ed.). Saunders, philadelphia, pp615-632, 2001

〈森田　大〉

第4章　消化器

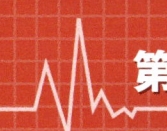

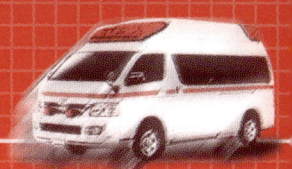

case 31　「膿胸の患者です」「はい．わかりました」

対応医：年間患者総数40,000人，救急車搬入7,000台に対応するER型救命救急センター救急専従医

事例紹介

1 搬入から初期対応までの経過と画像診断

【症例】65歳，男性
【主訴】左側腹痛
【既往歴】糖尿病，アルコール性肝硬変
【現病歴】突然の気分不良，嘔吐，左側腹部痛，左肩の痛みを主訴に近医を受診．画像所見上，胸膜炎および膿胸を疑い抗菌薬で治療中であった．3日後，改善がないため救急車で転送となった．
【バイタルサイン】血圧：100/50 mmHg，脈拍：100回/分，呼吸回数：24回/分，体温：38.0℃，SpO_2：96％（10 L O_2マスク），意識清明
【身体所見】

眼瞼結膜	貧血なし/黄疸なし	心音	雑音なし
頸静脈	怒脹なし	腹部	平坦，軟，圧痛なし
呼吸音	左呼吸音減弱	四肢	浮腫なし

2 初期対応

持参してきた胸部CT（図1）胸部X線写真（図2）をみると明らかに左胸腔内に液体貯留がある（図1，2：→）．胸腔ドレナージ術を施行したところ，赤茶色の液体流出を見た．グラム染色では少数の白血球とグラム陰性桿菌を認めた．

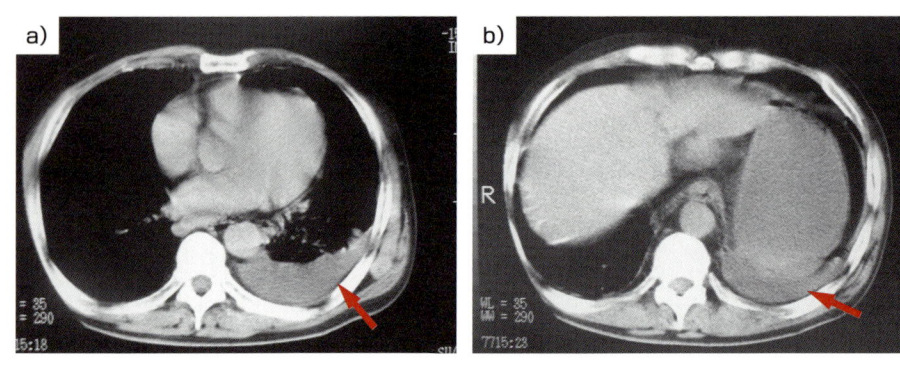

図1　胸部CT（発症時）

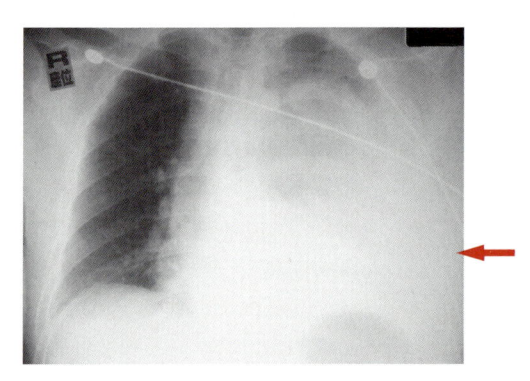

図2　胸部X線写真（発病2日目）

ここまでの対応医の思考

　胸部CT（図1）に比べると胸部X線写真（図2）ではずいぶん液体貯留が増えているようだな．よし膿胸であればドレナージをするのが一番だ．
　転送を承諾した呼吸器内科医と相談のうえ，ドレナージ留置をした．またアルコール肝硬変の既往歴があることより，クレブシェラ肺炎から続発した膿胸を念頭において，第三世代セフェム系薬を使用した．

3　危機を回避した経過

　一時的に症状が改善したものの（図3，→），翌日再び呼吸増悪を認めた．呼吸数も多く胸部X線写真上も悪化している（図4，⇨）．不安に思った救急医は，あることに思い当たりおそるおそる患者に尋ねた．
　「あのう．吐いた後に痛くなったのですか？」
　「ええ．お酒を飲んで，気分が悪くなって2回吐いた後で…」
　直ちに外科医にコンサルトすると，「何でこんな典型例がわからないんだ」とあきれられた．

「膿胸の患者です」
「はい．わかりました」
case 31

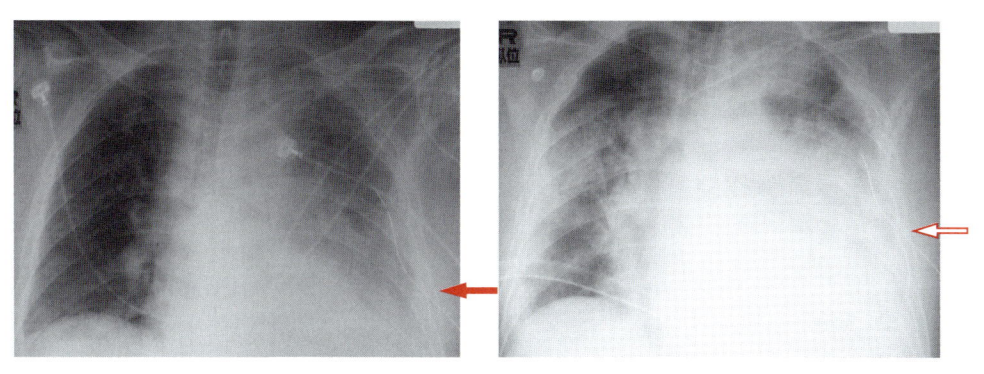

図3　胸部X線写真（発病3日目）　　　図4　胸部X線写真（発病4日目）

4 最終診断と対応

突発性食道破裂（Boerhaave's syndrome）．
ガストログラフィンで透視したが，造影剤の漏出はなかった．いったん，保存治療に傾きかけたが，患者さんの状態より手術が必要であると救急医は力説した．
緊急手術により食道破裂部の縫合閉鎖術が施行された．

〈最終診断〉
突発性食道破裂

解　説

A 誤診・失敗の原因：前医の言葉を鵜呑みにし，鑑別を怠った

● 前医の言うことをそのまま鵜呑みにしない
「膿胸の転送です」「はい．わかりました」
ここから間違いははじまった．

● もう一度病歴を取り直す
患者の言うことも鵜呑みにしてはいけないが，よく聴いていると実は診断名を教えてくれていることが圧倒的に多い．

B 本症例で必要な鑑別診断

本症例は稀ではあるが，放置すると致死的になる疾患である．

● 食道破裂を起こしうる原因疾患
① 腐食剤誤飲
② 錠剤による食道潰瘍
③ Barrett潰瘍

救急外来「まさか！」の症例53

④ AIDS患者に起こる感染性潰瘍
⑤ 食道狭窄に対する拡張処置を受けた後
● 食道破裂と間違えやすい疾患（：鑑別方法）
① 心筋梗塞：ECG（心電図）
② 急性膵炎：アミラーゼ，リパーゼ値，腹部造影CT
③ 膿胸：高熱，肺炎の臨床像
④ 心膜炎：先行する上気道炎
⑤ 自然気胸：CXR（胸部X線写真），胸部CT

C 本症例で診断確定に至ったポイント

● 食道破裂の臨床像
① アルコール依存症，常習飲酒家
② 胃十二指腸潰瘍の既往
③ 胸腹部痛
④ 嘔吐
⑤ 呼吸苦
⑥ ショック

　発病早期においては身体所見はあてにならない．頻度は少ないが，皮下気腫の存在は重要である．胸部X線写真上も皮下気腫，縦隔気腫がないか気をつけてみる必要がある．**エンハンスCTは必須**であり，食道壁の浮腫・肥厚，食道壁外のエアー・液体貯留・エアーバブル，縦隔拡大，胸腔内・後腹膜・腹膜内の液体貯留・エアーに気をつける．

D もしも見落としたら？〜見落とさないために

　確定診断はガストログラフィンを用いた食道透視であるが，必ずしも造影剤の漏出像がでるとは限らない．この場合，バリウムを用いるべきであるという意見がある．食道内視鏡は破裂部を広げ，縦隔への汚染を拡大するためお薦めしない．

教訓
● 前医の言うことを鵜呑みにしない
● 患者の言ったことをよく咀嚼する

＜有吉孝一＞

第4章　消化器

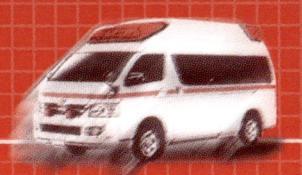

case 32　え!?　くり返す腹痛の原因が上腸間膜動脈解離とは…

対応医：700床の総合病院救急部に勤める救急専従医

事例紹介

1 症例と現病歴

【症例】41歳，男性

【主訴】間欠的な臍周囲の鈍痛

【既往歴】3年前に胃潰瘍を指摘されている．手術歴なし，高血圧なし，喫煙歴：以前は日に15本吸っていたが，2年前にやめた．

【現病歴】3月20日に腹部全体の間欠的な鈍痛が出現したため，その夜に当院救急部を受診した．腹部単純CTを行ったが異常がなく，急性胃炎の診断で胃薬を処方された．

　その後も症状が続いたため同23日に本院消化器内科を受診した．腹部単純X線写真でニボー像などは認めず，血液検査も異常がなかったため，既往歴から胃潰瘍の再発の可能性が高いと判断された．その日は胃内視鏡と腹部超音波検査の予約だけをして帰宅した．同25日に胃内視鏡，腹部超音波検査を行ったが特に異常は認められなかったので，次に腹部造影CT（同29日）を予約した．その間も間欠的な腹痛は時折あったが自制内であった．

　27日昼に腹痛が増強し背部への放散痛も出てきたため，同日夜になって救急外来を受診した．

【バイタルサイン】血圧：128/60 mmHg，体温：36.5℃，脈拍：63回/分，SpO_2：97%（room air）

【身体所見】嘔気，嘔吐なし．吐下血なし．

腹部：臍周囲に鈍痛があり，それが左背部へ放散している．触診では軽度の圧痛があるものの平坦・軟で，反跳痛なし，筋性防御なし，腹部聴診で腸雑音は微弱，血管雑音は認めなかった．

血液検査：CRPが1.8 mg/dLとやや高値であったが，その他は正常範囲内であった．

動脈血ガス分析：異常なし

尿所見：異常なし

腹部超音波検査所見：腸蠕動良好，腹水なし

> ### ここまでの対応医の思考
>
> 　間欠的な腹痛が1週間も続いてはいるものの，消化器内科に受診しておりそこで検査も進められている．来院時にはバイタルサイン，腹部身体所見に異状は認められず重症感はない．血液検査でも特に異常がみられないので緊急性はないだろう．何か胃薬を処方して様子をみてもらってもいいが，すでにプロトンポンプ阻害薬，防御因子増強薬の内服を続けており，本人や家族は，「内科から胃薬を出されているが，その薬を飲んでも一向に効果がない」と不満を漏らしていた．このまま投薬だけで帰すのはよくないだろう．

2 危機を回避した経過とその後の対応

　夜間ではあったが少しでもできる検査を進めるべきであると考え，2日後に予定されていた腹部造影CTを前倒しで行うこととした．最初，当直していた救急医だけで読影し異常所見はなさそうだと考えた．しかしたまたま遅くまで居残りしていた放射線科医に診てもらったところ，上腸間膜動脈の解離と診断された（図1）．すぐに循環器内科（当院では循環器内科が各動脈解離を担当）にコンサルトし，安静と血圧のコントロールを目的として緊急入院となった．

　入院後，経過は良好で数日で腹痛などの症状は消失した．その後解離の進行もなく，偽腔の血栓も変化がみられなかったため，第14病日に退院した．

　退院後，症状は出現せず経過は良好であった．3カ月後の腹部造影CTでは解離腔が完全に退縮していた（図2）．

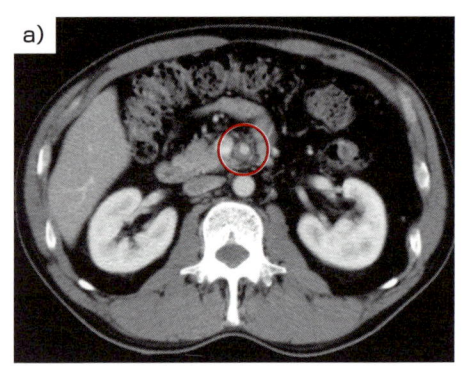

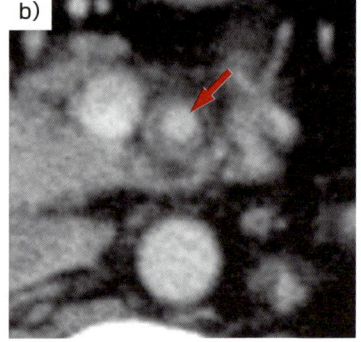

図1　腹部造影CT（3月27日　発症から7日目）
bはaを拡大したもの．
上腸間膜動脈に解離を認めた（○，➡）．偽腔は血栓を形成し造影されていない

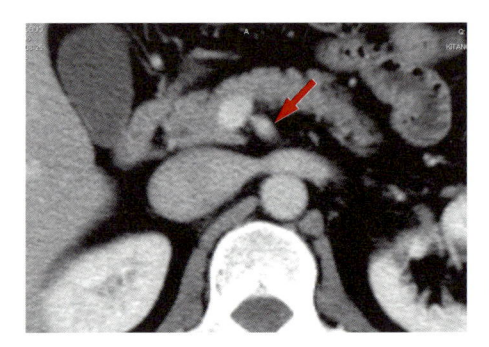

図2　腹部造影CT（7月3日：約3カ月後）
血栓は消失している（➡）

〈最終診断〉
上腸間膜動脈解離

解　説

A 誤診・失敗の原因：稀な疾患＋症例の特異性・重症感のなさ

● **稀な疾患，症状も非特異的**

　孤立性上腸間膜動脈解離とは，「大動脈の解離を伴わない上腸間膜動脈に限局した動脈解離」と定義されている．本邦での文献的報告は1985年から2005年までで32例と稀な疾患である[1]．動脈が閉塞をきたし腸管虚血に陥れば，激しい腹痛やショックを呈することで本症が判明することもある．しかし動脈の血流がわずかでも維持されている場合は，腹部の鈍痛，下痢，腹満感，背部痛などの非特異的な症状しかなく，血液検査も異常を認めないため，臨床症状だけで本症を疑うことは困難である．

● **重症感がなく検査が遅れた**

　最初に受診した夜間の救急外来では，症状は臍周囲の鈍痛だけで血液検査などでは異常は認めなかったことから，胃炎として対応する以外にはなかったであろう．しかしその後の消化器内科での外来ではもう少し検査の進め方に慎重であってもよかった．5日後に胃内視鏡を受けているが，この検査は怒責を伴うこともあり解離の進行や破裂の危険性もあった．

B 本症の特徴

　孤立性上腸間膜動脈解離の成因としては**外傷**，**粥状硬化症**，**線維筋性異形成**，**中膜変性**などが報告されているが詳細は不明である．性別は**男性**に，年齢は**40～60歳**に圧倒的に多い．
　症状は腸管血流低下による腹痛が多い．特に食事をして腸管内容物が増加すると，相対的に腸管血流が低下するため，**食後に増強する腹痛**が**特徴的**である．
　治療方法は解離の進行を予防するために**血圧のコントロール**が主となる．重症に対してはこれまで抗凝固療法などの保存的治療が50％，開腹手術例42％，経カテーテル的治療3％との報告もある．しかし最近では保存的治療で自然軽快した例も多く報告され，腸管壊死などの症状がなければまず保存的治療を選択する[2]．
　本症は前述のとおり稀な疾患とされていたが，木村らは原因不明の腹痛を訴える救急患者に腹部CTを行ったところ**0.7％**に認めたと報告しており[3]，過去の報告よりも高率である．原因不明の腹痛を訴える患者のなかに本症が見過ごされたケースが少なからずあったかもしれない．

C 本症例で診断確定に至ったポイント

　内科外来で検査を進めているからといって，時間外の救急外来では対症療法だけでいいというわけではない．時間外でも限られた条件のなかでできるだけの検査を行うべきである．今回は予定検査で唯一残されていた腹部造影CTを時間外にもかかわらず行ったことで確定診断に至った．また当直医は本症を全く考えていなかったため見過ごしかけたが，自分だけではわからないと判断し，放射線科医を見つけて読影してもらっている．診断に不安があれば，さまざまな科の医師に相談する努力を惜しまない姿勢が大切である．

D もし見落としていたら？

　保存的治療を行うことで，偽腔が血栓化したり解離腔が消失し，良好な予後が得られる症例も多い[4]．しかし腸管虚血の合併率は11.5％であり[4]，破裂による出血性ショックや腸管壊死などを引き起こす可能性も高い．

　最近の画像診断の進歩により本症の報告例は増加傾向にあり，今後は「稀な疾患だから見落としてもやむをえない」とは言えなくなるであろう．原因不明の腹痛が漫然と続く症例では，本症も念頭に置いてできるだけ早い段階で的確な診断を下し，治療を開始しなければならない．

教訓

- これまで原因不明の腹痛とされていたなかに上腸間膜動脈解離が見落とされていた可能性がある
- 腸管壊死に至らない軽度の場合，症状は非特異的であり血液検査も異常を示さないため，診断に苦慮することが多い
- 原因不明の腹痛をみたら，本症を念頭において腹部造影CTを早期に行うべきである

文献・書籍（さらに知識を深めたい方へ）

1) 渡邉泰治 他：上腸間膜動脈解離の1例．日本臨床外科学会雑誌，66：2582-2586，2005
2) 芳野　充 他：孤立性上腸間膜動脈解離の1例．日本救急医学会関東地方会雑誌，27：54-55，2006
3) 木村まり子 他：上腸間膜動脈解離の臨床的検討．日本消化器病学会雑誌，99：145-151，2002
4) 水島恒和 他：小腸虚血を合併した孤立性上腸間膜動脈解離の1例．日本消化器外科学会雑誌，38：231-236，2005

＜木内俊一郎，箱田　滋，新谷　裕＞

第4章　消化器

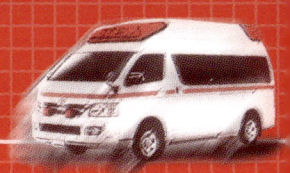

case 33　CPAから蘇生後脳症となりDNARへ… 意識レベルアップ!? 原因は絞扼性イレウスだった！

対応医：当直医，救急医

事例紹介

1 搬入から初期対応までの経過

【症例】70歳，男性

【既往歴】精神科専門病院に統合失調症にて，50年以上入院中であった．精神疾患の方は，慢性期で特に問題ない状態であった．

2月26日朝から腹痛，下痢，嘔吐，発熱があり，絶食にて点滴加療されながら様子を観察されていた．夕方より，腹痛憎悪，ショック状態となったために当院に救急搬送されることとなった．

搬送直前にVF（ventricular fibrillation：心室細動）となり除細動，心肺蘇生術をされながらの搬送となった．精神科専門病院にて，気管挿管，点滴ルート確保はすでに施行され，当院到着までの移動中に除細動は2回施行された．

2 初期対応

当院来院時にも心肺停止状態（cardiopulmonary arrest：CPA）が続いていたため，救急外来にても心肺蘇生術が継続された．救急外来にても，VFとPEA（pulseless electrical activity，無脈性電気活動）をくり返したため除細動2回，リドカイン（リドカイン静注用2％シリンジ®100mg/5mL）1A2回，アドレナリン（エピネフリン注0.1％シリンジ®1mg/1mL）1A2回投与した．来院15分後に心拍が再開する．その時点では意識レベルJCS 300，対光反射なし，血圧80台，脈拍は110前後であった．

心肺停止の原因検索として，頭部CT，胸部CT，心電図，採血，心臓超音波検査，胸部X線写真，腹部X線写真を行った．その結果は，頭部CTにて明らかな出血なし，胸部CTにて一部肺炎像が認められるだけであった．胸腹X線写真にては，腸管麻痺像，フリーエアーなど異常は認められなかった．心電図，心臓超音波検査にて虚血性心疾患を疑わすものは，認められなかった．血液検査は表1に示すごとくであった．

表1 血液検査経過

	来院時	12時間後	24時間後
生化学			
GOT（IU/L）	24	439	747
GPT（IU/L）	31	397	420
ALP（IU/L）	236	154	129
LDH（IU/L）	170	951	1,225
T-bil（mg/dL）	0.57	0.36	0.43
TP（g/dL）	4.9	3.3	3.3
CPK（IU/L）	183	13,065	16,100
BUN（mg/dL）	24.3	18.4	23.4
Cre（mg/dL）	2.31	1.12	1.11
Na（mEq/L）	132	133	135
K（mEq/L）	4.5	4.8	5.5
Cl（mEq/L）	94	105	106
GLU（mg/dL）	286	138	77
CK-MB（U/L）	25		
NH_3（μg/dL）	43		
トロポニンT（ng/mL）	0.24		
CRP（mg/dL）	0.9	4.5	10.4
血算			
WBC（/μL）	19,800	7,400	6,800
RBC（万/μL）	325	224万	195万
Hb（g/dL）	9.9	6.9	6.1
Ht（%）	30.7	20.9	18.4
PLT（万/μL）	19.6	11.1	7.9
血液ガス			
pH	7.109	7.442	7.494
pCO_2（mmHg）	42	27.5	28.8
pO_2（mmHg）	345	372.7	81.4
HCO_3^-（mEq/L）	12.7	18.3	21.9
BE（mEq/L）	−15.7	−5.2	−0.9
FiO_2（%）	1	1	1

ここまでの対応医の思考

　心肺停止の原因として，嘔吐物による一次的な窒息とそれに伴う低酸素血症，アシドーシスによる心肺停止が強く疑われるとの判断と，心肺停止後の社会復帰率などの一般論を家族に経過説明したところ，家族から基礎疾患の経過も長く，身よりもほとんどいないので，再び心肺停止した場合は心肺蘇生術を望まない（DNAR：do not attempt resuscitation）ことと，本人，家族の負担につながるような積極的な治療は望まないと告げられたため，これ以外の原因検索を行うことなく集中治療室にての経過観察となった．

case 33 CPAから蘇生後脳症となりDNARへ… 意識レベルアップ!?
原因は絞扼性イレウスだった!

3 危機を回避した経過

翌朝，循環動態は不安定で昇圧薬にて血圧80台を維持する状況であったが，自発呼吸が出現しはじめた．午後になり徐々に意識レベルもアップしはじめ，夕方には気管挿管された状態ではあったが，意思の疎通をはかることが可能となった．同時に，腹痛，腹部膨満感を強く訴えるようになった．また血液検査（表1）にて，CPK，CRPなどのの上昇を認めたため家族の了承をとり腹部造影CT（図）を施行したところ，腹水貯留，広範囲の腸管血流障害，腸管麻痺が認められた．

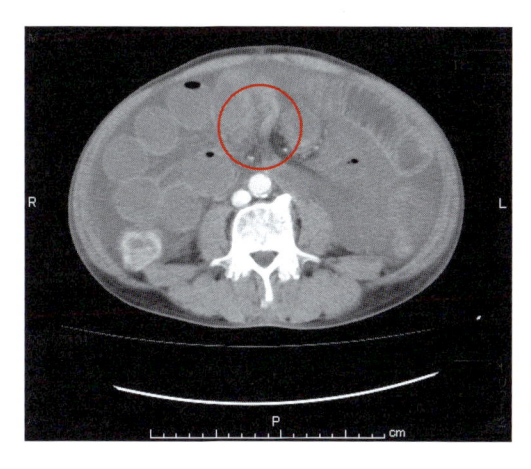

図　腹部CT
絞扼性イレウス，交差しているポイントを示す（○）．小腸が巨大なループを形成しているのが認められる

〈最終診断〉
絞扼性イレウス

解　説

A 誤診・失敗の原因：社会復帰の可能性が低いことによる消極的対応

① 心肺停止患者の一時蘇生後，積極的に原因検索するのは当然のことであるが，心停止後の一次蘇生患者の社会復帰への可能性の低い現実を考慮して，せっかく一次蘇生しても蘇生直後の意識レベル，循環動態，年齢，基礎疾患を評価し，早々に治療に対して消極的な対応をしてしまいがちになる．

② 直前の症状に嘔吐があったため，安易に吐物による窒息を原因とした心肺停止と判断してしまった

B 本症例で必要な鑑別診断

難治性のVFや，心静止，PEA（無脈性電気活動）をみたら，鑑別診断として表2に示すものを考慮する．しかし実際には，表2に示したごとく心肺停止後の血液検査や状況か

表2 難治性VF，PEA，Asystoleの原因検索

原因	診断困難な理由，注意点
低体温	そもそも死体と間違えやすい
高カリウム血症	心肺停止の原因なのか結果なのか不明のときがある
アシドーシス	心肺停止の原因なのか結果なのか不明のときがあり，またアシドーシスの原因疾患の考慮も必要
出血	大量の消化管出血など，外出血がわかりにくいときがある
薬物中毒	労災事故や犯罪にかかわるものは心停止直後に疑うことすら難しい
肺塞栓	蘇生中や一次蘇生後の検査で評価するのはほぼ不可能
低酸素血症	窒息，低換気などは蘇生中に改善可能
心筋梗塞	一次蘇生直後の心電図や血液検査はほぼ全例虚血性の変化がでる
心タンポナーデ	強く意識して疑わないと気がつかないまま過ぎていく
緊張性気胸	自発呼吸停止後は視診，聴診でわかりにくい

ら簡単に診断できるものではない．カルテや家族もしくは周囲の人から，丹念に心停止前の愁訴，状況，既往歴などを聴取し診断を組み立てていくことが大切である．

C 本症例の落とし穴，確定診断に至ったポイント

患者の意識レベルの回復とともに，徐々にもともとの愁訴をはっきり訴えるようになったことが積極的治療再開の転機となり，CT検査などの原因検索へとつながった．意識レベルが回復しなければ，窒息，蘇生後脳症と診断されるところであった．

D もし見落としたら

腸間壊死，腹膜炎が進行し，多臓器不全へと移行していたと思われる．

教訓
- 心肺停止の原因が絞扼性イレウスとそれに伴うアシドーシスの場合がある．来院時に心停止前の状況が聴取困難な場合は特に注意する
- 心肺停止 → 蘇生後脳症 → DNARと安易に判断せず，心肺停止に至る原因検索は必ず行う必要がある

＜松原峰生＞

第4章　消化器

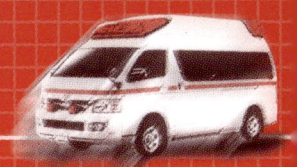

case 34　左下腹部痛で来院，左の尿路結石疑いで精査，一般的な虫垂炎であった

対応医：救急外来ローテーションの研修医，救急医

事例紹介

1　搬入から初期対応までの経過

【35歳，男性】

　朝7時頃，臍部左側にキリキリするような痛みを自覚し，目が覚める．入浴し朝食を食べた後，腹痛が増強したため近くの診療所を受診する．診療所にて，鎮痛剤（詳細不明）を筋注されるも症状が改善しないため，当院救急外来に救急車にて搬送された．

2　初期対応

【来院時】血圧：91/58 mmHg，脈拍：57回/分，SpO$_2$：98％，体温：36.3℃，腹部は平坦でやや硬く，腸雑音は減弱していた．臍部左部から左側部，左下腹部にかけて痛みを訴え，圧痛もあったが，反跳痛，筋性防御ははっきりしなかった．尿路結石を疑い採血，尿検査（表1），X線写真検査，腹部超音波検査を行った．

表1　血液検査（来院時）

血算		生化学		尿定性	
WBC	14,100/μL	ALP	326 IU/L	比重	1.084
RBC	530万/μL	LDH	189 IU/L	pH	8.1
Hb	17.1 g/dL	T-bil	0.55 mg/dL	白血球	(−)
Ht	49.5％	TP	7.9 g/dL	亜硝酸塩	(−)
PLT	30.1万/μL	CPK	101 IU/L	蛋白定性	(±)
生化学		BUN	8.1 mg/dL	尿糖定性	(−)
PT	95％	Cre	1.02 mg/dL	ケトン体	(−)
APTT	26.2秒	Na	145 mEq/L	ウロビリノーゲン	(±)
Fib	373 IU/L	K	4.9 mEq/L	ビリルビン	(−)
GOT	17 IU/L	Cl	108 mEq/L	尿潜血	(−)
GPT	10 IU/L	GLU	102 mg/dL		

> **ここまでの対応医の思考**
>
> 突然の腹痛，左側腹部から下腹部にかけての痛みということから，尿路結石を疑い診断を進めることにしよう．

3 危機を回避した経過

　血液検査にて炎症反応著明で，X線写真，腹部超音波検査，尿検査にて尿路結石と診断するに至らなかったため，造影で腹部CTを施行した．その結果（図1），明らかに通常の右側の虫垂の軽度腫大，壁肥厚，内腔の液体貯留が認められ，その他の腸管は異常なく急性虫垂炎と診断された．診断後，手術適応となったが，手術直前になっても患者自身は左の痛みを訴えていた．手術後，数日の入院を経て軽快，退院した．

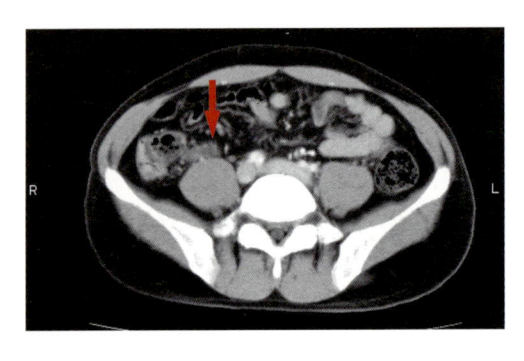

図1　腹部造影CT
虫垂の腫大（10mm）を認める（→）．壁肥厚や糞石，周囲への炎症の波及はない

〈最終診断〉
通常の右の虫垂炎

解　説

A 誤診・失敗の原因：痛みを訴える側の疾患との思い込み

① 患者の愁訴が左ばかりであり，当然ながら左側腹部，左下腹部の疾患，例えば左の尿路感染，尿路結石，下行結腸，S状結腸の憩室炎，穿孔，閉塞，虚血，捻転などのみを考えたが，実際には反対側にある虫垂炎が原因であった
② 腹痛症例を診る場合，「痛み」と「損傷や炎症の局在」が必ずしも一致しないことを考慮しなければならない

B 本症例で必要な鑑別診断

　腹痛には，発生機序の異なる3つの痛み，すなわち内臓痛，体性痛，関連痛がある．
内臓痛は管腔臓器の平滑筋や実質臓器の皮膜の収縮，攣縮，牽引，腫張によって生じる

左下腹部痛で来院，左の尿路結石疑いで精査，一般的な虫垂炎であった

case 34

痛みで，痛みの程度に強弱があり，その局在がはっきりしない．

体性痛は，壁側腹膜，腸間膜，横隔膜などへの炎症による物理的，化学的刺激によって生じる痛みで，限局する持続痛である．

関連痛は，内臓痛が起こった際にその内臓に特異的な遠隔部位の皮膚に起こる痛みのことである．内臓痛を伝える痛刺激が内臓求心性繊維をとおして脊髄後角に入る際に，同じ部位に入る体性求心性繊維に影響を与え体壁の疼痛を感じさせるといわれている．内臓痛は限局した鋭い痛みで，皮膚知覚過敏帯をつくったり腹壁緊張を伴ったりする．

また関連痛のうち腹壁以外に感じられるものを放散痛という．**腹痛症例を診断する際，体性痛のみでなく，内臓痛，関連痛も考慮に入れることが大切である．**

C 本症例の落とし穴，確定診断に至ったポイント

今回，腹部造影CTを16列マルチスライスCTにて撮影し，1 mmのthine sliceにして放射線科医師に読影してもらったところ，虫垂炎と診断された．その後腹部超音波検査にても虫垂炎と確認された．最近のマルチスライスCTの解像度はすばらしく，また画像処理も縦，横，斜めと自由に細かくスライス画像を構成することができたり3次元構成したりとその診断能力に驚かされるばかりである．

今回の症例においては虫垂炎とその炎症の波及による右下腹部の体性痛が出現する前に診断し，加療できたとも考えられる．

D もし見落としたら

見落としにより，腹膜炎の進行，場合によっては回盲部切除となることもある．しかし今回は，マルチスライスCTにて早期に診断可能であったとも言える．

第4章 消化器

教訓
- 腹痛は，体性痛のみではない
- 画像診断の機器は日々進歩しており，炎症が進行して体性痛が出る前に早期に診断が可能となっている．このことはテクノロジーの進歩が診断学の方法を変えていくことを意味していると言える

<松原峰生>

第4章　消化器

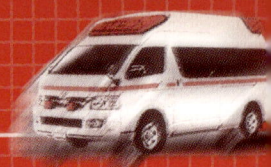

case 35　軽症にみえる薬物の大量服用例！でも侮ってはいけない！経過観察だ！

対応医：24時間全例応需の救命救急センターに勤める救急専従レジデント

事例紹介

1　搬入から初期対応までの経過

【症例】30歳，男性
【主訴】気分不良
【既往歴】14歳時に肺結核．27歳時からうつ病．
【現病歴】自殺目的でバファリンA錠®を270錠服用した．ぐったりしているところを発見されて服薬から4時間後に救急車で来院．「錠剤を服用後，牛乳を飲んだが気分が悪くて吐いた」と患者は言う．
【バイタルサイン】意識：GCSでE3V5M6，血圧：142/89 mmHg，脈拍：98回/分で整，体温：36.8℃，呼吸数：20回/分，SpO_2：98％（room air）
【身体所見】

瞳孔	4.0mm/4.0mm，正円同大	心音	雑音なし
対光反射	左右迅速	腹部	平坦・軟・圧痛なし
眼瞼結膜	貧血なし	腸雑音	聴取可
眼球結膜	黄疸なし	四肢	浮腫なし
呼吸音	清	皮膚	著名な発汗あり

【血液検査】

動脈血ガス分析：room air		血算		S-FDP	5 μg/mL>	Na	139mEq/L
pH	7.424	WBC	11,800/μL	AST	21IU/L	K	4.4mEq/L
pO_2	95.9mmHg	RBC	496万/μL	ALT	28IU/L	Cl	102mEq/L
pCO_2	29.5mmHg	Hb	15.4g/dL	LDH	179IU/L	GLU	115mg/dL
BE	−3.6mmol/L	Ht	44.9％	T-bil	0.2mg/dL	CRP	0.23mg/dL
HCO_3^-	19.0mmol/L	PLT	29万/μL	CPK	66IU/L		
SaO_2	98.1％	生化学		BUN	15mg/dL		
CO-Hb	3.6％	APTT	27.7秒	Cre	0.83mg/dL		
Met-Hb	0.5％	PT活性	92％	TP	8.4g/dL		
Lac	16.0mg/dL	Fib	333mg/dL	Alb	5.1g/dL		

2 初期対応

末梢静脈ラインを確保し，酢酸加リンゲル液の点滴を開始した．服薬後4時間以上が経過していたが，念のために経鼻胃管を挿入して10Lの生理食塩水で胃洗浄を行った．胃洗浄により白色の錠剤様の残渣を回収した．胃洗浄後，下剤，活性炭を胃管から投与した．また尿のアルカリ化のために7％メイロン®40mLを静脈内投与した．

ここまでの対応医の思考

バファリンA錠®のサリチル酸含有量は330 mg/錠であり，服薬総量は330 mg/錠×270錠＝89.1 g（1,310 mg/kg）と推定された．これはサリチル酸の致死量（200〜500 mg/kg）をはるかに超える量であるが，嘔吐によりかなりの量が排出されたと考えられた．症状も気分不良，発汗以外にサリチル酸の急性中毒症状を認めず重篤感に乏しい．しかし少なくとも血中のサリチル酸濃度だけは測定しておくべきであると考えた（外注であったため濃度判明まで4日を要した）．経過観察入院とするのが妥当であると判断した．

3 臨床経過

入院翌日，気分不良は消失したが，ごく軽度の耳鳴りを訴える．第3病日より食事を開始したが食欲は良好であった．サリチル酸の急性中毒の症状は完全に消失したかのように見えた．本人も退院を要求したが，第3病日にクレアチニンが軽度上昇し，第4病日にはALT/ASTも軽度上昇した（図1）ため入院継続を指示した．4病日に判明した血中サリチル酸濃度は服用後5時間で886 μg/mLと高値を示していた．この濃度はDone nomogram上では中等症に入り，その後の治療に反応して36時間以内にすみやかに無症状域にまで低下している（図2，●は測定値）．第6病日に患者は無断退院したが翌日，家族に付き添われて帰院した．

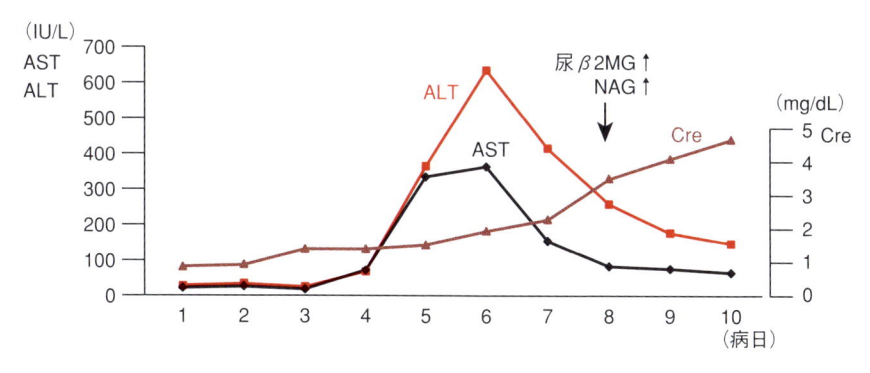

図1　AST/ALT，クレアチニンの変化
クレアチニンは第3病日に1.32 mg/dL，AST/ALTは第4病日に71/65 IU/Lと軽度上昇し以後，病日を追うごとに上昇し続けた

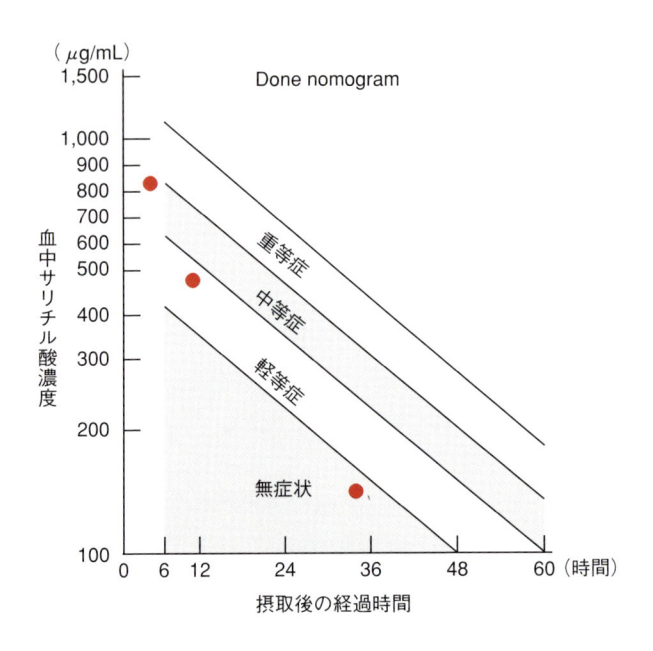

図2　血中サリチル酸濃度の推移
（●は本症例での測定値）
血中サリチル酸濃度は治療により886 μg/mLより順調に低下した

4　危機を回避した経過

　ALT/ASTは第6病日をピークに上昇その後，徐々に低下した．一方，クレアチニンは上昇し続けた．尿量は輸液により1日あたり2,000 mL得られており，非乏尿性腎不全に陥っていると診断された．尿中βMGやNAGの増加も認めたため，急性尿細管壊死によるものと推察された．第11病日それまで清明だった意識が全く突然にレベル低下した．動脈血ガス分析からanion gapが正常の代謝性アシドーシスで尿細管アシドーシスと診断され，同時に非心原性肺水腫を併発し，呼吸不全状態にあることが判明した（図3）．また肝機能は代謝・排泄能，解毒能は正常であったが，PT活性39％，HPT 21％と著明な合成能の低下を認め，重症肝不全に陥っていた（図4）．直ちに重炭酸ナトリウム投与，人工呼吸，

急性呼吸不全（肺水腫）

動脈血ガス分析（FiO₂ 1.0）	
pH	7.263 ↓
pCO₂	33.9 mmHg
pO₂	243 mmHg
HCO₃⁻	14.8 mmol/L ↓
BE	−10.9 mmol/L ↓

anion gap正常の代謝性アシドーシス

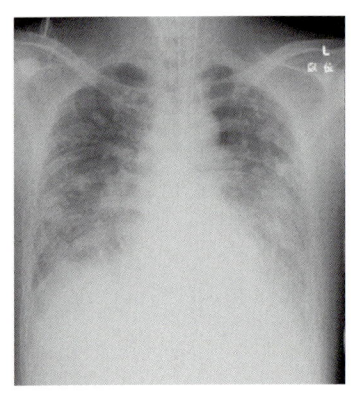

図3　第11病日の胸部単純X線写真と動脈血ガス分析
anion gapは8.5 mEq/Lで正常であった（anion gap ＝ [Na⁺] − [Cl⁻] − [HCO₃⁻]）（正常値12.4±4 mEq/L）．アシドーシスは尿細管性アシドーシスによるものと考えられた．胸部単純X線写真では肺水腫が認められた

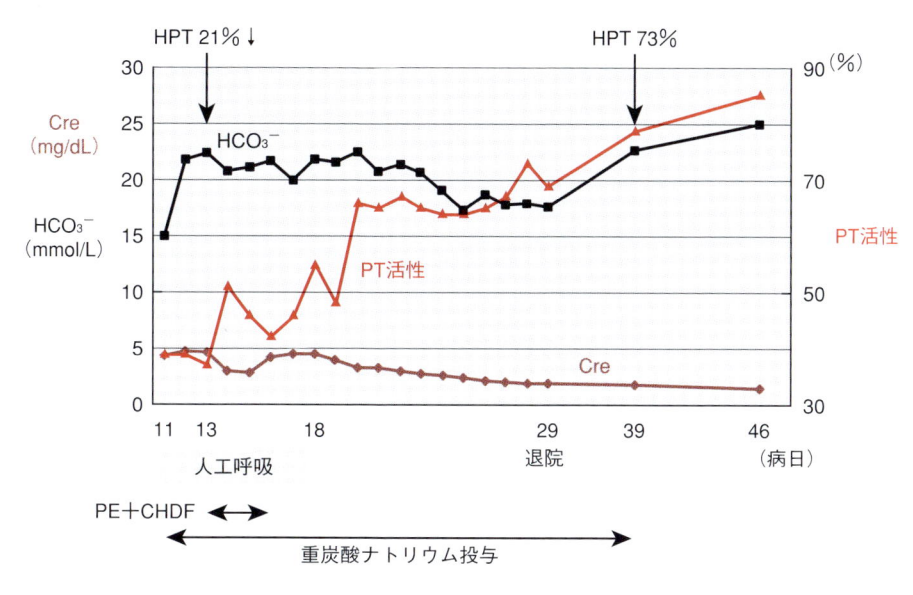

軽症にみえる薬物の大量服用例！
でも侮ってはいけない！経過観察だ！

case 35

図4　肝不全・腎不全の経過
肺水腫に対して持続的血液濾過透析（CHDF）を3日間施行し，重症肝不全に対しては血漿交換（PE）を1回施行した．その後，肝合成能は徐々に回復した．尿細管性アシドーシスに対する重炭酸ナトリウム投与は39病日まで必要であったが，クレアチニン値が正常化したのは服用3カ月後であった

持続的血液濾過透析（continuous hemodiafiltration：CHDF），血漿交換（plasma exchange：PE）による集中治療が開始された．治療の結果徐々に酸素化は改善し，PT活性も徐々に改善した．患者は第29病日に退院できた．

5　最終診断と対応

遅発性に多臓器不全に陥ったアスピリン中毒と診断された．注意深い経過観察と迅速な集中治療が救命に繋がった．

〈最終診断〉
アスピリン大量服用，重症肝不全（多臓器不全）

解説

A　油断・誤診の原因：血中サリチル酸濃度が下がったことによる油断

アスピリン中毒症状は，一般に血中濃度に依存し，過呼吸，呼吸性アルカローシス，肺水腫，出血傾向，発汗，急性腎不全などの多彩な急性中毒症状を示す（図5）．致死的な症例では来院後比較的早期に腎不全，肝不全，呼吸不全，心不全などの多臓器不全に陥る．

救急外来「まさか！」の症例53　181

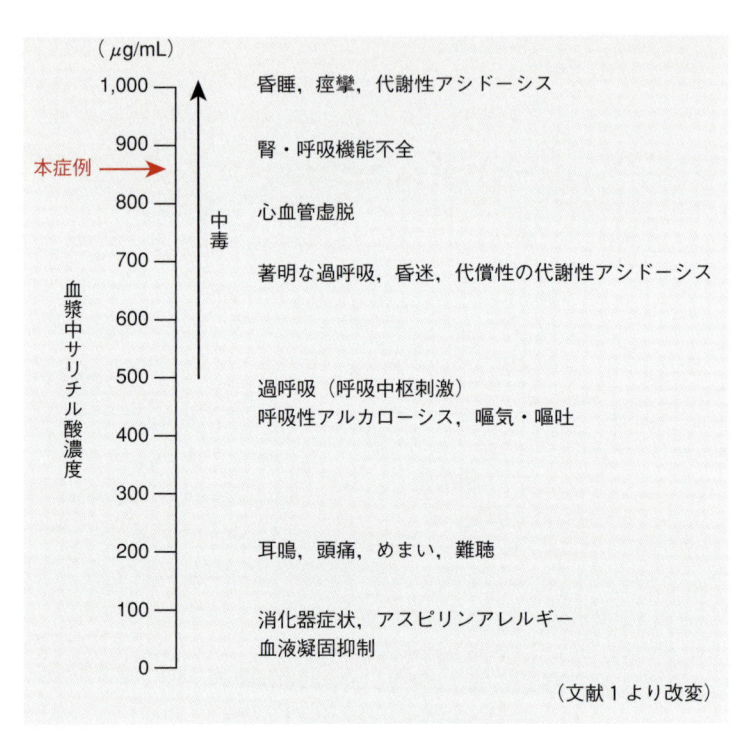

図5　サリチル酸濃度と中毒症状

（文献1より改変）

一方，本症例のような72時間以降に発症するアスピリン中毒の遅発性臓器障害の頻度は低い．したがって血中サリチル酸が低下したことに油断していると本症例のように重篤化することがある．**血中サリチル酸濃度のモニタリングは重要ではあるが，初期の血中濃度は重篤化の指標にはならない．**来院時の血中濃度だけで予後を判定することは危険である．

したがって初期の中毒症状が重篤でなくても大量服用例ではより早期に治療を開始することのみならず，画像診断，動脈血ガス分析，血液生化学検査などの間接所見を経時的かつ総合的に評価しながら治療戦略を構築してゆくことが肝要である．

B　鑑別診断

尿細管アシドーシスや急性肝不全をきたす薬物の鑑別が中心となる．来院時判明した薬物のみならず，他の薬物を服用した可能性に対する注意も怠ってはいけない．

【尿細管アシドーシスをきたす薬物】
・アセタゾラミド
・アムホテリシンB
・リチウム
・抗菌薬（メチシリン，ゲンタマイシンなど）
・消炎鎮痛薬
・重金属（鉛，水銀，カドミウム）
・トルエン

【急性肝不全をきたす薬物】
- 消炎鎮痛剤（アセトアミノフェンなど）
- 抗菌薬（テトラサイクリン，リファンピシンなど）
- 抗癌剤（メトトレキサートなど）
- 循環器病薬（アミオダロンなど）
- 中枢神経薬（メチルドパ，クロルプロマジンなど）
- 生薬（やせ薬，サプリメントなど）

C 本症例の確定診断に至ったポイント

本患者のような大量服用例では遅発性に臓器不全をきたすおそれがあることを銘記すべきである．厳重な経過観察とさまざまな間接所見のみが確定診断に至るポイントである．一見，軽症にみえる中毒患者が思わぬ大量服薬をしていることがあるので，患者もしくは家人からの病歴聴取を決して軽視してはいけない．

D もし見落としていたら

本症例は遅発性薬物中毒の典型例である．患者が早期に転院していれば，転院先二次医療機関で重篤な状態に陥り生命危機にさらされていたであろう．経過観察は重篤な多臓器不全を見逃さないためには必須であるが，軽微な検査値異常を見逃さない観察眼を持つことも重要である．

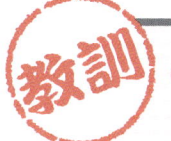

教訓
- 一見，軽症にみえる薬物中毒でも稀に遅延性臓器障害を起こすことがあることを銘記する
- 軽症薬物中毒患者は最低でも一晩の経過観察をすべし．特に軽症自殺企図患者を侮ってはいけない．思わぬ大量服薬をしていることがある
- 中毒患者は早期に治療を開始することが重要である

文献・書籍（さらに知識を深めたい方へ）
1) 急性中毒情報ファイルシート No. 12，中毒研究，5（1），1992
2) Alan, K. D.：Salicylate Intoxication：Significance of measurement of salicylate in blood in cases of acute ingestion. Pediatrics, 26：800-807, 1960
3) 山吉 滋：重症アスピリン中毒の3例．中毒研究，3：73-76, 1990

＜西野正人＞

第5章　外傷（頭部）

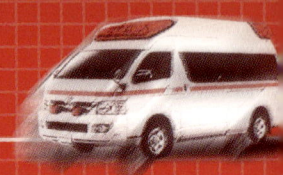

case 36　痙攣で頭部打撲？　頭部打撲で痙攣？　その答えは日常にあり！

対応医：高度救命救急センターで1次2次救急にも対応している救急専門医

事例紹介

1　発症から当救命救急センター搬送までの経過

【症例】32歳，男性
【主訴】意識障害，痙攣発作
【既往歴】統合失調症で加療中，一人暮らしで軽作業に従事
【現病歴】数日前から風邪をひいていた．事務所で大きな音がしたので同僚が駆けつけると，椅子ごと仰向けに倒れて痙攣を起こしていた．救急隊到着時痙攣は収まっており，意識はGCS E3V1M5で，最寄りの2次救急対応病院に搬送された．

搬送中徐々に不穏になり，2次救急病院到着時には不穏が強くなりストレッチャーにおとなしく寝ていることができず，抑制していたが転落して頭部を打撲した．対応した医師は不穏状態に対してパモ酸ヒドロキシジン（アタラックスP®）を筋注し，すぐにかかりつけの精神科病院に転送した．

精神科病院到着時の意識はGCS E2V1M5で，対応した精神科医は頭部打撲による頭蓋内病変を心配して当救命救急センターに紹介した．センター到着は，発症から約3時間が経過していた．

● 来院時現症

【バイタルサイン】意識：GCS E2V1M5，呼吸：18回/分整，SpO_2：99%（room air），血圧：124/72mmHg，脈拍：86回/分整，体温：39.0℃（膀胱温）

【身体所見】

全身	明らかな外傷なし（特に頭部と顔面）	眼球眼瞼結膜	貧血黄疸なし
瞳孔	瞳孔3.0mm 左右同大対光反射あり	呼吸音	副雑音なく正常
		心音	雑音なし
四肢	痛みで四肢を動かし，明らかな麻痺はない．筋強直も認めない	腹部	平坦軟，腸雑音減弱
		腱反射	やや減弱．病的反射なし
		下腿	浮腫なし

case 36 痙攣で頭部打撲？ 頭部打撲で痙攣？ その答えは日常にあり！

【血液検査】

動脈血ガス分析 (room air)					
pH	7.487	Ht	37.8%	ALT	62 IU/L
pCO₂	32.4 mmHg	PLT	18.2万/μL	AST	230 IU/L
pO₂	86.7 mmHg	生化学		CRN	0.44 mg/dL
BE	1.3 mEq/L	TP	6.2 g/dL	UN	7 mg/dL
HCO₃⁻	24.0 mEq/L	GLU	117 mg/dL	Amy	39 IU/L
Lac	0.77 mEq/L	T-Bil	0.8 mg/dL	CRP	2.20 mg/dL
血算		ALP	213 IU/L	NH₃	28 μg/dL
WBC	13,000/μL	T-CHO	135 mg/dL	電解質	
RBC	410万/μL	GGT	22 IU/L	Na	120 mEq/L
Hb	13.8 g/dL	LDH	625 IU/L	K	4.0 mEq/L
		Alb	3.9 g/dL	Cl	86 mEq/L
		ChE	218 IU/L		

2 初期対応

　精神科病院からは「統合失調症治療中の患者が転倒して頭部を打撲し，意識障害をきたしている」と紹介された．ところが，2次救急病院から精神科病院にあてた紹介状があることが来院後頭部CT検査中にわかった．またストレッチャーから転落したという情報は救急隊から伝えられた．家族や同僚は精神科病院に向かっており，**既往歴や日常生活の状況などについては全くわからなかった**．

　まずは転落外傷として診療を開始した．A（air way：気道），B（breathing：呼吸），C（circulation：循環）に問題がないこと，体表に明らかな外傷のないことを確認した．その後，GCS 8であるため頭部CT撮影を行ったところ，左側頭部に外傷性くも膜下出血と薄い硬膜下血腫を認めた（図1）．

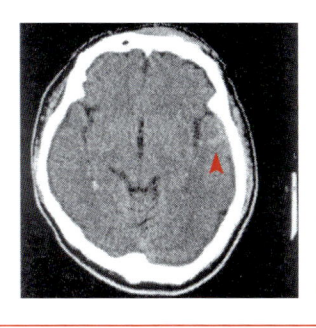

図1　頭部CT
脳溝のくも膜下出血と，少量の硬膜下血腫を認める（▶）

ここまでの対応医の思考

　当初は転倒による頭部外傷と考えていたが，2次救急病院から精神科病院に宛てた紹介状から，痙攣発作で倒れその後ストレッチャーから転落したことがわかった．したがって，本例では**統合失調症患者に出現した「痙攣発作」の原因検索**が必要であり，そのためには痙攣発作時の目撃情報や日常生活活動に関する情報，統合失調症の治療情報などを調べる必要があると考えた．

　外傷性くも膜下出血と急性硬膜下血腫は受傷後約3時間の状態であり，現時点で開頭血腫除去術などの外科的処置の必要性は少ないと判断し，まずは意識障害の原因になりうる低ナトリウム血症（**Na 120 mEq/L**）に対して生理食塩水の投与を開始した．

3 誤診を回避した経過

　前述のように，2次救急病院から精神科病院に宛てた紹介状から痙攣発作に続発した頭部外傷であることがわかった．しばらくして会社の同僚が来院したが発症時の状況を聞くにとどめ，統合失調症についてはプライバシー保護の観点から触れずにいた．

　そして夕方になって姉が来院し，会社が病気を理解したうえで雇用していることを知らされ，姉の同席で普段接している同僚に日常生活について詳細に聞いた．その結果，**具体的な飲水量を質問してはじめて多飲（午前中だけで2Lペットボトルのお茶を数本飲んでいたらしい）であることがわかった**．

4 最終診断と対応

　ペットボトルのお茶を大量に飲んで水中毒（希釈による低ナトリウム血症）になり，意識障害と痙攣発作のために転倒した．その後，引き続き不穏状態となりストレッチャーから転落したと診断した．外傷性くも膜下出血と硬膜下血腫は経過観察とした．

　また，てんかんも疑ったが脳波に異常なく，生理食塩水の輸液で血清ナトリウム値が上昇して意識は徐々に清明になった．さらに中枢神経系感染症，悪性症候群，薬物中毒なども疑ったが，いずれも否定された．

　その後の経口摂取は**水制限**を行い，血清ナトリウム値の改善をもってかかりつけの精神科病院に転院とした．

> 〈最終診断〉
> **水中毒による痙攣発作と意識障害，ならびに頭部打撲による外傷性くも膜下出血と急性硬膜下血腫**

解　説

A 誤診・失敗の原因：現場情報が少ない場合の診断の困難性

● どちらが先なのか

　頭部外傷に続発した痙攣発作，意識障害なのか．あるいは，痙攣発作により転倒して頭部外傷をきたしたのか．発症の瞬間（倒れる直前・直後）が目撃されていれば鑑別は容易であるが，ほとんどは倒れたときの物音や倒れた後に気づかれる．発症の瞬間の目撃情報が曖昧な場合には，**両方の可能性**を考えておく必要がある．

● 精神科疾患患者の意識障害

　意識障害が身体の器質的疾患によるものか精神科疾患によるものかを判断しなければならない．その場合，**まず最初に身体の器質的疾患の検索**を進めることになる．そして身体の器質的疾患が除外されると，精神科領域の疾患を考えることになる．また処方薬の大量服用などによる薬物中毒を常に念頭に置いておかねばならない．

● 低ナトリウム血症

　低ナトリウム血症は血清浸透圧の低下を意味し，その成因は① **ナトリウムの絶対的な不足**（摂取不足・排泄増加）か，② **水分の過剰摂取で相対的に希釈された**かのいずれかである．

　①は細胞外液量の減少を意味するので，それに伴う徴候，症状が診断の決め手になる．すなわち血圧低下，脈圧減少，中心静脈圧低下，時間尿量減少などである．

　②においては，基本的に細胞外液量は減少していないので前述のような徴候，症状はなく，体液浸透圧の減少に伴う神経症状（痙攣，意識障害など）が出現することになる．

　①はナトリウム溶液（細胞外液類似電解質液）の投与が必要であり，②は水制限が基本となる．

　この症例は心因性多飲による低ナトリウム血症であったので，水制限でよかったことになる．しかし，もし血清ナトリウムが110 mEq/L以下の低ナトリウム血症であれば，体液浸透圧の低下が著しく神経症状が強くなるので高張ナトリウム溶液を投与して120 mEq/L前後まで戻すのが原則である．本例の低ナトリウム血症（**Na 120 mEq/L**）は比較的軽度であり，生理食塩水の投与までは必要ないと考えられた．

B 本症例で必要な鑑別診断

　意識障害の鑑別は多岐にわたるが，まずは生命予後に関わるA（気道），B（呼吸），C（循環）の管理を行う必要がある．頭部CT撮影を行う前に，A，B，Cの対処をしておかなければならない．

● てんかん

　これまでの痙攣の既往を調べるとともに脳波検査を行う．MRI検査を行い脳腫瘍やAVM（arteriovenous malformation：動静脈瘻）などの器質的異常がないことを確認すること．

● 低ナトリウム血症

　水中毒なのか，体内ナトリウム溶液の欠乏なのかの鑑別は **A** 誤診・失敗の原因（p186）で述べた．次に，SIADH（syndrome of inappropriate ADH secretion：抗利尿ホルモン不適正分泌症候群）でないかどうかの鑑別を行う．血液と新鮮尿を同時に採取して，そのために血液と尿の浸透圧を検査する．体内ナトリウム溶液の欠乏であれば，血清浸透圧に比べて尿中浸透圧が高くなる．

● 悪性症候群

　CK 14,139 IU/Lと異常高値であり，抗精神病薬服用中に出現した悪性症候群（高熱，筋硬直，意識障害など）を疑った．本例では，筋硬直はなく，血清ナトリウム値の改善とともに意識障害も改善した．

● 薬物中毒

　統合失調症治療中なので自殺企図を疑った．本例では尿中薬物スクリーニング（トライエージ®）を行い抗精神病薬が陽性であったが，定性のみで大量服薬かどうかは不明なので，胃洗浄（活性炭と下剤の投与）を行った．

● **中枢性感染症**

本例では意識障害，発熱，炎症所見から中枢性感染症を疑い腰椎穿刺を行った．初圧19 cmH₂O，髄液は無色透明，細胞数3／3で細菌性感染は否定した．経過では先行する風邪症状があり，ウイルス性脳炎も疑って頭部MRIを行った．しかし頭部CTと一致する出血所見のみで，頭蓋内の炎症を示唆する所見はなかった（図2）．

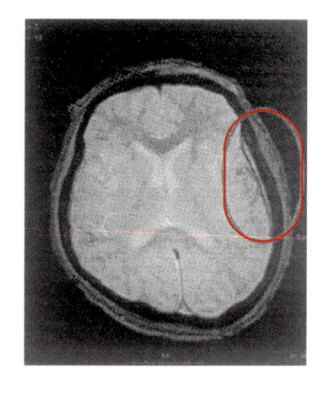

図2　頭部MRI
頭部CTと一致する出血所見を円（○）で示す

C 本症例で診断確定に至ったポイント

普段から患者と接している人に日常生活や食生活を詳しく聞くことで水中毒 → 痙攣 → 頭部打撲による外傷性くも膜下出血と急性硬膜下血腫と診断できた．

来院時に意識障害の患者一人であれば現病歴や既往歴がわからない．また付き添いが他人であれば，精神科疾患患者ではプライバシー保護にも注意が必要になる．本症例では姉が来るまで経緯がわからず，確定診断が遅れた．

D もしも見落としたら？

単純に転倒による頭部打撲で外傷性くも膜下出血と急性硬膜下血腫をきたしたと早合点していたら，水中毒を見逃していたことになる．心因性多飲はヒステリー，ノイローゼ，うつ病，統合性失調症などの精神疾患に合併することがあり，水の飲み過ぎに注意するよう指導しなければ同じことをくり返す危険性がある．

> **教訓**
> ● 頭部外傷だけに目を奪われないこと．頭部外傷を引き起こすきっかけとして，今回のような痙攣や脳血管障害などの誘因になるものがなかったかどうかにも気を配る必要がある
> ● 精神科疾患患者の痙攣発作や意識障害では水中毒の可能性がある
> ● 精神科疾患患者の診察には日常生活の情報が重要である．ただしその聴取の際はプライバシー保護に配慮すること

＜河野匡彦，鈴木幸一郎＞

第5章　外傷（頭部）

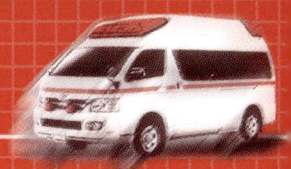

case 37　まさか！　意識が回復したら左目が見えなくなっていた

対応医：3次救急対応病院

事例紹介

1　搬入から初期対応までの経過

【症例】36歳，男性
【主訴】意識障害
【現病歴】自転車走行中に軽乗用車との接触事故を起こし，頭部，顔面を強く打撲．意識レベルJCS 20，救急車にて救急医療センターに搬送された．
【バイタルサイン】血圧：125/53 mmHg，脈拍：75回/分，体温：36.0℃，SpO$_2$：100%（room air）
【身体所見】頭部打撲による外傷痕，頸椎損傷疑い．瞳孔：正円同大，瞼結膜異常なし，他バイタルサイン異常なし．
【血液検査】
特記事項なし

2　初期対応

　　　　まずは末梢静脈から輸液ラインを確保し，気道確保した．その後の診察所見において，直接対光反応が迅速からやや鈍ではあったが，正円で不同を認めなかった．外傷痕から頭部を強く打撲している可能性があるため頭部CTを施行した．脳内出血や脳挫傷は認めず，びまん性軸索損傷が疑われた．また左後篩骨洞，蝶形骨洞に出血塊を認めた．頸部X線写真所見から頸椎損傷も疑われたので固定処置を施した．他，視束管撮影を含む全身検査を施行したが，特に異常所見は認めなかった．**眼窩壁骨折，視束管骨折**の画像確認のため，当日の眼科救急当直医も確認した．画像上出血を後篩骨洞，蝶形骨洞，眼窩内に認めるも問題ないと診断した．同日は不穏対策もありTCC管理となり，経過観察した．

> **ここまでの対応医の思考**

眼科的には異常なしと診断した．

重篤な眼科的疾患は視力低下，疼痛など自覚症状が診断の決め手となる疾患がほとんどである．眼球破裂は視診でおおむね診断できるが，**視束管骨折**，**外傷性視神経障害**，**心因性視力障害**，**脳挫傷**による**視野障害**などは自覚症状が認めなければ，なかなか診断できない疾患である．

3 その後の経過

受傷翌日には意識が回復した．検査の結果，経過良好にて一般病棟へと転床となった．しかし同日夕方，本人から左眼の視力低下を訴えたため主治医が再度眼科にコンサルトした．

眼窩部専門担当医が頸椎損傷を認めるため往診にて診察した．意識レベルはほとんど清明であるが多少まだ応答に時間がかかる．手持ちの視力検査表にて右眼矯正視力0.9，左眼は手動弁であった．眼圧は手持ち眼圧計にて正常値を示していた．前眼部，中間透光体，眼底に異常所見は認めなかった．左眼の対光反応は間接は良好だが直接が前日と変わらず鈍であった．また**RAPD**（relative afferent pupillary defect：相対求心性瞳孔障害）を認めた．つまり，左眼の視力が有意に低下しており，対光を感知していない状況であることを診断した．

4 危機を回避した経過

眼窩部CTをオーダーし再度画像所見を念入りに分析すると，**後篩骨洞**，**蝶形骨洞**に出血を認めた（図1）．この部位の骨は非常に薄く視束管周辺を圧迫，場合によっては画像には描出されにくいが，骨折を伴うこともある．ゆえに本症例は**視束管骨折**と診断した．

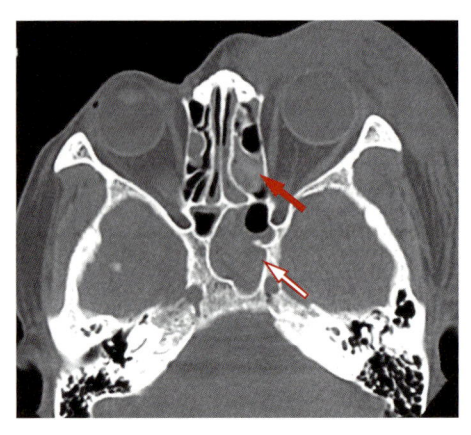

図1　眼窩部のCT画像
矢印（➡）が後篩骨洞内に貯留した出血塊．矢印（⇨）は蝶形骨洞内に貯留した出血塊．ともに薄い視束管を圧迫していると考えられる

5 最終診断と対応

視束管骨折と診断し，ステロイドパルス療法を施行した．ソルメドロール®1,000 mgを3日間投与し，漸減療法を施行した．施行後，手動弁から矯正視力0.2まで改善した．

〈最終診断〉
左視束管骨折

解　説

A　誤診，失敗の原因：診断の困難性

● 視束管骨折の診断の困難性

　　救急にて撮影される通常のCTでは明らかな視束管骨折を認める症例は実は非常に少ない．なぜなら視束管撮影での視束管は1スライスであり，例え写真上は正円に視束管を認めても，後方で骨折していては描出されない．ゆえに眼窩部撮影のCTは必須である．受傷者本人が意識清明下で視力低下を訴えても診断が難しい症例を，意識障害下で受傷直後に診断するのはきわめて困難である．また解剖学的に後篩骨洞，蝶形骨洞と視神経，視束管の位置関係は複雑であり，こうした形態による鑑別を今後も検討していかなければならない．

● RAPDとは

　　外傷により視神経線維束の断裂が生じているような場合，強い視力障害や視野障害が現れる．また，瞳孔の対光反応の入力系が障害されるため，障害側に入射した光に対する対光反応を感知できず，健側の遮光による反応を感知し，光を入射したにもかかわらず散瞳する反応をいう．

● 視束管骨折とは

　　典型的な打撲傷として眉毛部外側部の強打が多いが，必ずしもこの位置に好発するわけではない．視神経管の骨壁は上から耳側にかけての壁は厚いため上壁の骨折が起こりやすい．骨折片は視神経に嵌入しやすく，手術的に整復しても視力の予後は悪い（図2）．これらの診断には意識の有無にかかわらず瞳孔検査が重要である．上記に記したRAPDを見極めることが重要であり，他に視力検査，視野検査も診断として重要である．視野欠損には視野消失型や水平半盲がみられることが多い．また補助診断として中心フリッカー検査や色覚検査やVEP（visual-evoked potential：視覚誘発電位）を行うこともある．

　　治療は非観血的に**ステロイド大量投与**が主である．観血的には**経頭蓋的視神経管開放術**がある．どちらも早急な対応が必要であるが，視力予後が両者において有意差がないことから，最近はステロイド薬物療法を考えるべきとの意見がある．一般的には**パルス療法**を3日間施行し，同時にビタミンB_{12}製剤の投与を行う．

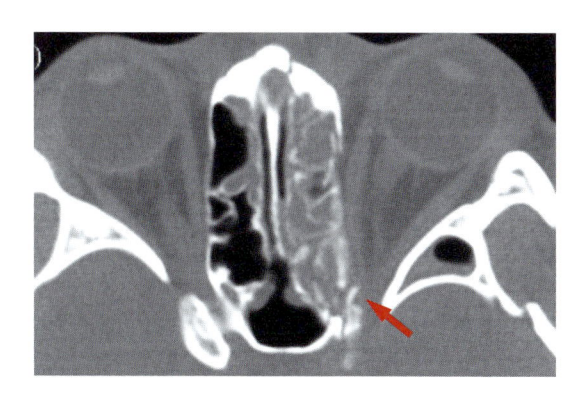

図2　眼窩部CT
左視束管の内壁の骨片が視神経に嵌頓している所見（→）が認められる

B 本症例で必要な鑑別診断

● 外傷性視神経障害

眉毛部付近を叩打すると外傷性視神経障害を認めることがある．視力低下を訴え視束管骨折と類似した所見を示すが，視神経乳頭浮腫を認めることもある．

● 外傷性黄斑浮腫，黄斑円孔

外傷にて眼球を強く打撲すると生じる．黄斑浮腫はステロイド治療を施行し，黄斑円孔に対しては硝子体手術およびガスタンポナーデを施行する．

● 眼窩内球後出血

CT上での眼窩内出血や著明な眼瞼腫脹，結膜下出血にて鑑別可能である．

● 心因性視力障害

外傷のショックなどで生じるときが稀にあるが，動的視野検査におけるらせん状の描記などでときとして鑑別できる．

C 本症例の落とし穴・確定診断に至ったポイント

意識障害下における眼科的疾患の診断は難しい．まずは，対光反応所見について，部屋を暗くして何度も正確に確認することである．RAPDを認めたら視神経疾患が併発していることは確実である．画像の読影を確実に行うことが重要である．

D もしも見落としたら？

視束管骨折や外傷性視神経症は，24時間以内の治療が予後を大きく左右する．見落としていたら視力低下は固定するため，初期対応の不備について問われる可能性がある．交通事故例では，あらゆるケースを考慮に入れ，やれるだけの努力をすることが大事である．

教訓
- 外傷による眼科的疾患は意外とある
- 意識障害下での眼科的疾患の診断は難しい
- 対光反応による診断力，画像所見の読影力が今後の視力予後を左右する

文献・書籍（さらに知識を深めたい方へ）

1) 宮崎茂雄：「眼科診療プラクティス15　眼科救急ガイドブック」，文光堂，p248-250, 1995
2) Seiff, S. R. & Burger, M. S.：Computed tomographic evaluation of the optic canal in sudden traumatic blindness. Am. J. Ophthalmol., 98：751-755, 1984

<今野公士>

第5章　外傷（脊髄）

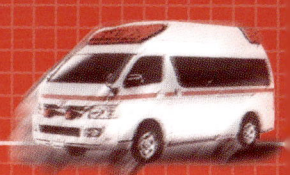

case 38　まさか！　小児の外傷性意識障害と思ったら…対麻痺が…

対応医：年間搬入数約1,000例の病院に勤める専従7年目の救急医

事例紹介

1　搬入から初期対応までの経過

【症例】2歳，男児

【現病歴】軽乗用車，助手席のチャイルドシートにシートベルトを装着し乗車していたところ，対向車がセンターラインを越え正面衝突し受傷した．軽自動車は激しく損傷しており，フロントガラスの助手席側にも破損を認めた（図1）．救急隊到着時，患児は祖父に抱かれた状態で前額部に約15 cmのV字型の裂創を認めた（図2）．意識レベルJCS 10，ぐったりしており啼泣していなかった．顔面蒼白，頻呼吸の状態でありバックボードによる全脊柱固定にて救命救急センターに救急搬送された．

【来院時所見】意識レベル：JCS 10，GCS 10（E3V3M4），血圧：90/60 mmHg，脈拍：99回/分，呼吸数：19回/分，体温：36.2℃，SpO$_2$：100%，瞳孔：径3.5 mm正円同大

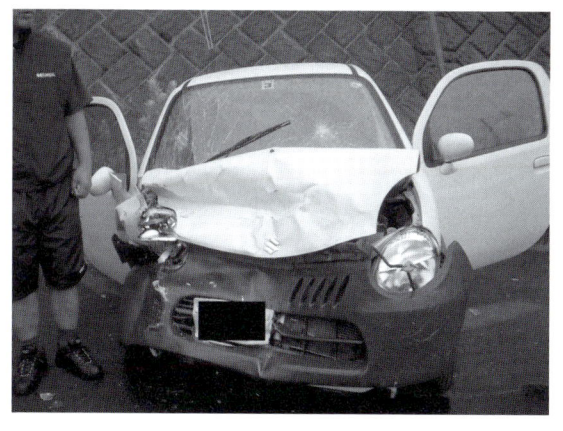

図1　事故車両
激しい損傷がみられ，助手席側のフロントガラスは頭部打撲によると思われるくもの巣状の損傷を認める

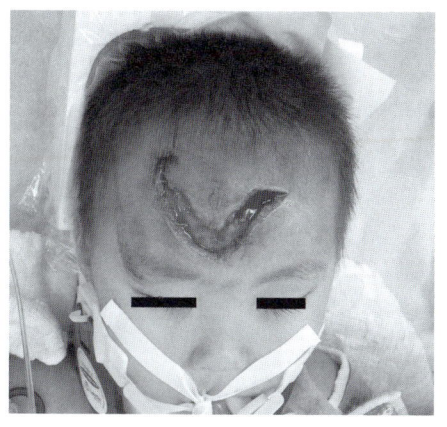

図2　前額部の状態
前額部にV字型の裂創を認める

2 初期対応

- A（気道）：気道は開通しており問題なし
- B（呼吸）：胸郭の動きに左右差はなく，胸郭の動揺は認めなかった．呼吸音は良好．皮下気腫はなく，気管の偏位なし
- C（循環）：血圧は正常範囲．脈拍は年齢にしてはやや心拍数は低下しており，頭蓋内損傷も考慮しつつ静脈路を2本確保し輸液を開始した
- D（意識）：この時点で，意識レベルが低下しGCS 5（E1V1M3）であったため，切迫するDありと考え，鎮静下に気管挿管を行った
- E（環境）：体温36.2℃で以後保温に努めた

secondary surveyのはじめに頭部CTを撮影した．前頭骨骨折を認めたが，頭蓋内に明らかな出血，血腫を認めなかった（図3）．意識の低下を認めていたために続いてMRIを撮像した．MRIでは極少量の左硬膜下血腫を認めたのみであった（図4）．頸椎単純X線写真にて，明らかな骨傷を認めなかった（図5）．左大腿部に変形を認めたためX線写真

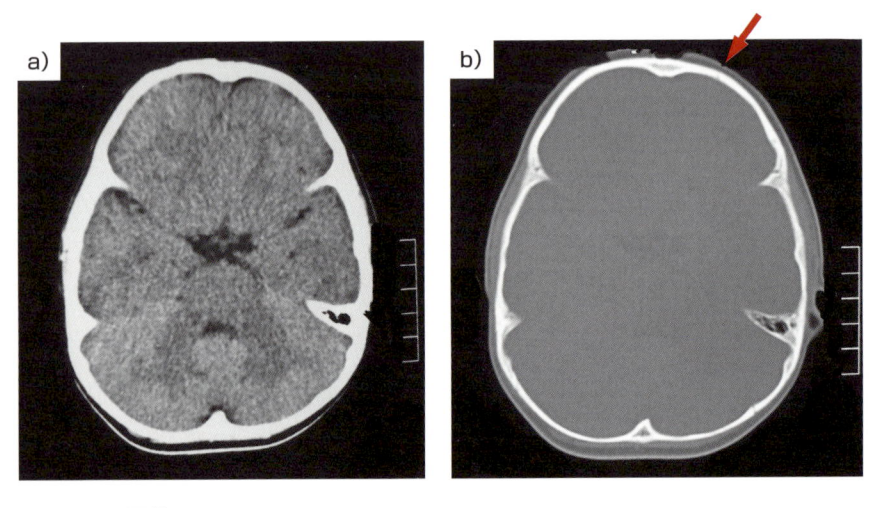

図3　頭部CT
a）明らかな頭蓋内病変を認めない，b）骨条件：左前頭骨に骨折を認める（→）

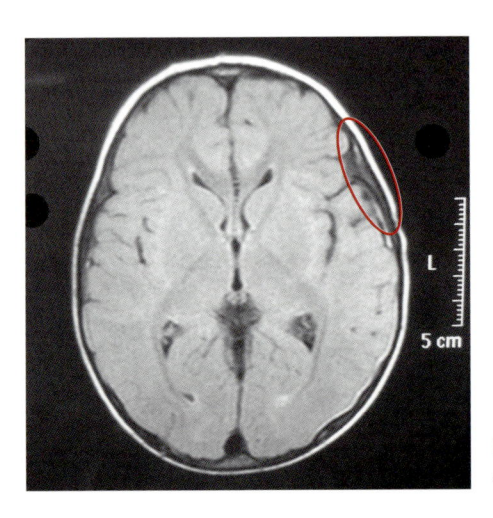

図4　頭部MRI
極少量の左硬膜下血腫を認める（○）

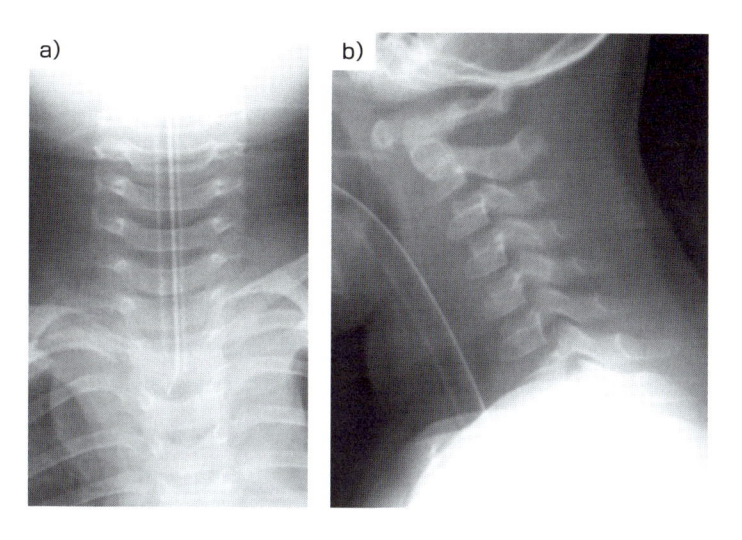

case 38 まさか！小児の外傷性意識障害と思ったら…対麻痺が…

図5 頸椎X線写真
明らかな骨傷は認めない

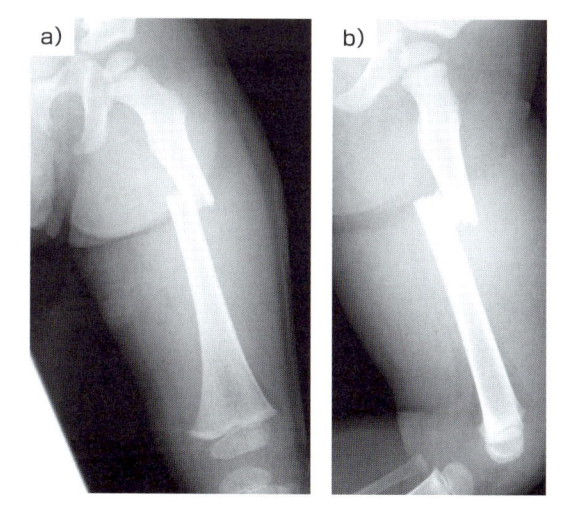

図6 左大腿部X線写真
左大腿骨骨幹部に骨折を認める

第5章 外傷

を撮影，左大腿骨骨幹部骨折（図6）と診断し，ギプス固定を行った．前額部の裂創については洗浄後，縫合した．

その後，集中治療室に入室．人工呼吸管理を含めた集学的治療を行っていく方針とした．

ここまでの対応医の思考

頭蓋内病変としては外傷性くも膜下出血のみか？ 明らかな頭蓋内の占拠性病変がないため緊急手術は必要ないであろう．あとは大腿骨骨折のみであり，これも保存的加療で治療して問題なく治癒するであろう．

3 危機を回避した経過と最終診断（ICU入室後）

　気管挿管チューブより気管吸引を行った際に，咳嗽とともに両上肢の動きはあるものの，両下肢の運動がない（対麻痺）ことに気づいた．陰茎の持続勃起もみられていたことより脊髄損傷を疑い直ちに頸胸椎CTを撮影した．頸椎には，明らかな骨傷を認めなかったが，CT-MPR画像にて第2胸椎脱臼（perched type）を認めた（図7）．脊髄の状態を確認するためMRIも施行（図8）．同部位での脊髄はT2強調画像にて高輝度であり，胸髄損傷と診断し，直ちに整形外科医に相談した．その結果，胸椎は脱臼を認めるものの不安定性を認めないことから保存的加療とした．頸椎カラーによる頸椎固定を行い，受傷翌日よりリハビリテーション（可動域訓練）を開始した．左大腿骨骨折に対しては褥瘡の危険性もあることからギプス固定を中止し，経皮ピンニングを行った．

　その後，リハビリテーションを継続した．意識は清明，大腿骨は骨癒合良好であった．胸髄損傷による麻痺は車いすを常時使用しているもののFrankel AからCまで改善を認めた．

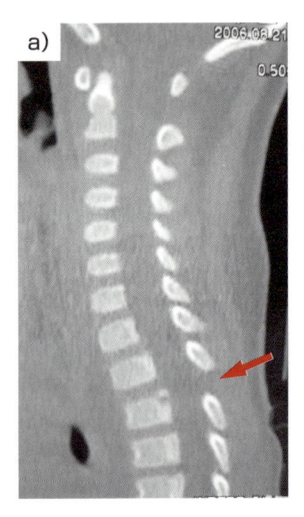

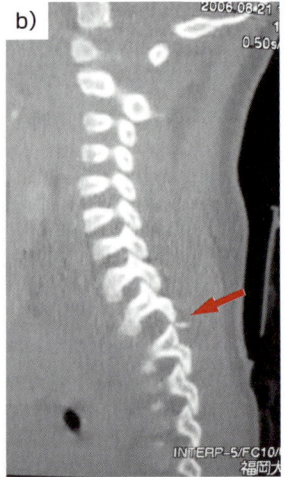

図7　頸胸椎CT（CT-MPR）
第2胸椎脱臼を認める（→）

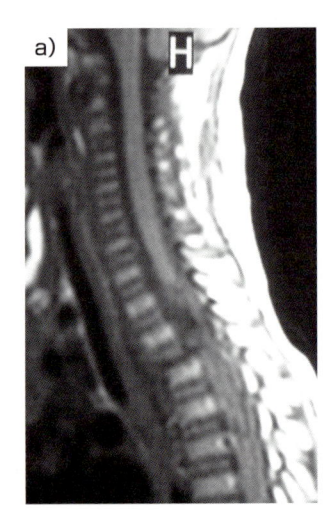

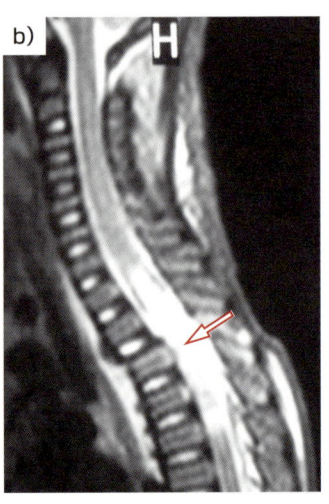

図8　頸胸椎MRI（T2強調画像）
図7の脱臼と同じ位置に高輝度の部位を認める（⇒）

case 38 まさか！小児の外傷性意識障害と思ったら…対麻痺が…

〈最終診断〉
胸髄損傷（＋頭部外傷＋大腿骨骨折）

解　説

A 誤診の原因：小児では脊髄損傷はないだろうとの思い込み

　この症例における一番の問題点は，外傷初期治療ガイドライン（JATEC）に記載されている診察手順の基本的事項を遵守しえなかったことである．本症例は，頭部に外傷（前額部裂創・頭蓋骨骨折）を合併しており，頸髄損傷を念頭に置き診療にあたるべきであったが，幼児でありCTにて頭部外傷が確認できた時点で脊椎脊髄損傷を疑うことができなかった．

　一般的に幼児の脊髄損傷はその発生頻度が低いと言われている．その思い込みが今回の見逃しの原因の1つとも考えられる．また，幼児は診察に協力できないことも多い．これに頭部外傷に伴う意識障害を合併しており神経学的所見が十分にとれなかったことも見逃しの原因になったといえる．

B 本症例で必要な鑑別診断

　本症例において麻痺が必要な鑑別診断は特にない．

C 本症例の落とし穴・確定診断に至ったポイント

　本症例は，病棟に入院となった後に上肢の動きはあるものの下肢の動きが認められず，さらに陰茎の持続勃起も認められたため，脊髄損傷を疑った．初期診断において小児で意識障害があり，頭部CTにて外傷性くも膜下出血が明らかとなった時点で気がゆるんでしまったのかもしれない．慎重に診察を行っていれば初期治療で下肢の麻痺に気づき，胸椎を含めた脊椎CTにて胸椎脱臼，さらに胸椎MRIにて胸髄の損傷の診断を早期に得ることができた可能性がある．

　また，小児は頸髄損傷を起こしにくいものの，上位胸髄損傷を合併することが多いとの報告もあるため，頸椎X線写真にて明らかな骨傷がなくても上位胸椎のX線撮影を考慮する必要がある．

D もしも見落としたら？〜見落とさないために

　脊髄損傷による麻痺は受傷した時点で決定されるともいわれる．しかしながら，その見落としは2次損傷により機能予後が悪化する原因となりうるため，見落としをなくすように細心の注意が必要である．

　実際の診察では，意識状態の確認の際に疼痛刺激を加える場合は，下肢に刺激を加えるのみでなく，頸部から頭側（頭部）にも疼痛刺激を加えて意識状態・麻痺の状態を確認すべきである．意識障害や小児の症例であっても詳細な観察を行われなければならない．

> **教訓**
> - 小児の頸椎頸髄損傷は頻度は少ないものの起こりえないものではなく，上位胸椎胸髄損傷も念頭に置く必要がある
> - 意識障害を伴う患者では2カ所以上の疼痛刺激を加え，意識・麻痺を確認すべきである
> - すべての外傷患者は，脊椎脊髄損傷が否定されるまでこれらが存在するものとして扱う

文献・書籍（さらに知識を深めたい方へ）

1) 植田尊善：10歳以下の小児脊髄損傷の特異性－診断と治療方針．脊椎脊髄，14：127-133, 2001
2) Distribution of spinal fractures in children : dose age, mechanism of injury, or gender play a significant role？ Pediatr. Radiol., 33：776-781, 2003
3) 「改訂　外傷初期治療ガイドライン（JATEC）」．へるす出版，2002

<喜多村泰輔，石河利之，田中潤一>

第5章　外傷（胸部）

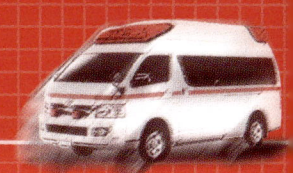

case 39　刺創は肺だけ？落ち着いて考えれば当然だよな！

> 対応医：年間搬入患者数3万人，24時間全例応需の救命救急センターに勤める救急専従医2人

事例紹介

1　搬入から初期対応までの経過

【症例】28歳，男性

【主訴】ナイフによる胸部刺創

【現病歴】刃渡り10cmの果物ナイフで左前胸部を刺された．受傷4分後に119通報．受傷7分後の救急隊現着時，意識レベルはJCS 2桁，皮膚蒼白，橈骨動脈は触知せず，ショック状態であった．受傷20分後にER到着．

【バイタルサイン】意識レベルGCS E3V4M5，血圧測定できず，内頸動脈は触知できるが微弱，脈拍130回/分

【身体所見】顔面蒼白，両側対光反射あり．左前胸部の**第3肋間鎖骨中線上**に4cmの切創あり，活動性の外出血はなし．皮下気腫なし．その他の外傷なし．

2　初期対応

静脈ラインをとって輸液開始．新鮮凍結血漿と濃厚赤血球をオーダーした．動脈ラインを確保したところ観血的動脈圧は70/20mmHgと低く，まもなく呼吸が停止したので気管挿管した．

外傷による出血性ショックと考え，ERで開胸した．左前胸部の創を延長して第3肋間で開胸したところ，胸腔内に多量の血液を認めた．**左肺上葉**に約3cmの損傷が認められたため，自動縫合器でこの部分を切除して縫合した．その後新たな出血はなく，肺，大血管に他の損傷が見あたらなかったため胸腔内を洗浄し，エアリークがないことを確認後，ドレーンを留置して閉胸した．血圧は80mmHg前後で安定し，呼名にも応答するようになった．

ここまでの対応医の思考

　基礎疾患のない若い患者なので，外傷のコントロールがすべてだろう．体表面の創はあらためてチェックしたが1カ所に間違いない．閉胸する際，洗浄液はきれいになっていたし出血はコントロールできているようだ．血圧は輸液に反応してもう少し上がってくれるといいがまだ十分とは言えない．見落とした損傷がないか，超音波検査やCTなどで調べておこう．搬入後調べた2回の血算の変化（表1）は今のところ想定の範囲内だが，まだどうなるか心配が残る．

表1　血液検査

血　算	搬入直後	閉胸後
WBC（/μL）	11,300	15,900
RBC（万/μL）	419	280
Hb（g/dL）	12.9	8.6
Ht（％）	40.4	24.8
PLT（万/μL）	25.9	10.7

3　危機を回避した経過

【来院1時間半後】突然，胸腔ドレーンから出血量が増加，1,000 mLを超えてなお出血してくる．血圧が40 mmHgまで低下し，意識レベルが低下した．

【危機を回避した対応】出血に対して手術室で緊急手術をすることとし，直ちに胸部外科医に依頼した．ドレーンへの出血もセルセーバー®で回収することにした．

4　最終診断と対応

　手術室にてERでの開胸創を延長して開胸したところ，**心臓前面に1.5 cmの切創を認めた**（図1）．これに対して人工心膜パッチを当てて縫合し，創部を修復した．術中に2〜3分

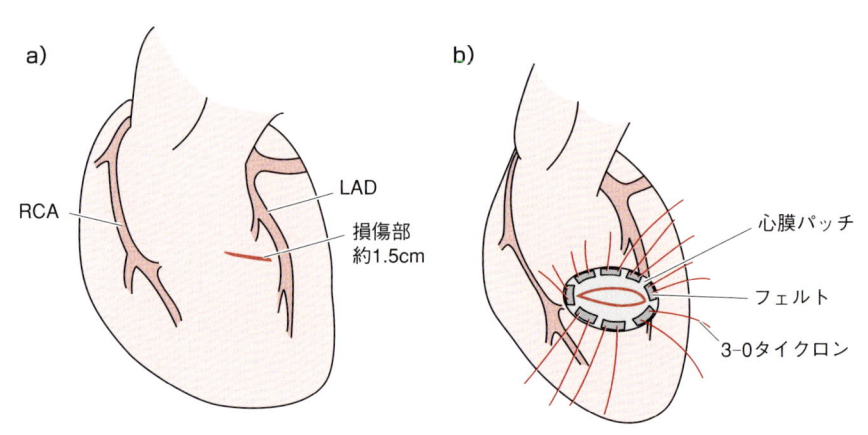

図1　術中所見
a）心臓前面に1.5 cmの創を認めた．冠状動脈は近接していたが損傷はなかった
b）心膜パッチを当てて縫合し，修復した
※RCA：right coronary artery：右冠状動脈
　LAD：left anterior descending coronary artery，左冠状動脈前下行枝

の心停止があり，PCPS（percutaneous cardiopulmonary support，経皮心肺補助装置）による循環補助を開始した．術後ICUに入室．循環は安定してきて約3時間でPCPSから離脱できた．翌日には意識も覚醒し，神経学的後遺障害がないことが確認できた．

> **〈最終診断〉**
> 心臓刺傷

解　説

A 誤診，失敗の原因：損傷の深さの確認不足

● 刺創，弋創の深さの評価

　刺創や弋創は，表面の傷口が小さいのに損傷が体の深くまで及んでいることが特徴である．その損傷範囲の評価において注意深く調べて深すぎることはない．

　本症例での傷口は左第3肋間という胸部のやや高い位置にあった．それでも，心臓損傷の危険域（図2）を考慮すると心臓への損傷は十分考えられる．

● 開胸の方法

　開胸は余裕があれば手術室で行った方がいい．しかし，本症例のようにショック状態であったり心肺停止状態であったりする症例では**ERで開胸**（emergency room thoracotomy：ERT）するメリットがある．

　【ERTのメリット】
　① 出血部位を同定して直接止血を行うことができる
　② 胸腔内臓器の損傷を同定，修復できる
　③ 緊張性気胸や心タンポナーデの解除ができる
　④ 直接心臓マッサージができる

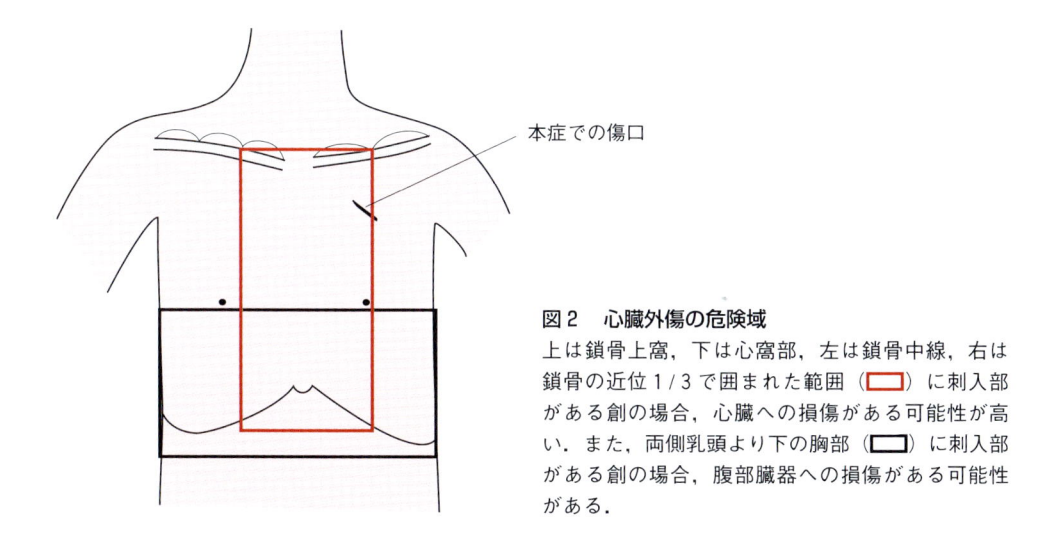

図2　心臓外傷の危険域
上は鎖骨上窩，下は心窩部，左は鎖骨中線，右は鎖骨の近位1/3で囲まれた範囲（□）に刺入部がある創の場合，心臓への損傷がある可能性が高い．また，両側乳頭より下の胸部（□）に刺入部がある創の場合，腹部臓器への損傷がある可能性がある．

本症例では体表面創のある第3肋間で開胸したが，そのために心臓の損傷が見えにくくなった可能性がある．もう少し下の第5肋間で左開胸する方法や，胸骨正中切開する方法の方が心臓へのアプローチはしやすかったかもしれない．

B 本症例で必要な鑑別診断

① 血管の損傷：大動脈，肺動静脈，鎖骨下動静脈，上大静脈，下大静脈，肋間動脈，内胸動脈など
② 実質臓器の損傷：肺，心臓，気管，気管支，食道，横隔膜，横隔膜下臓器
③ 循環に影響を与える病態の有無：緊張性気胸，心タンポナーデ

　開胸することで，これらの鑑別や処置が相当できる．他に画像診断として超音波検査（focused assessment with sonography for trauma：FAST）や造影CTが有用である．

C 本症例で診断確定に至ったポイント

● 迅速な開胸

　ERTを考慮する状況としては表2のようなものが提案されている．

表2　ERTの適応[2]

損傷のタイプ	適　応
鈍的外傷	・ER搬入時に脈拍，血圧，自発呼吸があったもので，その後心停止に至ったもの
穿通性心外傷	・ER搬入後に心停止に至ったもの または ・病院到着前に5分以内のCPRを受けてからERに搬入され，2次的な生命徴候（対光反射，自発運動，心電図上のしっかりした電気活動など）がみられるもの
穿通性胸部（非心臓）外傷	・ERで目撃された心停止に至ったもの または ・病院到着前に15分以内のCPRを受けてからERに搬入され，2次的な生命徴候（対光反射，自発運動，心電図上のしっかりした電気活動など）がみられるもの
失血のひどい腹部血管外傷	・ERで目撃された心停止に至ったもの または ・病院到着時に2次的な生命徴候（対光反射，自発運動，心電図上のしっかりした電気活動など）がみられるもの かつ ・腹部血管損傷の根本的治療が可能な場合

● 胸腔ドレーンの留置

　本症例では，ERで最初に開胸した際には出血量は少なかった．血圧が低下したために一時的に止血されていたのかもしれない．閉胸後しばらくしてから突然再出血しているが，これをすぐに察知して手術にもちこめたのは，胸腔ドレーンが**体の中と外をつなぐホットライン**の役割をしていたからである．ドレーンからの出血量は手術するかどうかを決定する目安になる（表3）．

表3 手術療法の目安

- 胸腔ドレナージ施行時に1,000 mL以上の出血
- 胸腔ドレナージ開始後1時間で1,500 mL以上の出血
- 2〜4時間で200 mL/時間以上の出血持続
- 持続して輸血が必要な状態

D もしも見落としたら？〜見落とさないために

● 受傷機転

受傷機転についての情報はできるだけ集める．特に凶器がどのようなものであったかは大きな情報となる．

● FAST

心臓からの出血がないかを迅速に発見するにはFASTが有効であり，早い段階で行うようにする．

● ERT

ERTの方法については前述のように複数あり，施設によってスタッフの技量や物品に応じて選ぶ必要がある．開胸できなければ，胸腔ドレーンを挿入して大量輸液をしながら，できるだけ早く手術のできる施設へ搬送する．

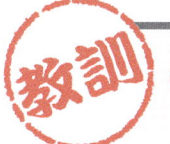

教訓

- 刺創・弋創の深さには十分注意をはらうこと．上胸部の創であっても心臓刺傷の可能性が十分ある
- 循環評価および心嚢液がないかをチェックするため，FASTを早い段階で行うこと
- 受傷機転についての情報を収集すること

文献・書籍（さらに知識を深めたい方へ）

1) 「改訂外傷初期診療ガイドラインJATEC」（日本外傷学会外傷研修コース開発委員会 編），へるす出版，2004
2) 2005 American Heart Association Guidelines for cardiopulmonary resuscitation and emergency cardiovascular care. Circulation, 112（Suppl I）: IV 146–IV 149, 2005

＜堀口真仁＞

第5章 外傷（腹部）

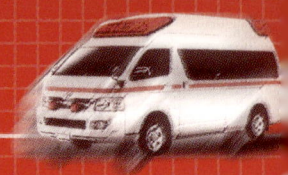

case 40　FAST・CTで異常なし！なのに腹腔内臓器損傷が…

対応医：年間搬入数約1,000例の病院に勤める専従7年目の救急医

事例紹介

1 受傷から搬入までの経過

【症例】52歳，男性

【現病歴】坂道で，停車中の1.5tトラックの後方で作業をしていたところ，サイドブレーキをかけ忘れていたためにトラックが動きだし，ブロック塀とトラックの間に腰部を挟まれ受傷．同僚が気づきトラックを動かして救出後，救急要請され，頸椎カラー・バックボードを用いた全脊柱固定にて当院に搬送された．

【バイタルサイン（救急隊到着時）】意識：清明，呼吸数：20回，SpO$_2$：99％（O$_2$リザーバー付マスク10L投与），脈拍：103回/分，血圧：138/83mmHg

2 初期対応

● primary survey
① 発語あり，気道は開通していた
② 呼吸音は左右差なく正常肺胞音が聴取可能であった
③ 血圧120/80mmHg，心拍数110回/分とショック状態であったため両上肢より2本の静脈路を確保し急速輸液を開始した．FAST（focused assessment with sonography for trauma）は陰性，胸部X線写真で異常を認めなかった．骨盤X線写真にて不安定骨盤骨折はなく，左恥骨・坐骨骨折の診断であった
④ 意識は清明（GCS 15）で切迫するD（JCS 30以上，GCS 8以下）なし
⑤ 腋下体温を計ったところ，36.3℃であったため，保温に努めた

● secondary　survey
　頭頸部や胸部に異常を認めず，腹痛を認めたが，明らかな筋性防御・反跳痛はなくsecond FASTでも異常を認めなかった．腹部単純CTにおいても明らかな臓器損傷・腹腔内液体貯留（出血）およびフリーエアーは認めなかった（図1）．骨盤部（恥骨部）の圧痛を認めるのみで四肢には異常を認めなかった．骨盤骨折については整形外科医にコンサ

case 40 FAST・CTで異常なし！なのに腹腔内臓器損傷が…

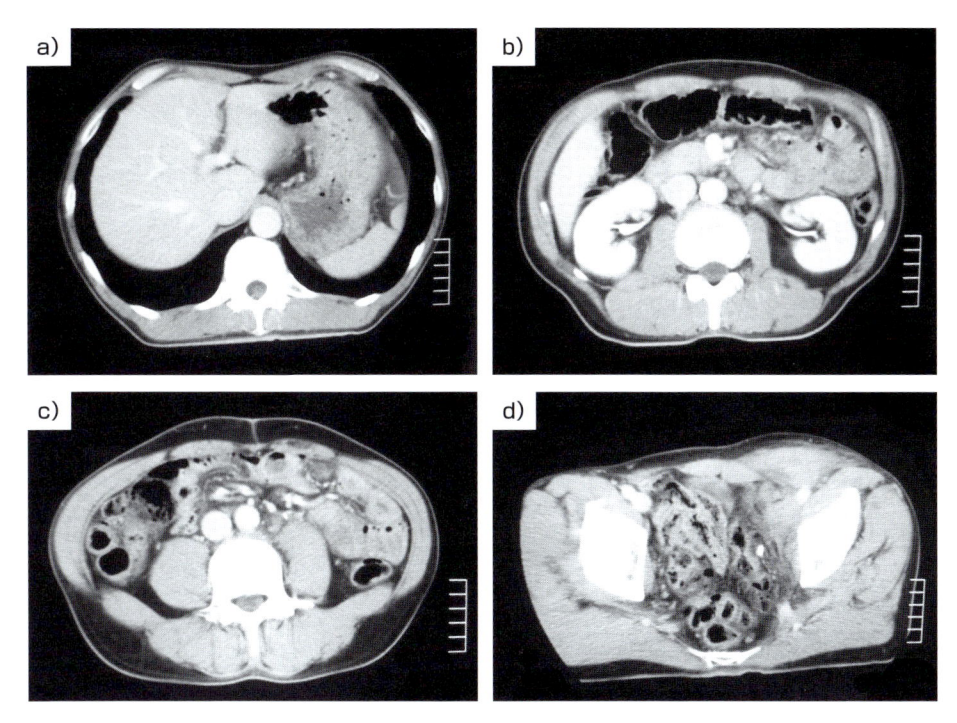

図1　腹部単純CT（secondary survey時）
明らかな腹水貯留，フリーエアーは認められない

ルトし，保存的加療を行うように指示された．腹痛に対しては絶食にて経過観察することとした．

● 経過観察

病棟に移床し経過観察をしていたが，腹痛が継続するため1回目のCTの4時間後に腹部造影CTを再度行った．初期治療中に行ったCTと比べても変化を認めず，明らかなフリーエアー，腹水を認めなかった（図2）．このため，絶食での経過観察を継続した．

ここまでの対応医の思考

診断は左恥骨・坐骨骨折と腹部打撲でよいだろう．骨盤骨折は整形外科の先生に相談のうえで，保存的加療でよいだろう．腹痛については2回もCTを撮影しており腹腔内臓器損傷は考えにくいので，腹痛はトラックとブロック塀に挟まれた際の打撲であろう．まぁ一応絶食としておこう．FAST，腹部単純CTでも問題ないことだし，明日には食事を開始して数日間の入院で一般病棟に転院かな？

3　その後の経過

● 受傷2日目

バイタルサインは安定していた．「腹痛はどうですか？」の問いに患者は「痛くありません」と答えていた．軽度の腹部圧痛があるものの筋性防御，反跳痛はなく，腸鳴も聴取可能であった．発熱37.8℃，WBC：7,600/μL，CK：665 IU/L，CRP：12.0 mg/dLであっ

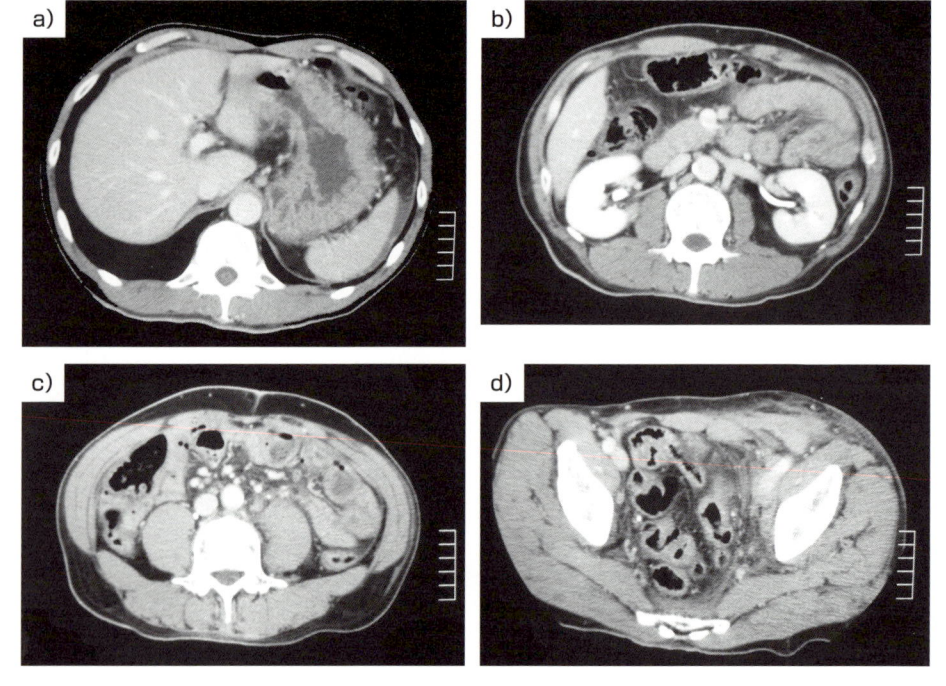

図2 腹部造影CT（図1の4時間後）
明らかな腹水貯留，フリーエアーは認められない

た．外傷による自然経過と考え，飲水を開始した．同日夕方より腹痛はあったが，間欠痛であり飲水のみとし絶食で経過観察とした．

● **受傷後3日目**

腹痛の著明な増悪を認めた．腹部身体所見では圧痛，筋性防御，反跳痛を認めた．発熱37.8℃，WBC：3,900/μL，CK：603 IU/L，CRP：24.0 mg/dL，さらに腹部超音波検査にて腹水貯留を確認，腹部CT撮影し腹水貯留およびフリーエアーを認めた（図3）．消化管損傷と診断した．

4 危機を回避した経過

消化管損傷と診断し，直ちに緊急試験開腹を行った．黄色混濁の腹水を認め，Treitz靱帯から約110 cmの位置で小腸が完全断裂をしておりさらに約120 cmの部分には小腸穿孔を認めた（図4）．その他の損傷は認めなかった．小腸を部分切除し端々吻合を行い腹腔洗浄後，ドレーン留置を行った．術後13日目に小腸造影にて腸管外への造影剤の漏れがないことを確認し，食事を開始した．

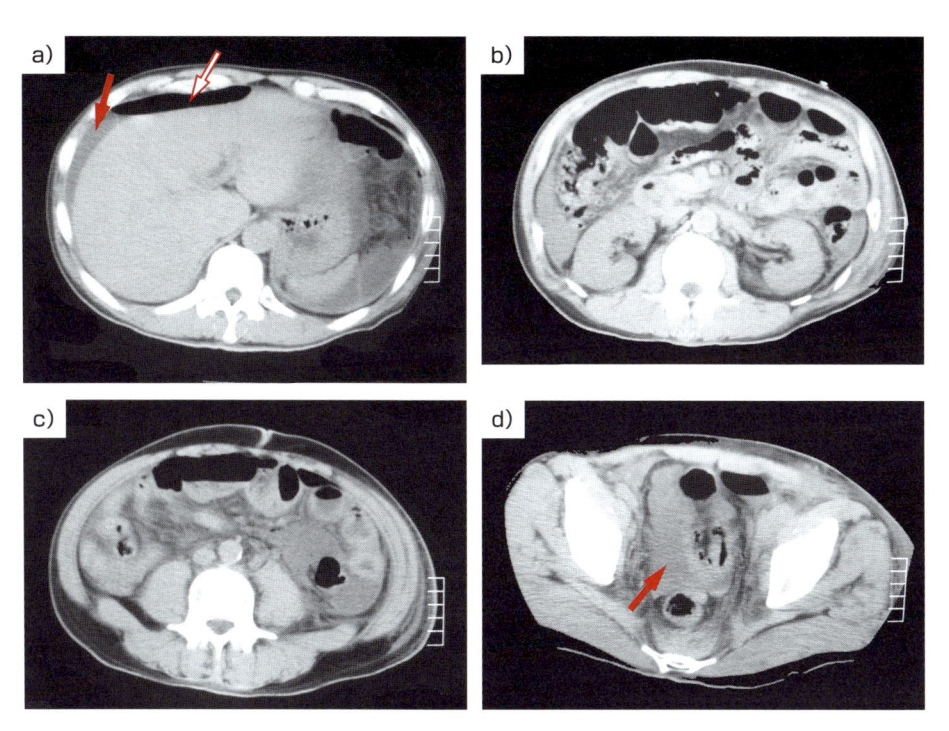

図3　腹水単純CT（受傷後3日目）
腹水貯留（➡）およびフリーエアーを認める（⇨）

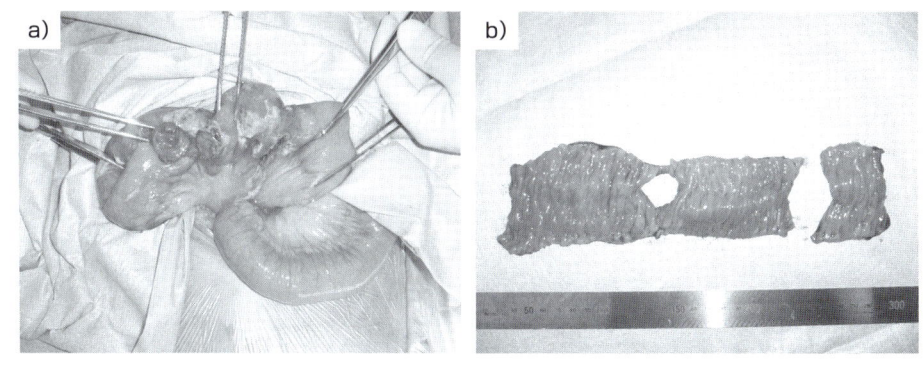

図4　緊急開腹時の所見
（p10，Color Atlas④参照）
a）開腹時の小腸の様子，b）部分切除された小腸標本：完全断裂と穿孔を認める

〈最終診断〉
骨盤骨折＋小腸完全断裂＋小腸穿孔

解　説

A 誤診の原因：損傷が骨盤骨折のみとの思い込み

　　やはり，「思い込み」が一番の原因である．消化管損傷の典型例では，腹部身体所見において腹膜刺激症状，画像診断にてフリーエアーを認める．また，腸間膜損傷や腹腔内実質臓器の損傷であれば早期より腹水貯留の所見がみられることが多い．今回の症例では，初期治療の際，骨盤骨折を認めたもののFASTや腹部CT検査において明らかな液体貯留やフリーエアーを認めなかったことから，少なからず「損傷は骨盤骨折のみである」と思い込んでしまい，腹部外科専門医に相談を怠ったことが今回の誤診，見落としの原因といえよう．

　　消化管損傷，特に**小腸の損傷では初期にはフリーエアーや腹水の貯留，腹膜刺激症状が明らかでない症例もあり，注意を要する**．

　　また，その後の経過でもCRP上昇を外傷に伴う通常のデータの推移であると軽視したのも原因といえる．今回の症例においても，消化管損傷が明らかになった後に2回目の腹部CTをretro spectiveに腹部外科専門医とともに再度読影してみると，腸間膜周囲にフリーエアーの存在を疑わせる所見があった．

B 本症例で必要な鑑別診断

　　外傷初期治療における腹腔内損傷のなかで，最も急を要するのは腹腔内実質臓器や腸間膜などの損傷と，それに伴う腹腔内出血（ショック）の診断である．また，同時に腹腔内管腔臓器損傷が重要なポイントとなる．

C 本症例で確定診断に至ったポイント

　　今回の症例では初期治療の際に行ったFAST，X線写真，CT検査のいずれにおいても腹水貯留の所見，フリーエアーの所見は認めなかった．また，2回目のCTにおいても同様の所見であった．また，腹痛は認めたものの改善傾向であったため，翌朝より飲水を開始した．飲水開始後に腹痛が増悪してきたこと，炎症所見の増悪（WBC低下，CRP上昇）を認めたことにより受傷後3日目に再度絶食とし，腹部超音波検査・腹部CTを再度行った．これにより確定診断を得ることができた．

　　初期治療時の検査で損傷が明らかでなくともその後の症状を含めた継続観察を行い，**必要があれば，躊躇なく消化器外科専門医に診察してもらうこと，必要があれば検査をくり返し行うことが重要となる**．

D もしも見落としたら

　　大腸損傷により腹膜炎を引き起こした場合は，敗血症やそれに伴う敗血症性ショックを引き起こすことが少なくない．この場合は見落とす可能性は低いといえる．

　　しかしながら，小腸損傷の場合，初期には腹部の身体所見も顕著に表れず，全身状態が

急激に悪化しないことも多い．このため，初期治療において明らかに腸管損傷の所見がない場合でも慎重を期すため飲水から開始し，症状の変化を詳細に観察する．疼痛の増悪があれば急がず再度絶食とし，必要があれば腹部超音波やCTなどの再検査をためらわずに行わなければならない．いずれにしても，1回の検査で明らかな所見がなかったからといって安心してはならない．継続した観察が最も重要となる．

教訓
- 初期治療の際に行った検査で問題なかったからといって安心しない
- 腹部損傷の可能性が否定できない場合は飲水から開始する
- くり返して診察を行い，必要があれば再度検査を行い診断する

文献・書籍（さらに知識を深めたい方へ）
1)「改訂 外傷初期治療ガイドライン（JATEC）」．へるす出版，2002

＜喜多村泰輔，山崎繁通，大田大樹＞

第5章 外傷（消化器）

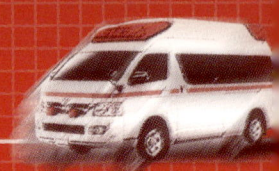

case 41 顔がチョット痛い

対応医：救急専従歴14年目

事例紹介

1 搬入から初期対応までの経過

【症例】62歳，男性

【現病歴】明け方，自転車で走行中，車輪を突起物に乗り上げて転倒した．顔面から出血しやや意識も混濁しているために，当院へ救急搬送された．

【身体所見】当院到着時，アルコール臭あり，GCS E4V5M6，「大丈夫，大丈夫」と陽気にくり返して叫ぶ．血圧 166/90 mmHg，脈拍 90回/分整，SpO$_2$ 99%（酸素投与下），顔面は右上顎〜前額にかけて大きく腫脹し挫傷を伴っている．瞳孔 3.5 mm同大，対光反射迅速，四肢に麻痺を認めず．身体外表上，打撲痕や出血もなし．「痛いところは？」と尋ねても，「顔がチョット痛い他はどこもどうもない」と答える．FASTでも液体の貯留を認めなかった．

【当院での頭部CT（図1），顔面CT（図2），腹部CT（図3）】頭蓋内に病変なく，上顎骨の骨折と副鼻腔への液体貯留がみつかった．腹部はこのときは異常を認めなかった．

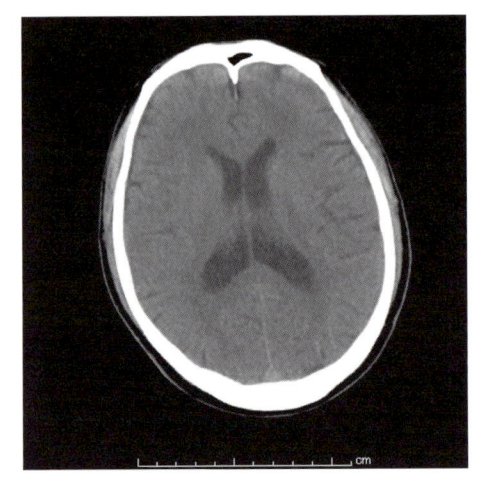

図1 頭部CT（搬入時）
病変は認められない

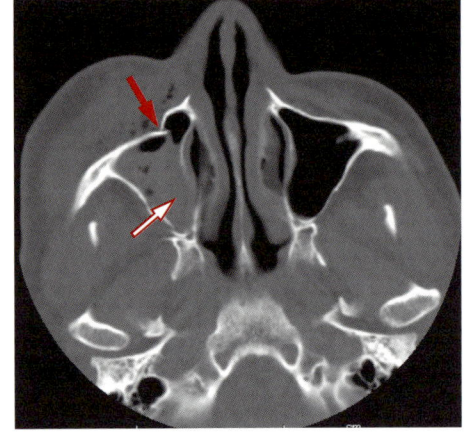

図2 顔面CT（搬入時）
上顎骨の骨折（➡）と副鼻腔への液体貯留（⇨）を認める

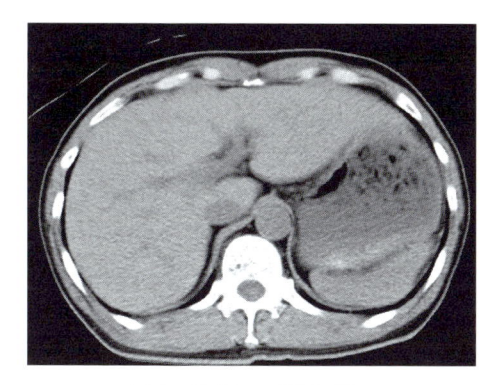

図3　腹部CT（搬入時）
異常所見は認められない

【血液検査：動脈血ガス分析】

動脈血ガス分析		Cl	108 mEq/L	Amy	101 IU/L
pH	7.667	BUN	21.9 mg/dL	CRP	0.01 mg/dL
pCO₂	16.7 mmHg	Crea	0.9 mg/dL	血算	
pO₂	218 mmHg	T-Bil	0.8 mg/dL	WBC	10,115/mm³
BE	1.0（酸素吸入下）	AST	28 IU/L	Hb	13.5 g/dL
生化学		ALT	25 IU/L	Ht	39.6%
Na	140 mEq/L	LDH	173 IU/L	PLT	19.0万/mm³
K	3.9 mEq/L	CK	56 IU/L		

2 初期対応

　自転車の自己転倒であること，本人の訴えは顔面の疼痛以外にはないこと，頭部CTでは上顎骨の骨折と同部位の腫脹があるが頭蓋内には病変がないこと，腹部のCTでは病変がないこと，などより，生命に別状はないが泥酔状態で意識状態もフォローしたいため入院とした．

ここまでの対応医の思考

　顔面の骨折は形成外科で後日手術になるだろう．頭部への外力が骨折を起こすほどだから，遅れて頭蓋内病変が出てくる可能性がある．明け方まで飲んでいた酒のせいで今は意識状態が正しく判断できないから，醒めてくるまでは入院だ．他の臓器損傷もなさそうだ．

3 危機を回避した経過

　ところが，入院中の16時30分頃になって嘔吐をくり返し腹痛を訴える．診察すると，腹部は平坦だが硬く，反跳痛も顕著．腹部造影CTを施行したところ，若干の腹水と肝表面にフリーエアーを認めた（図4）．

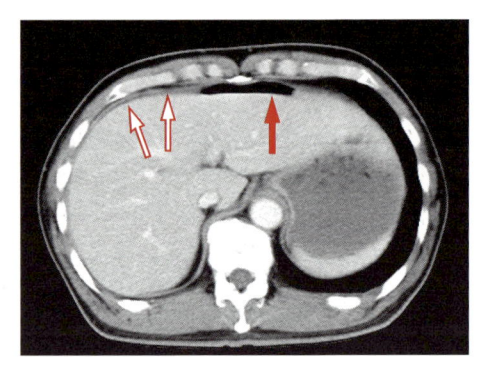

図4　腹部造影CT（入院中）
若干の腹水（⇨）と肝表面にフリーエアー（→）を認める

4 最終診断と対応

　試験開腹術を行う．Treitz靱帯より160 cm肛側の小腸に，約1／3周の穿孔がみつかる．ここを縫合して，左右横隔膜下・Douglas窩にドレーンを留置して手術を終えた．

> **〈最終診断〉**
> 顔面の骨折と，腹部鈍性外傷による小腸損傷

解　説

A 誤診・失敗の原因：1つの所見に気をとられた

　入院としていたから手遅れにならなかったものの，顔にガーゼを当てて帰宅させていた可能性もある症例であった．「酒に酔っている」という点で意識状態の評価が難しい，という懸念があり入院させたから腹部症状の発見ができただけである．
　また，酒が抜けた時点で，もう一度全身の診察をすべきであった．そうすれば，腹部所見の発見もさらに早かったかもしれない．顔面の変形にのみ気を奪われて，外傷診療の基本である全身の観察がおろそかになっていた．

B 本症例で必要な鑑別診断

　腹部鈍性外傷に伴う腸管損傷は頻度は決して高くないが，見落とすと重大な結果を招く．このため，来院早期から腹部超音波検査などでスクリーニングが行われる．ただ，出血は少量でも「液体貯留」という形で超音波検査にて比較的容易に鑑別できるが，腸管の損傷はX線写真でフリーエアーという形でとらえなければならず，早期の診断はやや困難と言える．当然，腹膜刺激症状などの臨床所見が診断のための重要なきっかけとなる．腹部の視診・聴診・触診など，診断の基本手技が早期診断の要となる．

C 本症例の落とし穴・確定診断に至ったポイント

● 自転車・バイクでの事故の注意点

自転車やバイクの転倒では，ハンドルが胸腹部を強打しているおそれがある．このために，腹部症状の観察には特に気をつけなければならない．消化管の損傷の場合，受傷直後はフリーエアーを超音波検査やCTで発見できないことも多く，数時間を経てようやく臨床症状がでることも少なくない．このため，24時間ぐらいは経過観察が必要である．

● 飲酒患者の注意点

この症例の場合，搬送時は酩酊状態であった．このことがたまたま入院させる理由にもなったわけだが，「意識状態のチェック」というのが主な目的であった．体幹部の鈍性外傷のことは，医師の脳裏にはほとんどなかった．ところが，実際には意識状態には変化がなく（というより酒が醒めてクリアになった），予期していなかった腹部所見が現れたわけである．

救急医療に携わっていると，患者が飲酒している・酩酊状態である，という場合がきわめて多いことに愕然とする．アルコールが，飲んだ人の意識や判断能力・身体能力を低下させることは，交通安全の観点から国民にも広く宣伝されている．医療者サイドから言えば，患者の意識レベルを混乱させ，臨床症状を非典型化させ，コミュニケーションを破壊する．このことを理解したうえで，患者が飲酒しているときは患者の訴えだけでなく，他覚的で客観的な検査での異常発見に努めなければならない．

D もしも見落としたら

顔面の外傷については，後日，形成外科での手術が必要であった．ということはそのまま帰宅させていた可能性があるが，その場合，腹痛を訴えた時点での対処が問題となる．「腸管損傷があるかも知れないから嘔吐や腹痛が出たらすぐにもう一度来院するように」と患者本人と家人に告げていれば，小腸損傷の早期発見も可能であるが，腹部鈍性外傷に注意を払わないまま帰宅させていたら腹膜炎から敗血症へと発展していたおそれも十分ある．

帰宅させるにしても，異変があればまた来院するよう伝えることも重要である．

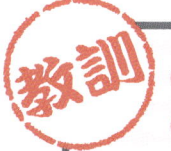

教訓
- 外傷診療は全身を診る
- アルコールに惑わされない

<鍛治有登>

第5章 外傷（骨折）

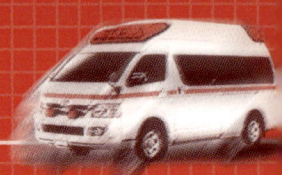

case 42 骨盤骨折か… 確認のアンギオだけでもしてみよう… アンギオ室で急変だ！

対応医：年間搬入患者数3万人，24時間全例応需の救命救急センターに勤める救急専従医（整形外科医からのコンサルト）

事例紹介

1 搬入から初期対応までの経過と血液検査結果

【症例】80歳代，女性
【主訴】腰の痛み
【現病歴】横断歩道を歩行中軽トラックと衝突し受傷，当センターに救急搬送されてきた．来院時腰部痛を強く訴えていた．
【バイタルサイン】
　意識清明，血圧：120/80 mmHg，脈拍：120回/分，体温：35℃，SpO$_2$：98%
【身体所見】

顔面	擦過創	呼吸音	正常
腰部	左腰部に皮下出血	腹部	膨満なし 圧痛なし 腸雑音正常
瞳孔	異常なし		
四肢	麻痺なし 浮腫なし 右手に擦過創	頭部・胸郭	変形なし
		骨盤動揺	あきらかでない
心音	清	神経学的所見	異常なし

【血液検査】

血　液					
WBC	8200/μL	ALT	28 IU/L	Ca	9.1 mg/dL
Hb	11.5 g/dL	LAP	90 IU/L	GLU	128 mg/dL
PLT	19.7万	ChE	265 IU/L	CRP	0.0 mg/dL
PT-INR	1.2	T-Bil	0.9 mg/dL	血液ガス所見	
PT	77%	LDH	439 IU/L	pH	7.387
生化学		CK	1272 IU/L	pCO$_2$	32 mmHg
Fib	187 mg/dL	BUN	17 mg/dL	pO$_2$	80 mmHg
D-dimer	0.5 μg/mL	Cre	0.6 mg/dL	HCO$_3^-$	19.0 mmol/L
TP	6.2 g/dL	Na	136 mEq/L	BE	−5.5 mmol/L
AST	32 IU/L	K	4.2 mEq/L	Lac	37 mg/dL
		Cl	92 mEq/L		

骨盤骨折か…確認のアンギオだけでもしてみよう…
アンギオ室で急変だ！

case 42

2 初期対応

【X線写真およびCT検査：受傷45分後（図1，2）】

　X線写真・CT上，頭部・胸部に外傷なし．

　末梢静脈ラインを1本とり，輸液を開始した．来院時から血圧は120台と安定していて，意識も清明であった．初期対応医は上記のX線写真所見をみて，まず整形外科医を呼び入院の手続きをはじめた．整形外科医は骨盤骨折（図1）をみて，仙骨骨折の疑いもあるため，バイタルサインは安定しているが一応血管造影を行うことに決め，放射線科医をコールした．

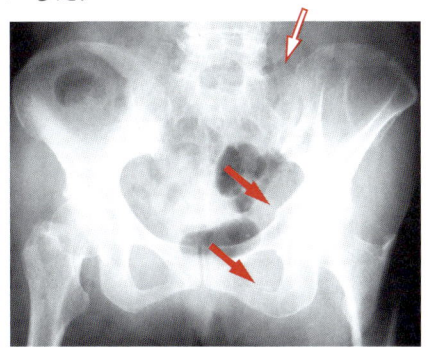

図1　骨盤部X線写真
恥骨坐骨骨折（→）を認め仙腸関節離開ははっきりしない（⇨）

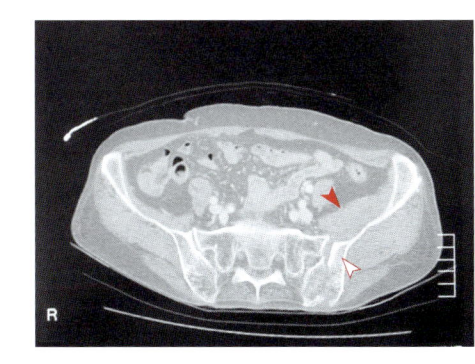

図2　骨盤部CT
仙腸関節離開（▷）と小骨盤腔に血腫（▶）を認める

ここまでの対応医の思考

　整形外科医は骨盤骨折は恥骨・坐骨が中心で，仙骨は「骨折の疑いがある」程度に思っていた．バイタルサインも安定しているので，血管造影を行った後は一般病棟に入院させようと考えていた．

3 危機を回避した経過

　搬入から90分後アンギオ室に入り，血管造影手技をはじめた直後から血圧が低下，顔面蒼白となり，この時点で救急医にコンサルトがあった．救急医はアンギオ室で気道確保を行い輸液を早めるように指示，この間に太径の静脈留置針をもう一本末梢に挿入し，輸血を開始した．急速輸液・輸血を行い，血圧がある程度上昇した．アンギオはこの間にも行われ，造影の結果左内腸骨動脈分枝からの造影剤漏出が認められたため両側の内腸骨動脈を塞栓した．その結果バイタルサインは安定し，塞栓術終了後集中治療室に入室し出血性ショックに対する治療を継続された．

4 最終診断と対応

　骨盤骨折（仙骨骨折を含む重症型）による出血性ショック．来院後に撮影したCT検査で，すでに腸腰筋内に血腫（図2）があることが判明していた．これは左右腸腰筋の非対称から判断することができた．出血源を塞栓術によってコントロールされ，出血性ショッ

第5章　外傷

救急外来「まさか！」の症例53　215

クに対しては輸血・凝固因子補充・輸液を行った．集中治療室に入室後血小板減少，凝固機能障害が進行したが，出血源がコントロールされているもとで凝固因子補充を行い，DIC（disseminated intravascular coagulopathy，播種性血管内凝固）を回避することができた．

> **〈最終診断〉**
> 骨盤骨折（重症）

解　説

A 誤診・失敗の原因：血腫の見逃し

骨盤骨折は軽症型であればバイタルサインも安定していて，保存的加療のみで済む場合も多いが，重症型でも受傷当初はバイタルサインに変化をきたさないことがある．骨盤骨折は表のように分類されており，その骨折型により予後もある程度推測できる．大まかには後方骨盤環に損傷，すなわち仙骨・仙腸関節に骨折・離開がある場合（Ⅱ およびⅢ型）は出血性ショックなど重症化しやすいと考えればよい．ただし，恥骨・坐骨骨折でも出血性ショックをきたす症例もある．

仙骨・仙腸関節に限って言えば，骨盤骨折でもⅡ型骨盤損傷はX線写真で診断困難であることが多い．CT写真でも見過ごされるケースもある．しかし，その診断の助けとして

表　日本外傷学会骨盤損傷分類

Ⅰ型	安定型骨盤損傷
	後方骨盤環の損傷を認めない a）片側性 b）両側性
Ⅱ型	不安定型骨盤損傷
	単純X線像で明らかな後方骨盤環の離開を認めず CT像で両側仙腸関節の離開幅が10mm以下 a）片側性 b）両側性
Ⅲ型	重度不安定型骨盤損傷
	単純X線像で明らかな後方骨盤環の離開を認める a）片側性 b）両側性
appendix 2	
	後腹膜血腫の程度を付記する （H0）画像上血腫を認めない （H1）血腫は小骨盤腔に限局する （H2）血腫は小骨盤腔を超える

（文献1より改変）

腸腰筋・腸骨筋内（後腹膜腔）にある血腫を見逃してはならない（表 appendix 2 参照）．これは腸腰筋・腸骨筋の左右非対称から推測することができる．

来院後に撮影したCT写真で骨盤骨折があり，腸腰筋・腸骨筋の左右非対称を認めた場合には，すでに骨盤骨折（仙骨・仙腸関節・腸骨）からの出血がはじまっていると考え，出血性ショックに対応できる体勢を整えておかなければならない．

また，このような骨折で出血性ショックをきたした場合，来院時に撮影したCT写真で異常がなくとも，出血傾向があればフォローの頭部・胸腹部CTを行った方がよいこともある．特に頭部外傷は微小脳挫傷があってもCTではわからず意識も清明であるのに，出血傾向のために数時間後に巨大血腫となって生命を脅かす可能性があることも知っておかねばならない．

B 本症例で診断に至ったポイント

来院後撮影したCT写真（図2）で仙腸関節離開があり，同側の腸骨筋から腸腰筋が腫脹（血腫による）し，左右非対称を呈していた（Ⅱ型骨盤損傷，H2）．このことが重症であることを確定するポイントとなった．

C もしも見落としたら

本症例のようにかろうじて間に合った症例もあるが，診断が遅れた場合にはCPA（cardiopulmonary arrest：心肺停止）に至る可能性が高い．いわゆるpreventable trauma death（予防できる外傷死）である．救命のためには，救急にかかわる医師へ骨盤骨折の重要性を啓蒙することが必要である．

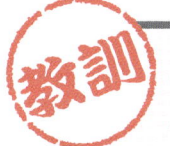

教訓

- 不安定型骨盤骨折はX線写真ではわかりにくいことがある
- 不安定型骨盤損傷で，骨盤腔（後腹膜腔）に血腫があれば出血性ショックに陥る可能性が大きい
- いったん出血性ショックに陥ると，他の出血性損傷（小さな脳挫傷など）が顕性化することがあり，併せて注意が必要である

文献・書籍（知識をより深めたい方へ）

1) 日本外傷学会骨盤損傷分類委員会：日本外傷学会骨盤損傷分類．日外傷会誌，13：264-265，1999
2) Dalal, S. A. et al.：Pelvic fracture in multiple trauma：Classification by mechanism is key to pattern of organ injury, resuscitative requirements, and outcome. J. Traums., 29：981-1002, 1989

<辻本登志英>

第6章 中毒

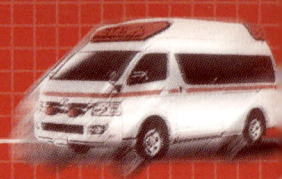

case 43 やはり，一酸化炭素中毒で遅発性脳症（間欠型）が発症した！

対応医：某大学病院救急専従医

事例紹介

1 搬入から初期対応までの経過

【症例】68歳，男性

【主訴】意識障害

【既往歴】アルコール依存症（現在は断酒し，断酒会の仲間と働いている）

【現病歴】朝，出勤してこないため同僚が自宅を訪ねたところ，ベッド上で倒れていた．室内に完全燃焼した七輪と半分燃焼した七輪，セルシン®空袋3包があった．救急隊到着時JCS 200，酸素10L/分投与で15分後にはJCS 20に改善した．

【バイタルサイン】GCS 11（E3V2M6），心拍数：103回/分，血圧：164/84 mmHg，体温：37.1℃，呼吸数：20回/分，SpO_2：100%（O_2マスク12L/分）

【身体所見】瞳孔両側2 mm，対光反射（＋），喀痰多量，右臀部に発赤（＋）（圧迫痕？），呼吸音・心音に異常なし

【血液検査】

血算					
WBC	12,700/μL	LDH	180 IU/L	APTT	30.1秒
RBC	496万/μL	CPK	1,372/IU/L	PT（INR）	0.95
Hb	15.6 g/dL	Na	137 mEq/L	Fib	471 mg/dL
Ht	44.4%	K	4.5 mEq/L	ATⅢ	107%
PLT	30.1万/μL	Cl	103 mEq/L	D-dimer	<1 μg/dL
生化学		Ca	8.7 mg/dL	動脈血ガス分析	
CRP	1.39 mg/dL	BUN	14 mg/dL	pH	7.455
ALT	31 IU/L	Cr	0.7 mg/dL	pCO_2	31.6 mmHg
AST	15 IU/L	TP	7.1 g/dL	pO_2	237 mmHg
ALP	346 IU/L	Alb	4.0 g/dL	HCO_3^-	22.8 mmol/L
γGTP	25 IU/L	T-Bil	1.1 mg/dL	BE	−1.2 mmol/L
		D-Bil	0.1 mg/dL	CO-Hb	22.2%

【Triage®】BZO陽性

【頭部CT】両側内包後脚に low density area？（図1）

case 43 やはり，一酸化炭素中毒で遅発性脳症（間欠型）が発症した！

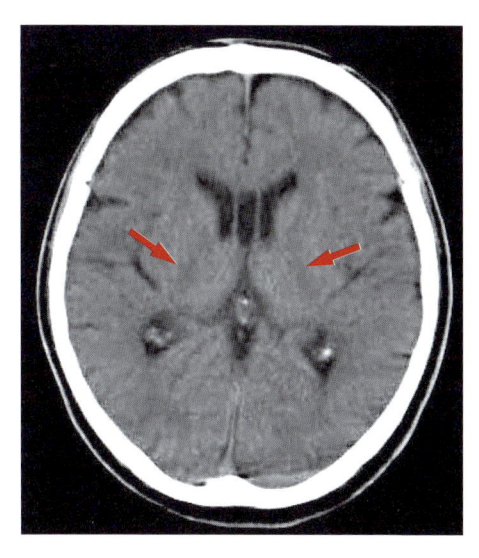

図1　来院時頭部CTスキャン
両側内包後脚に low density area？（→）

2　初期対応

　　経口気管挿管後，100％酸素にて人工呼吸管理を開始した．末梢静脈路を確保，経鼻胃管から活性炭，下剤（ソルビトール®）を注入し，急性薬物中毒の治療も併せて開始した．

▶ここまでの対応医の思考

　自殺企図による一酸化炭素中毒と急性薬物中毒，もしくは，睡眠中に起こった一酸化炭素中毒事故を考えた．急性薬物中毒については，セルシン®3錠では生命の異常をきたさないが，Triage®でBZOが陽性であり，発見されていない薬剤がある可能性もあったため，急性薬物中毒（医薬品）クリニカルパスに準じて加療した．

　一酸化炭素中毒は早期に高濃度酸素を十分投与して脱COを図れば，予後良好なことが多い．本症例でも，救急隊による酸素投与で意識状態は改善傾向にあり，来院後は気管挿管下に100％酸素投与を実施し，COの排出を促した．しかし，CO-Hb値は来院時22.2％であったが，当初はもっと高値であったに違いなく，発見時の意識状態もJCS 200と不良であったこと，CPKが高値であったことなどから，遅発性脳症が生じる可能性が高いと考えた．頭部CTでは遅発性脳症に定型的な淡蒼球変化は生じていないが，内包後脚に陳旧性脳虚血があるのであろう．抜管ができ，全身状態が安定したら遅発性脳症発症予測のために頭部MRIを行うことにした．

3　危機を回避した経過

　　2病日，意識状態が改善したため抜管した．意識はGCS 15に改善した．CPKは2,069 IU/Lまで上昇した．3病日の頭部MRI（図2）では，淡蒼球に異常所見を認めたが，白質病変は認めなかった．遅発性脳症発症の危険性が高いと考えたが，当院には高気圧酸素治療装置がないため，患者に病状と高気圧酸素療法実施のための転院について説明したが，「遅発性脳症が確実に起こらないのであれば，高気圧酸素療法は発症してからでよい」とのことで，5病日に退院となった．23病日に頭部MRI後，外来フォローアップ予定とした．

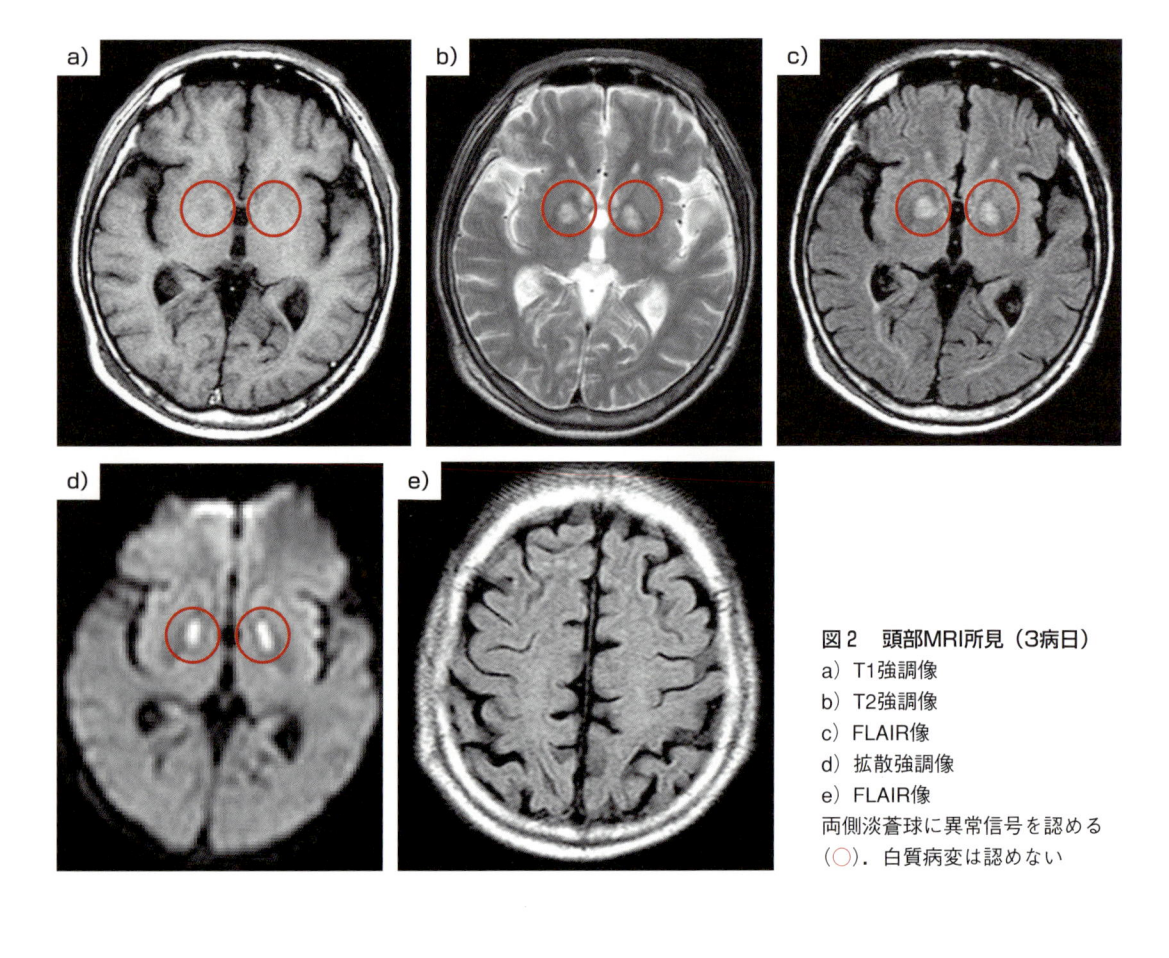

図2　頭部MRI所見（3病日）
a）T1強調像
b）T2強調像
c）FLAIR像
d）拡散強調像
e）FLAIR像
両側淡蒼球に異常信号を認める（○）．白質病変は認めない

4　最終診断と対応（図3）

　5病日退院後，日常生活に問題はなかった．23病日，MRI検査後に行方不明となり知人が保護したが，異常行動，記銘力低下が出現していた．24病日，知人が付き添って当科に外来受診した．23病日のMRI所見では，淡蒼球病変部は縮小していたが，新たに白質病変が出現していた．某救命救急センターに依頼し，24病日から31病日まで高気圧酸素療法を計13回施行したが，自発性低下，歩行障害，尿失禁，食事の要介助など，症状は悪化していった．高気圧酸素療法の限界と考え，精神病院に転院し，保存的対症療法を施行した．150病日のMRIで病変部の悪化，改善は認められなかったが，160病日には記銘力低下を残すものの，自発性は向上，自立歩行，自力食事可まで回復しつつある．最初の搬入から約1年半経った現在も患者の入院する精神病院と協力してフォローアップを続けている．

　遅発性脳症発症予測に早期頭部MRIは有用であったが，異常所見を認めた時点で患者を説得してでも高気圧酸素療法を導入すべきであった．

case 43 やはり，一酸化炭素中毒で遅発性脳症（間欠型）が発症した！

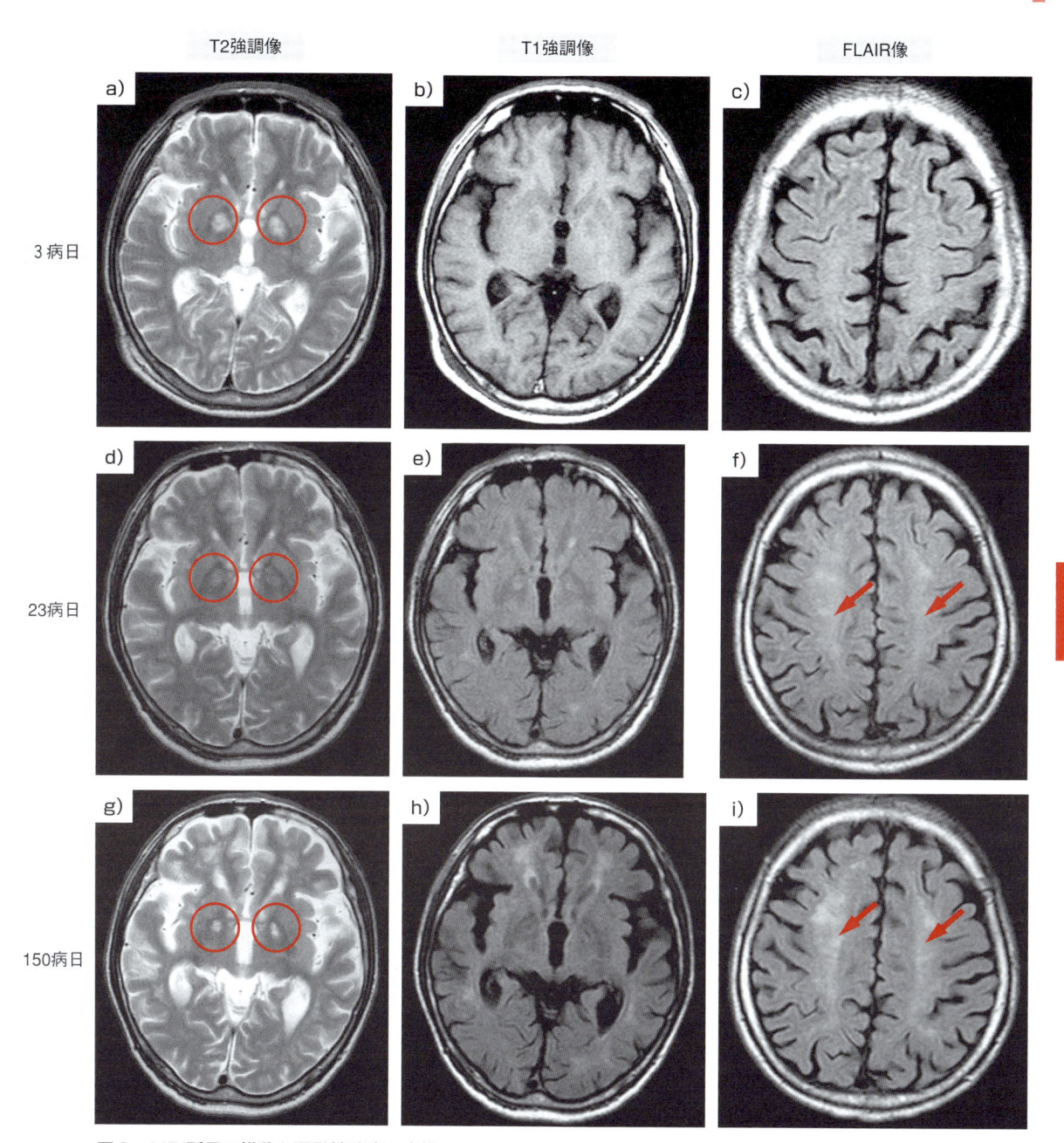

	T2強調像	T1強調像	FLAIR像
3病日	a)	b)	c)
23病日	d)	e)	f)
150病日	g)	h)	i)

図3　MRI所見の推移と遅発性脳症の症状
a〜c）3病日：日常行動に問題なし．両側淡蒼球のみの病変（図2 b，c，eと同一画像）
d〜f）23病日：異常行動．記銘力低下で発症．自発性低下，歩行障害，尿失禁，食事の要介助など，症状悪化．淡蒼球病変（○）は縮小，白質の病変（➡）が出現
g〜i）150病日：記銘力低下を残すが，自発性は向上，自立歩行，自力食事可まで回復しつつある

〈最終診断〉
一酸化炭素中毒遅発性脳症（間欠型）

解　説

A 誤診・失敗の原因：発症してから対処しようとした油断

　　遅発性脳症発症は，CO暴露後2〜28日後に発症（一般的には2〜3週間後に多いとされている）し，発症率は重症例の4.4〜15％とされている．しかし，一酸化炭素中毒症例の多くは，酸素投与と対症療法だけで意識状態，全身状態とも改善するため，早期退院の対象となる．さらに，遅発性脳症発症予防と治療に有効とされる高気圧酸素療法の有効性と利便性，経済性から，最近では高気圧酸素療法装置を持つ救急医療施設は限られており，重症例であっても高気圧酸素療法を受けさせることなく退院となり，退院後に十分フォローアップされていない患者も少なくない．

　　遅発性脳症を経験した医師でなければ，その怖さがわからない．

B 本症例で必要な鑑別診断

① 陳旧性脳虚血の増悪：来院時頭部CTで両側内包後脚に low density areaがあり，低酸素状態による脳虚血の悪化も否定はできない

② アルコール性脳障害：本症例にはアルコール依存症の既往があるが，今回のエピソードはアルコールとの関係はなかった．しかし，アルコール依存症の人が一酸化炭素中毒になった場合，遅発性脳症との鑑別が難しいことが多い

③ 認知症：一酸化炭素中毒軽快後のフォローアップが不十分なために，認知症が進行してから，神経内科や精神科を受診し，その時点で遅発性脳症と診断されることもある

　　いずれの場合も，頭部MRIを実施して，一酸化炭素中毒に特徴的な所見「両側淡蒼球と白質の異常」の有無を確認する必要があろう．CTスキャンでは判断しがたいことが多い．

C 本症例の落とし穴，確定診断に至ったポイント

　　3病日頭部MRI（図2）で遅発性脳症発症を危惧しながらも，その時点で患者は非常に元気であり，「確実に起こらないのであれば，高気圧酸素療法は発症してからでよい」との患者の言葉を受け，予防的高気圧酸素療法を実施せずに退院させてしまった．当院に高気圧酸素療法装置があれば予防的高気圧酸素療法を実施していたであろう．

D もしも見落としたら？〜見逃さないために

　　高度意識障害，CPK上昇，CO-Hb高値などの重症例には，頭部MRIを実施し，一酸化炭素中毒に特徴的な所見「両側淡蒼球と白質の異常」を見逃さないようにする．また，遅発性脳症発症の危険性を患者本人と家族に十分説明し，外来フォローアップをするか，症状が現れた場合には早急に再診するよう指示しておく．

　　遅発性脳症発症予防，または発症時に行う高気圧酸素療法を実施できる体制を確認しておく．具体的には，事前に高気圧酸素療法実施可能施設との連携を図っておく．疑っ

た時点で，最悪の事態を想定し，積極的に高気圧酸素療法が実施できる施設へ転送すべきである．

> - 一酸化炭素中毒ではいったん軽快した後の遅発性脳症の発症を忘れるな！
> - 遅発性脳症発症予測に早期頭部MRIが有用である！
> - 頭部MRIで両側淡蒼球・白質病変が認められれば，積極的に高気圧酸素療法を！

文献・書籍（さらに知識を深めたい方へ）

1) 川嶋隆久 他：一酸化炭素（CO）中毒遅発性脳症発症予測に早期頭部MRIは有用か？ 中毒研究, 20：117-124, 2006
2) Weaver, L. K. et al.: Hyperbaric oxygen for acute carbon monoxide poisoning. N. Engl. J. Med., 347：1057-1067, 2002
3) 川嶋隆久：一酸化炭素中毒．「今日の治療指針2008」，医学書院，pp125-126, 2008

<川嶋隆久>

第6章 中毒

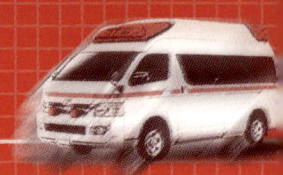

case 44 まさか！徐脈を伴う失神発作の原因が一酸化炭素中毒だった！

> 対応医：年間搬入患者数1万2千人，1次急患から3次急患まで24時間対応の救命救急センターに勤める救急専従医

事例紹介

1 搬入から初期対応までの経過と血液検査結果

【症例】54歳，男性
【主訴】胸部違和感，失神，下顎部割創
【現病歴】焼き鳥屋の店主．仕事中に胸の違和感を覚え，その直後に手の震えが出て約2分間，意識消失した．意識消失時に，カウンターの角で下顎部を打ち出血したため，救急車にて当院の救急外来（ER）へ搬送された．なお，仕事中は窓を開け，換気も十分だったとのこと．
【既往歴】胃癌（4年前に内視鏡下胃切除術），心肥大・高脂血症（5年来で未治療）
【バイタルサイン】血圧：140/82 mmHg，脈拍：82回/分，呼吸：28回/分，SpO_2：99%（リザーバ付酸素マスク6 L/分投与下），意識レベルJCS 1（アルコール臭あり）．
【身体所見】

瞳孔	正円同大（左右とも3.0 mm）	腹部	平坦・軟，圧痛・腫瘤なし
眼瞼結膜	貧血・黄疸なし	皮膚	湿潤なし
頸部	頸静脈怒張なし	四肢	浮腫なし
心音	収縮期雑音聴取	神経学的所見	異常を認めない
呼吸音	crackle，wheezeなし		

【血液検査】

血算・凝固		生化学			
WBC	10,400/μL	TP	6.9 g/dL	BUN	13.1 mg/dL
RBC	458万/μL	T-CHO	205 mg/dL	Cr	0.8 mg/dL
Hb	16.6 g/dL	TG	273 mg/dL	GLU	130 mg/dL
Hct	46.8 %	AST/ALT	33/21 IU/L	Na/K	142/3.6 mEq/L
PLT	37.5万/μL	LDH	200 IU/L	γ-GT	294 IU/L
PT	132.6 %	T-Bil	0.6 mg/dL	CRP	0.04 mg/dL
Fib	358 mg/dL	CK	119 IU/L		

case 44 まさか！徐脈を伴う失神発作の原因が一酸化炭素中毒だった！

2 初期対応

　救急救命士から，現場では徐脈であったとの情報を得たため，車内収容時の心電図記録を見せてもらったところ，脈拍36〜40/分の洞性不整脈であった（図1）．

　しかし，ER到着時にはバイタルサインが安定していたため，酸素投与を継続しつつ，末梢静脈ラインを確保し，種々の血液検査をオーダーした．「短時間の意識消失発作」であったため，12誘導心電図，心臓超音波検査，頭部CT検査を実施後，下顎創を洗浄・縫合した．ERの心電図では心拍数82回/分，Ⅱ・Ⅲ・aV$_F$誘導で 0.15 mVのST低下を認めたが，心臓超音波検査では心筋壁の運動異常は認めなかった．頭部CTでは，両側の基底核に数ミリ大の小梗塞巣を認めた．

　簡易血糖検査値は134 mg/dL，アンモニアは正常値だったため，動脈血ガス分析結果を聞いたところ，「酸素6 L/分投与下で pH：7.38, pCO$_2$：39, pO$_2$：373, BE：－1.4, K：3.6, Lac：41」との答えであった．この時点で，救急専従医はICUから呼ばれ，15分間，ERを留守にした．

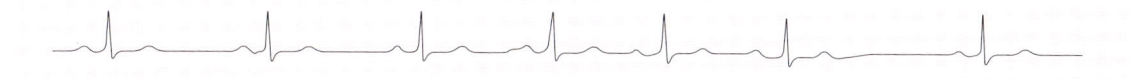

図1　救急車収容時の心電図モニター波形

ここまでの対応医の思考

　低酸素血症や高二酸化炭素血症はなく，アンモニア，血糖値も正常で，代謝性因子の可能性は低い．貧血はなく，起立性失神も否定的．頭部CTで小梗塞巣を認め，乳酸値が高いことから，症候性癲癇も考えられるが，数分で回復していることから可能性は低いだろう．やはり，胸部違和感があり，現場で徐脈を認め，心電図上もST低下が以前より進んでいることから，この失神は血管迷走神経反射か，心原性と考えて対処するのが妥当だろう．ホルター心電図を予約するか？

3 危機を回避した対応

　ICUからERへ戻った救急医が再度診察すると，**なんとなく患者の印象がおかしく**，「ここはどこですか？」を数回くり返した．居合わせた娘は「今日は焼酎を3合飲んだと言っていますが，いつもと違う感じです．狭い店では飲まないよう注意していたのに」と話した．ここで，はたと気づいた救急医が，プリントアウトされた動脈血ガス分析結果をみると，表1のように，CO-Hb値が異常高値を示していた！

表1　動脈血ガス分析（O$_2$ 6L/分）

pH	7.383	BE	－1.4 mmol/L	K	3.6 mEq/L
PaCO$_2$	39.4 mmHg	Hb	15.0 g/dL	Lac	41 mg/dL
PaO$_2$	373 mmHg	CO-Hb	**46.3 %**		
HCO$_3^-$	22.9 mmol/L	Na	142 mEq/L		

周知のように，CO-Hbが増加した病態では，見かけ上SpO₂が高値に出る．また，一酸化炭素中毒ではいろいろな心電図波形変化が生じうるし，高濃度の一酸化炭素であっても暴露時間が短時間であれば，CO-Hb濃度が異常高値でも意識障害や臨床症状が軽微となりうると報告されている[1]．

4 最終診断と対応

ただちに，本人および家族に「急性一酸化炭素中毒」であることを説明し（搬入後48分），鎮静下に気管挿管の後，救命センターに入院させ，100％酸素にて人工呼吸を行った．翌朝には CO-Hb 0.5％となったため抜管，後遺症なく退院した．1週間後および3カ月後の頭部CTと高次脳機能検査でも異常を認めなかった．

〈最終診断〉
急性一酸化炭素中毒

解　説

A 誤診・失敗の原因：発症状況の把握が困難であった点と，心原性との思い込み

● 現場の状況や意識レベルから一酸化炭素中毒が想起されにくい場合

通常，一酸化炭素中毒の事例では，火災，ストーブ・火鉢などの暖房機，密閉された工事現場での事故，車両からの排気ガス引き込み（自殺企図）というように，通報内容や現場の状況証拠から，一酸化炭素中毒を最初から疑って検査する場合が多い．本例でも当初，「換気は十分だったか」と質問しているが，患者は店が行政指導を受けることを危惧して正直には答えなかったため，救急医は中毒の可能性は低いと判断した（後日，換気扇が不調で，窓も少ししか開けていなかったことが判明）．
また，意識レベルもほぼ清明であり，口周囲には煤の付着も認めず，一酸化炭素中毒の可能性は想起されにくかった．

● 派手な臨床所見（外傷など）ばかりに注目し，その原因検索が疎かになる場合

救命救急領域ではしばしば指摘されることであるが，**結果として生じた派手な臨床所見（本例の場合は下顎の割創）に気をとられて，その原因検索が遅れたり疎かになる場合**が少なくない．
本症例では，来院時から失神の原因検索を行ってはいたものの，現場から搬送中に症候性徐脈を疑わせる心電図所見がたまたま記録されていたため，心原性失神であろうと思い込み，循環器内科へのコンサルトやホルター心電図の予約などに気を取られていた．

● 検査結果は出ていても異常値を見逃している場合

本例では，原因検索と合併症の評価のために行った頭部CT・心臓超音波検査・血液検査などで異常を認めなかったため，代謝性因子による意識障害の除外を目的に，いつもレ

ジデントにくり返し説いている「**血ガス，血糖，アンモニア**」をオーダーした．しかし，結果のすべてに目を通していなかったために，確定診断が遅れるという失態が生じた．

　機器によっては，プリントアウトした動脈血ガス分析の結果で CO-Hbが10％以上であっても異常値の矢印がつかない場合もあるため，注意してみないと見逃す危険性がある．本例ではさらに，別件の急患が発生し，その処置に追われていたために，検査結果の解釈が疎かになった面もある．

B 本症例で必要な鑑別疾患

● 一過性意識障害の鑑別診断

　一過性の意識障害の鑑別診断は，非常に幅広いが，その鑑別暗記法としては，表2のアイウエオ・チップスが有名である（米国ではTIPS-AEIOU）．救命救急という観点からは，来院時の傷病者のバイタルサインに注目して対処する．特に，A（気道の確保），B（呼吸状態），C（循環動態）に異常があれば，それらへの対処・処置を最優先し，バイタルサインを安定させつつ，鑑別のための検索を効率的に行う．

　CTや超音波検査で器質的な疾患が否定的であれば，内分泌代謝性の因子で生じる意識障害を鑑別するため，pO_2低下，pCO_2上昇，Lac高値，低血糖，高血糖，NH_3高値などの異常がないか検査を進める．具体的には，動脈血ガス分析，血糖値，アンモニア（NH_3）をオーダーする．必要に応じて，抗癲癇薬や抗うつ薬，テオフィリンなどの血中濃度測定やTriage-DOAなどの特殊毒薬物検査も追加オーダーする．

● 危険性の高い失神の鑑別診断

　失神の3大原因は，血管迷走神経反射性失神，起立性失神，心臓血管性失神である．

　詳しい鑑別は成書にゆずるが，救命救急領域では，頻度は低いが生命に危険を及ぼす原因の検索を忘れてはならない．急性心筋梗塞，心室頻拍，大動脈解離，肺動脈血栓塞栓症，腹部大動脈破裂などは，ときに失神にて発症する危険性の高い疾患群である．

表2　意識障害の鑑別暗記法（アイウエオチップス：AIUEO TIPS）

A：alcohol（アルコール）	T：trauma（外傷），temperature（低体温，高体温）
I：insulin（低血糖，高血糖）	I：infection（感染，敗血症）
U：uremia（尿毒症）	P：psychiatric（精神疾患），porphyria（ポルフィリア）
E：electrolyte（電解質異常：特に低Na血症，高Ca血症），encephalopathy（肝性脳症，高血圧性脳症），endocrine（内分泌：甲状腺，副甲状腺，副腎）	S：shock（ショック），stroke（脳血管障害），seizure（癲癇を含む痙攣），SAH（くも膜下出血）
O：oxygen（低酸素，一酸化炭素中毒，シアン中毒），overdose（各種の中毒）	

（文献3より改変）

C 本症例で確定診断に至ったポイント

　本症例での確定診断はもちろん，動脈血ガス分析でのCO-Hb値による．はじめにガス分析結果の全項目に自ら目を通さず，一酸化炭素中毒の診断が遅れたという文字どおり

"冷や汗"もののケースであった．

われわれはこの事例以外にも，入浴中〜入浴後の失神・気分不良で搬送されたが，結果的に一酸化炭素中毒であった症例を経験している（いずれもプロパンガスの不完全燃焼が原因であった）．

前述のとおり一酸化炭素中毒ではパルスオキシメータ（SpO_2）の値が高く出るので，動脈血ガス分析をしないと確定診断ができない．最近の血液ガス分析装置には，CO-Hb（％）や血糖および組織酸素代謝を反映する乳酸（Lac）値を標準で測定する機構が備わっているものが多いため，その利用価値は高い．全ての救急患者に動脈血ガス分析を行うのはナンセンスであるが，本例のように「何度も同じことを言う」，「なんとなく受け答えがおかしい」といった場合には積極的に動脈血ガス分析を実施すべきであろう．

D もしも見落としたら？〜見落とさないために

本例の場合，救急外来搬入時には高度な意識障害もなく，バイタルサインも落ちついていたことから，例え一酸化炭素中毒と診断できなくても生命が危機にさらされることはほとんどなかったと考えられる．しかしその場合，"間欠型"の一酸化炭素中毒に移行した可能性がある．間欠型では，健忘や失見当識，失書，失算，失禁，無感情など，種々の程度で脳の高次機能が障害され，日常生活に支障をきたすことが多い．

CO-Hbが10％以上の一酸化炭素中毒では，早期診断のうえ，純酸素投与を開始して一酸化炭素を洗い出し，すみやかに組織の低酸素状態を改善させることが重要である．

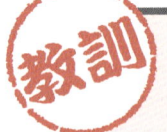

教訓
- 初回の問診では患者さんは「本当のこと」を言ってくれないことがある．何かおかしいと感じたら，改めて聴き直してみることも大切
- JCS1には，思わぬ伏兵が潜んでいることがある．診断を急いだり決めつけたりせず，経過観察や追加検査をすれば誤診を防げる
- 現場の状況だけからでは推測しにくい一酸化炭素中毒の事例がある
- 一酸化炭素中毒のなかには，急性冠症候群様の心電図変化や不整脈を呈する事例がある
- 失神や意識障害の診断の一助：血ガス，血糖，アンモニア！

文献・書籍（さらに知識を深めたい方へ）

1) 山本五十年 他：一酸化炭素中毒．特集 症例とQ&Aで学ぶ急性中毒．救急・集中治療，17（6）：591-595, 2005
2) Piantadosi C. A.：Perspective：Carbon monoxide poisoning. N. Eng. J. Med., 347：1054-1055, 2002
3) Vincent, J. Markovchick et al.：Emergency Medicine Secrets. Mosby, pp59-64, Philadelphia, 2006
4) 寺沢秀一 他：「研修医当直御法度（第3版）」，三輪書店，2003
5) Pancioli A. M. et al.：Clinical Challenge of syncope. Emerg. Med. Report, 19（19）：191-202, 1998

\<藤田尚宏\>

第6章　中毒

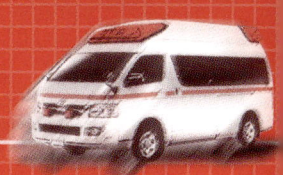

case 45　不明の液体大量服用の場合にはまず成分を確認すること．内視鏡検査を急いだあまり，高カリウム血症に気づいたときには心室細動！

> 対応医：年間3次救急搬送患者数1,400人．3次救命対応に特化した救急医学科専従の救急専門医

事例紹介

1　搬入から初期対応までの経過と血液検査結果

【症例】52歳，男性

【既往歴】うつ病のため近医に通院中

【現病歴】炭酸カリウムを主成分とする業務用フィルム現像補充剤を自殺目的に約300 mL服用した直後に腹痛が出現し，当救命救急センターへ搬送された．意識レベルJCS 1，呼吸数30回/分，SpO_2 100%（10 L/分リザーバー付マスク下），血圧192/124 mmHg，脈拍94回/分と頻呼吸を認めた．嘔気，腹部の軽度膨満と上腹部圧痛を認めたが，腹膜刺激症状はなかった．口唇・口腔内は発赤し，薄ピンク色の少量の液体を数回嘔吐した．

【血液検査】高カリウム血症，血液濃縮所見を認め，動脈血ガス検査では呼吸性アルカローシスを認めた（表1）．

表1　初療時の血液検査

血算					
WBC	7,190/μL	HCO_3^-	22.9 mEq/L	TP	7.5 g/dL
RBC	421×10⁴/μL	BE	0.5 mEq/L	BUN	6 mg/dL
Hb	16.4 g/dL	生化学		Cre	0.7 mg/dL
Hct	44.6%	GOT	27 IU/L	Na	136 mEq/L
PLT	26.7×10⁴/μL	GPT	19 IU/L	K	6.3 mEq/L
動脈血液ガス（O_2 マスク10 L/分）		T-Bil	1.0 mg/dL	Cl	102 mEq/L
pH	7.499	LDH	217 IU/L	CRP	<0.1 mg/dL
pCO_2	30.8 mmHg	ALP	299 IU/L	GLU	141 mg/dL
pO_2	156.1 mmHg	Amy	<62 IU/L		
		CPK	200 IU/L		

【腹部単純X線写真】小腸ガス像あり（図1，→）．

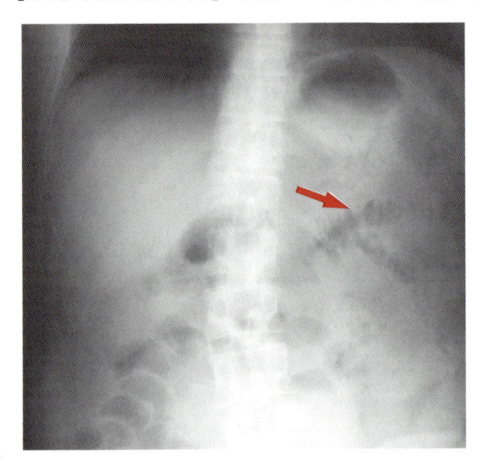

図1　腹部単純X線写真

【12誘導心電図】洞調律．T波に異常なし（図2）．

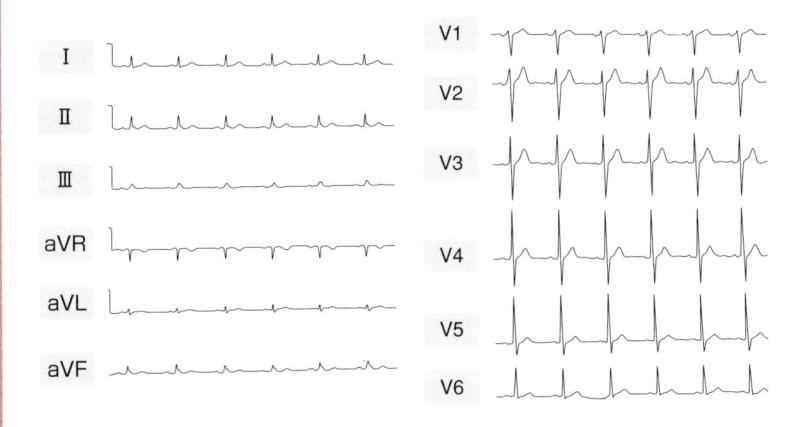

図2　12誘導心電図
洞調律，T波に異常所見は認めない

2 初期対応

　　初療時のバイタルサインは安定していたが，口腔粘膜のびらん・発赤といった刺激症状が強く，病着30分後に緊急上部消化管内視鏡検査を施行した．

　　咽喉頭に発赤が強く，中下部食道，胃全体，十二指腸下行脚にかけて全周性の易出血性びらんと発赤を認めた（図3a）．幽門前庭部，食道下部は粘膜の灰白色化が強く，腐食が進行していた（図3b）．特に処置は不要で，内視鏡検査は終了した．

　　病着50分後に内視鏡室からICUへ入室した直後に一過性に心室細動となったが，除細動前に心臓マッサージで心拍再開が得られ，神経学的障害は残存しなかった．

不明の液体大量服用の場合にはまず成分を確認すること．
内視鏡検査を急いだあまり，高カリウム血症に気づいたときには心室細動！

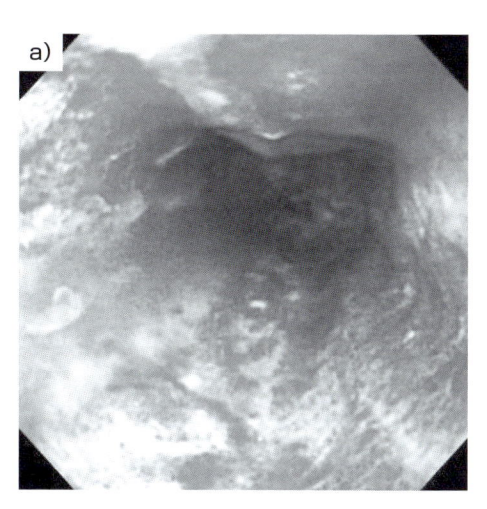

case 45

図3 上部消化管内視鏡検査
（p11，Color Atlas⑤参照）
a）食道下部：全周性の易出血性びらんと発赤を認める
b）食道下部，胃前庭部：粘膜の灰白色化が強く，腐食が進行していた

ここまでの対応医の思考

　内服した液体の主成分が添付文書より炭酸カリウムであることは認識していた．初療時には吐気，腹痛などの主訴が強かったため，通常の酸・アルカリ服用と同様の対応に終始して，まずは消化管の腐食程度の評価に優先度があると判断してしまった．内視鏡検査終了まで血液検査結果は確認していなかった．

3 危機を回避した経過

　上部消化管内視鏡の終了後に全身状態は安定していたが，ICU入室直後に突然の心室細動をきたした．内視鏡を施行した救急医も居合わせたため直ちに心臓マッサージを行いながら除細動器の準備をしたが，除細動前に自己心拍が再開した．

4 最終診断と対応

　直ちに動脈血液ガス採血を行い，また，初療時の採血結果で高カリウム血症を呈していたことがICUに入室後に確認された．このことから腸管からのカリウムイオンの吸収が心室細動の原因と考えられた．**グルコース＋インスリン療法**，炭酸水素ナトリウム点滴静注，ポリスチレンスルホン酸カルシウム注腸投与により高カリウム血症は是正され，血液浄化法は要さず，神経学的後遺症も残さなかった．

〈最終診断〉
炭酸カリウム服用からの高カリウム血症，心室細動

第6章 中毒

解　説

A 誤診・失敗の原因：検査結果の確認の遅れ

　本症例で服用された写真現像補充剤は，炭酸カリウム（25～50％）が主成分で他に亜硫酸カリウム（1～25％），アミノポリカルボン酸（1～25％）を含む無色透明・無臭の強アルカリ溶液（pH12.5～13.0）である．炭酸カリウムはガラスや液体石鹸などの工業原料として用いられ，経口中毒の報告はNaonら[1]の1例のみであり渉猟しえた範囲では本邦ではない．特に今回問題となった炭酸カリウム服用時の体内動態の情報はなく，副成分についても同様であった．

　ヒト推定致死量も不明だが，水酸化ナトリウムに対し炭酸カリウムの毒性は弱いと考えられる．しかし水酸化ナトリウム，水酸化カリウムのヒト推定致死量が約10 gであることを考慮すると，本症例の服用量（炭酸カリウム75～150 g，亜硫酸カリウム3～75 g）は致死量をはるかに超えていた可能性が高い．添付文書で成分として炭酸カリウムが含まれていることは認識していた．しかし吐気，腹痛という症状に目を奪われて上部消化管内視鏡を迅速に施行することに奔走し，**高カリウム血症**が生じる可能性を認識できなかった．さらに初療時に採血は行ったが，その結果が判明する前に上部消化管内視鏡の準備が整い，その後も採血結果の確認が遅れた．

B 腐食性物質服用の検査・治療

　腐食性物質服用例で早期の内視鏡検査については賛否両論があるが[2,3]，一般的には治療方針を決定するために受傷後早期の施行が推奨されている[4]．当施設でも，腹膜炎や穿孔の所見がなければ受傷後早期に内視鏡を実施しているが，粘膜腐食と吸収による毒性の緊急度を考慮して決定するようにしている．

C 本症例の落とし穴・確定診断に至ったポイント

　通常の酸・アルカリ服用の場合には，消化管から吸収されて生じる中毒症状は通常は問題にならないとされている．しかし本症例では，服用後約1時間で高カリウム血症から致死性不整脈が発生した．カリウムイオンは消化管から約90％が吸収されるため，高濃度のカリウムイオンを含む液体の大量服用の場合には，腸管からの吸収による毒性も十分に考慮に入れて対応しなければならない．

D もしも見落としたら？〜見落とさないために

　写真現像補充剤は医療従事者にとって一般的に知られたものではない．成分不明の物質を大量服用した場合にはその情報収集が鍵となる．拮抗剤・中和剤の有無が中毒に対する治療として重要であり，添付文書がなければ中毒情報センターやインターネット，および

その販売メーカーへの問い合わせなどを徹底的に行い，治療方針を決める．日常的に経験する腐食性物質服用への対応に加え，その物質に特異的な問題点を見極めて治療を行う必要がある．

教訓
- 成分不明物質の服用では情報収集が重要である
- 高濃度のカリウムイオンの大量服用では腸管からも容易に吸収される
- 腐食性物質服用での内視鏡検査をあわてて施行する必要はない

文献・書籍（さらに知識を深めたい方へ）

1) Naon, H. et al. : Fibroproliferative disorder of the antrum after an alkali ingestion. Am. J. Gastroenterol., 91 : 383-384, 1996
2) 藤田義幸，須川暢一：腐食剤による上部消化管障害　早期内視鏡の役割．日消外会誌，82：1703-1709, 1985
3) Tanaka, T. et al. : Corrosive injury to the upper gastrointestinal tract due to acid ingestion, report of two cases. J. Kansai Med. Univ., 42 : 43-49, 1990
4) 高橋　均，金井　透：工業用品　アルカリ．救急医学，25：178-179, 2001

＜清水敬樹＞

第7章　その他

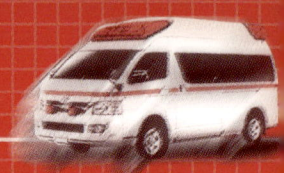

case 46　急性発症の敗血症性ショックと凝固障害．まずは蘇生と全身管理だが，原因がわからない

> 対応医：救急外来年間受診患者数1.8万人，24時間応需の大学病院に勤める救急専従医

事例紹介

1 搬入から初期対応までの経過

【症例】70歳，女性

【主訴】全身倦怠，意識混濁，熱発

【現病歴】入院4日前から熱発，感冒様症状を認めた．2日前から食欲低下，下痢を認めたため近医にて1日約1,000 mLの輸液が施行されていた．入院当日，症状の増悪により動けなくなったとのことで，近医から紹介，救急搬送となった．

【来院時第一印象】意識レベル：GCS E4V5M6，JCS 1．バイタルサインの第一印象としてSIRSの3項目を満たすことは明らかであり，敗血症を疑った．

【バイタルサイン】体温39℃．血圧：150/90 mmHg，脈拍：150回/分，整．呼吸は促拍し36回/分，SpO$_2$：97%（6 L O$_2$マスク）

2 初期対応

　酸素投与を継続しつつ，輸液，血液生化学検査，動脈血ガス分析（表1）を行い，身体所見をとった（表2）．

　血液検査（表1）から白血球の著明な減少を認め，呼吸循環障害を認めたため，重症敗血症以上の病態と考えた．身体所見からは明らかな感染巣の同定ができなかったため，頭部CT，胸腹部CTを施行した．この間に，腹部超音波検査，心臓超音波検査を施行したが，有意な所見は得られなかった．

　頭部CTでは有意な所見はなく，胸腹部CTでは軽度の肺炎像を認めるのみで，重症敗血症を説明できる病巣は認めなかった．右副腎に腫瘤を認めたが，膿瘍は否定的であった．肝膿瘍や腸腰筋膿瘍は認めなかった．

　呼吸循環状態が悪いためICU入室とし，気管挿管，人工呼吸管理とし，中心静脈ラインを挿入してfluid resuscitationとカテコラミン投与を開始した．血液培養を施行し，抗菌薬投与（MEPM＋VCM）を開始した．

case 46 急性発症の敗血症性ショックと凝固障害．まずは蘇生と全身管理だが，原因がわからない

表1 血液検査

動脈血ガス分析（O₂マスク6L）		生化学			
pH	7.479	PT	50%（INR：1.60）	BUN	33.1mg/dL
pCO₂	34.9mmHg	Fib	416mg/dL	Cr	0.83mg/dL
pO₂	76.5mmHg	GLU	152mg/dL	Na	118mEq/L
HCO₃⁻	25.3mmol/L	TP	3.6g/dL	K	4.1mEq/L
BE	1.9mmol/L	Alb	1.6g/dL	Cl	86mEq/L
血算		T-bil	0.8mg/dL	Ca	7.5g/dL
WBC	900/μL	D-bil	0.2mg/dL	CRP	23.13mg/dL
RBC	388万/μL	GOT	46IU/L		
Hb	9.7mg/dL	GPT	36IU/L		
Ht	28.90%	LDH	279IU/L		
PLT	27.2万/μL	Amy	78IU/L		

表2 身体所見

結膜	貧血・黄疸なし	腹部	平坦，軟
瞳孔	正円同大，対光反射迅速	腸蠕動音	正常
口腔内	咽頭発赤・扁桃腫大なし	CVA tenderness	なし
頸部	リンパ節腫脹なし	直腸診	タール便・下血なし
甲状腺	腫脹なし	下腿	浮腫なし
頸静脈	怒張なし	四肢	異常・麻痺なし
呼吸音	正常，雑音なし	頭痛	なし
心音	正常，雑音なし	項部硬直	なし

3 ICU入室後

　敗血症性ショックに対する治療の詳細は本稿の主題ではないため，ここでは触れない．集中治療専門医による，最新の機器を用いた，エビデンスに基づく必要十分な集中治療がなされたことのみ述べるにとどめる．

　上記集中治療により，呼吸循環状態は改善したが，依然として原発巣が不明であった．経食道エコーでも弁膜に異常を認めなかった．原因不明のままで根治的治療（この場合はドレナージやデブリドマン）がなされなければ，再度の状態悪化が危惧される．

　この状態のまま，4日目に検査室から，入院時に採った血液培養より*Pseudomonas aeruginosa*が検出されたとの報告が入った．ただごとではない．うそでしょ？ うそじゃありません．

4 病歴へ戻れ

　「原因が不明ならば身体所見に戻る．それでも不明ならば患者に再度問診する．病名は**患者が教えてくれる**」というのは鉄則である．患者は鎮静中，気管挿管中で問診は不可能なため，家族から発症時期に何か気づくことはなかったかをもう一度確認することにした．

「今回の入院に先立ち，何か変わったことはありませんでしたか？」

「特にはありません．ただ，口内炎がひどくて食事が摂れないと言っていました．それで体力が弱っていたんでしょうか」

「口内炎ですか」

「はい．そうです」

5 再び身体所見へ～発見された新たな事実～

　家族からの情報をもとに，口腔内を再び観察した．軟口蓋，扁桃，咽頭にはやはり病変は認めなかったが，歯肉を診ると目を疑った．歯肉（特に上顎）が全体に土色に変色しており，大きな潰瘍を形成しているではないか（図1）．歯肉を圧迫すると潰瘍底から膿汁が排出されたため，すぐにグラム染色と培養に提出した．染色ではグラム陰性桿菌を認め，*Pseudomonas aeruginosa*に矛盾しなかった（後日，培養結果でも*Pseudomonas aeruginosa*を確認した）．

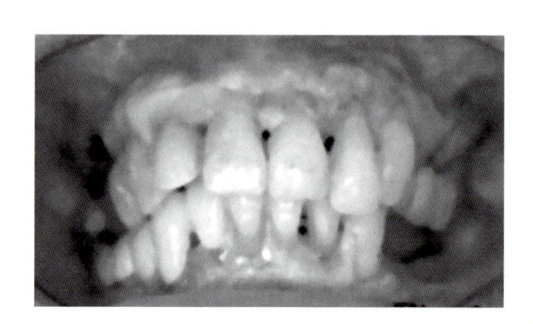

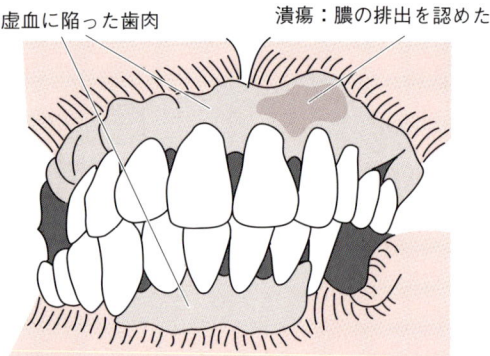

図1　急性壊死性潰瘍性歯肉炎
（p11, Color Atlas⑥参照）

6 たどり着いた根治術

　引き続き上下顎部のCTを施行して感染巣を同定し，ドレナージおよび血小板などの補充療法の後，根治術を施行，感染巣を除去できた．

術後診断：急性壊死性潰瘍性歯肉炎，上下顎歯槽骨炎

術式：抜歯，歯槽骨形成術，気管切開術

　術後，しばらくの間は集中治療を必要としたが，全身状態は徐々に改善し，一般病棟へ転棟となった．なお，右副腎近傍の腫瘤は悪性リンパ腫と診断され，化学療法が施行された．

〈最終診断〉
原因感染巣：急性壊死性潰瘍性歯肉炎，
上下顎歯槽骨炎由来の敗血症性ショック

解　説

A 診断遅延の原因：思いもよらない感染巣であったため

　診断の方向性に大きな間違いはなかったと考える．口腔内も含めてルーチンな身体所見もおろそかにしていたわけではない．診断遅延の原因は歯肉炎由来の敗血症というきわめて稀な原因にあったと考える．そのきわめて稀な病態はcompromised hostであったがゆえと考える．

B 確定診断に至るポイント

　感染症は，その多くが丁寧な病歴と身体所見をとることにより，診断が可能と考える．第2章case 9（p52）の症例と違い，この場合は**家族からの詳しい病歴聴取**が診断のポイントとなった．

> ● 診断をするに，フィリップ・マーロウやシャーロック・ホームズのような名探偵になる必要はないし，僕のような凡人にはそんなことは最初から無理です．病歴，身体所見を丹念にとり，地道に謙虚に進んでいくしかないようです．しかしそれが案外一番早く確実な方法で"王道"なのかもしれません．診断に近道はなく王道あるのみと感じました．今回も参考となるような資料はありません．自分は第2章case9（p52）にあげた書籍などで初心に戻りつつ反省と精進の日々を送っております．

＜井上哲也，山口大介，石井　健＞

第7章　その他

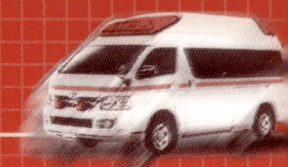

case 47　どうして吸気性喘鳴が聞こえるの？？

対応医：卒後10年目小児科専門医（診療場所：病院小児科診察室）

事例紹介

1　搬入から初期対応までの経過と血液検査結果

【症例】6カ月，男児
【主訴】喘鳴
【家族歴】同胞3名中第3子，第2子（3歳1カ月男児）が生エビでじんましん
【出生歴】妊娠経過に異常なし，在胎39週4日，出生体重3,426g，仮死なし
【既往歴】乳幼児健診で異常なし，現在の栄養は人工乳と離乳食1日1回
【予防接種歴】BCG，ポリオワクチン1回
【現病歴】1月23日11時頃にイチゴを栽培しているビニールハウスに入り，イチゴを舐めた．その後ヒーンヒーンと呼吸の音が出現し次第に増強したため，夕方に近医を受診してセフェム系抗菌薬と整腸薬の処方を受けた．症状はやや軽くなり夜間は眠れた．人工乳はよく飲むが，起きるとときどきヒーヒーいったり咳がでることがあった．

1月25日午後，受付時間終了後に当院小児科を初診した．診療録から，咽頭軽度発赤，呼吸音粗，陥没呼吸を認め，血液検査と胸部単純X線写真（立位正面）を撮影した．2種類の吸入処置（β刺激薬とステロイド）で喘鳴はやや改善し，前医の内服薬に加えてツルブテロール貼付薬と水薬の追加処方を受けた．

26日午前に再診（母親に横抱きされて診察室へ入室）．母親によると，夜間はよく眠れ，起きてくるとときどきヒーヒーいうが少し改善してきているという．

【バイタルサイン】体温：36.7℃，呼吸数：31回/分，脈拍138回/分で整，SpO₂：96%
【身体所見】

身長	65cm	呼吸様式	下部肋間で吸期に軽度陥没あり
体重	8.5kg	呼吸音	清
意識	清明	心音	純
活気	良好	腹部	膨満なし
筋緊張	低下なし	腸音	異常なし
発疹	なし	肝	右季肋下に1横指触知

（次頁に続く）

case 47 どうして吸気性喘鳴が聞こえるの？？

(前頁の続き)

顔貌	異常なし	脾	触知せず
顔色	不良なし	鼠径・外陰部	異常なし
顔面	浮腫なし	四肢	異常なし
眼球・眼瞼結膜	異常なし	自発運動	左右差なし
咽頭	軽度発赤	下腿	浮腫なし
頸部リンパ節	腫大なし	神経学的異常所見	認めず
胸郭	変形なし		

【血液検査(1月25日)】

動脈血ガス分析結果(酸素投与なし,左橈骨動脈穿刺)					
pH	7.460	RBC	393万/μL	BUN	10 mg/dL
pCO_2	35.1 mmHg	Hb	10.5 g/dL	Cr	0.2 mg/dL
pO_2	69.3 mmHg	Ht	31.5%	AST	32 U/L
HCO_3^-	24.4 mmol/L	PLT	53.7万/μL	ALT	24 U/L
BE	1.1 mmol/L	生化学		LDH	244 U/L
SaO_2	94.9%	TP	6.4 g/dL	CPK	126 U/L
血算		Alb	3.8 g/dL	GLU	82 mg/dL
WBC	9,300/μL (Stab 1%, Seg 39%)	Na	139 mEq/L	CRP	0.3 mg/dL
		K	4.3 mEq/L	IgE	7.38 IU/mL
		Cl	103 mEq/L		

2 初期対応

まず前日の診療の流れを汲み,帰宅後の内服状況とβ刺激薬(ツルブテロール貼付薬)使用開始後の症状の経過について母親に尋ねた.呼吸症状の悪化はなく少し改善しているように思うという.前日のガス分析と血液生化学検査成績で,喚気不全は認めず,感染症の可能性も乏しい.

そこで,昨日と同内容の吸入〔①クロモグリク酸ナトリウム吸入液(ベネトリン®吸入液)0.1 mLと硫酸サルブタモール吸入液(インタール®吸入液)1 mLの混合,②ブデソニド(パルミコート吸入液®)吸入用懸濁剤0.25 mg〕を指示し,それぞれ超音波ネブライザーで実施した.

ここまでの対応医の思考

再診患者で,昨日いろいろ検査が行われている.前日の診療録の記載から,胸部X線写真のスケッチも特変なく,吸入処置で症状が軽快していることが窺える.発熱や哺乳障害はなく,笑顔もみられて患児に緊迫した様子はない.母親も落ち着いている.イチゴを含めアレルゲン十数種を検索中で,診療録からはアレルギー性の病態を考えていることが窺える.処方薬も有効と考えてよく,本日は追加検査は必要ないだろう.吸入後に聴診で改善を確認した後に帰宅できる予定.

3 危機を回避した経過
（処置後効果確認のつもりが，重大な異常サインをキャッチ）

　吸入処置後に効果確認目的で，患児を立て抱きにしたまま聴診を行ったところ，患児の姿勢によっては明らかな吸期時狭窄音を聴取して陥没呼吸が出現することに気づいた．吸期時狭窄音は体幹を前屈して頸部が屈曲位に傾くと増強するが，体幹を後屈して頸部が伸展位になると軽減し，仰臥位ではほぼ消失した．姿勢による狭窄音の変化は再現性があった．

　そこで，母親に細かく問診し直したところ，①生下時から哺乳時にヒーヒーよくいっているが哺乳は良好なので特に気にしていなかったこと，②仰臥位に寝かせていると楽そうで睡眠障害はないこと，③立て抱きや座らせるとヒーヒーいうこと，④入浴後に顔色が悪くなることがあったことがわかった．

　1月23日にイチゴのイベントで発症時は呼気性喘鳴を伴っていた可能性はあるが，これが消失してくることで吸気性呼吸困難が顕在化した可能性がある．問診から，以前から軽度の吸気性呼吸困難が存在していたと推測できる．その症状が目立ってきたことが本日の受診の主たる問題だったことに気づいた．

　原因の検索は急ぐと判断．すぐに初診時の胸部X線フィルムを取り寄せ，耳鼻咽喉科医に緊急診察を依頼した．

【胸部単純X線画像（正面立位，前日：図1）の再読影】肺野に至適な条件で撮影されたフィルムだが，至近距離で確認したところ，気管透亮像の異常の見過ごしに気づいた．主気管支は左側に著しく圧排され偏位して細く，縦隔陰影は右側で軽度拡大を認めた．

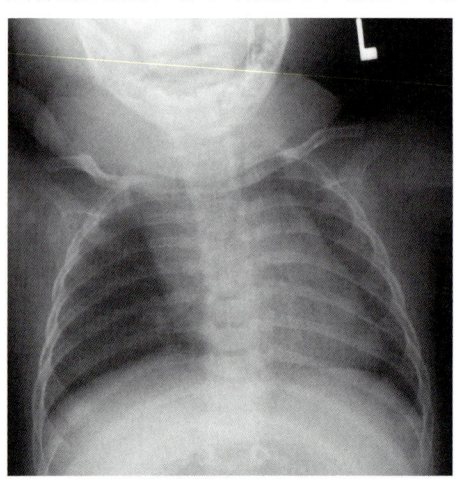

図1　胸部単純X線写真
主気管支が左側に著しく圧排され偏位して細く，縦隔陰影は右側で軽度拡大を認める

【耳鼻咽喉科紹介】喉頭ファイバーで喉頭蓋，声門，声門下に目立った浮腫は認めず，観察された範囲で気道内部に明らかな異常は認めなかった．

【外科系医師によるスーパーバイズ】右鎖骨上窩に辺縁不明瞭な直径約4cm大の軟らかい腫瘤を触知した．

4 暫定診断と説明内容

「縦隔に腫瘍性病変を疑います．その影響で気管が圧排されて左側にゆがんで写り，狭くなっていることがレントゲン写真を見直してわかりました．息を吸うときにヒーヒーと聞こえるのは，狭いところを空気が通るためだと思います．右の鎖骨の上のくぼみに，境目がわかりにくい小さな軟らかい腫瘤を触ります．これが胸に潜り込んでつながっている可能性があり，急いで詳しい検査が必要です」

と母親に説明した．なお，イチゴのIgE RASTスコアは0だった．

以前からあった吸気性呼吸困難が，現在増悪している可能性を考え，準緊急でCTやMRIなどの画像撮影による評価が欠かせないと考える一方で，検査目的で催眠薬を投与することをきっかけに換気障害が悪化するリスクを案じた．したがって，現時点で高次病院と連携が望ましいと考えて両親の同意を得て，同日正午すぎに高次医療機関に転院搬送した．

5 最終診断と対応

超音波検査と催眠薬内服下に行ったMRIとCT画像から，右頸部から前・中縦隔まで連続したリンパ管腫が存在し，気管分岐部や心臓に近接して，気管が著しく圧排されていたことがわかった．リンパ管腫は嚢胞状と海綿状部分があり，一部に出血が疑われた．

治療方針についてセカンド・オピニオンを受けるために小児専門病院に紹介となった．その後に行われた全身麻酔下の気管支鏡所見で，気管は膜様部側から圧排されて内腔は三日月状となっていたことがわかった．

〈最終診断〉
頸部〜縦隔リンパ管腫

解　説

A 誤診・失敗の原因：アレルギー性の病態だという先入観

● 診断の困難性

初診時に本例の現病歴がアレルギー性の病態を疑わせることに心が奪われてしまった．鑑別として，流行中のRSウイルス感染症による細気管支炎を考え，胸部単純X線撮影と鼻汁RSウイルス抗原迅速検査を行っている．冬期の小児科外来は流行のウイルス性疾患への対応で繁忙をきわめているため，診察者が注目した問診内容に引っ張られて，先入観をもった診療に陥りやすい環境にある．

また，先天的な原因による呼吸障害であればたいてい新生児期〜乳児期早期に発症していると考え，先天的な疾患に留意することはなかった．

加えて，頸部の触診で腫瘤を発見できておらず鑑別診断としてリンパ管腫を失念した．

● 診断の非典型例

外来診療でのリンパ管腫の発見は体表，特に頸部の軟らかい腫瘤触知によることがほと

んどで，乳幼児では家人が発見して受診することが多い．本例では頸部のリンパ管腫が発見される前に喘鳴を訴えて受診した．

発症時には呼気性喘鳴を伴っていた可能性があり，それ以前から存在していた吸気性喘鳴に気づくのが遅れたのではないかと推測した．

胸部単純X線写真で縦隔の拡大が軽度で，初診時には縦隔腫瘍を鑑別診断に入れていなかった．

B 本症例で必要な鑑別診断

● 乳児でwheezingを呈する疾患

乳児で聴取されるwheezingは，RSウイルスによる細気管支炎などウイルス性感染症など炎症に伴う頻度が高いが，**気道内外の異常**〔気管狭窄，喉頭軟化症，気管食道瘻（特にH型），血管輪，縦隔リンパ節の腫大，縦隔腫瘍，咽喉頭のvascular malformationなど〕による解剖学的影響や，異物誤嚥，食道異物，胃食道逆流現象などに留意して鑑別診断を進める必要がある．

● 縦隔リンパ管腫の急激な増大

リンパ管腫が縦隔に存在する場合，無症状だったものが炎症や腫瘍内出血により急激に増大して重篤な呼吸や嚥下の合併症を引き起こす危険性を考慮した対応が必要である．喘鳴と咳で発症し，喘鳴が徐々に増悪して心肺蘇生処置に至った16カ月幼児例[1]が報告されている．治療方針の選択にあたっては，発生部位の周辺臓器への影響を考慮するとともに，海綿状部分や血管腫の合併に留意が必要である．

C 本症例の落とし穴・確定診断に至ったポイント

① 初診時に頸部の触診を念入りに行う姿勢で診察に臨んで，右鎖骨上窩に軟らかい腫瘤を発見していれば，その時点で頸部リンパ管腫が咽喉頭や縦隔につながっている可能性も考えて精査を進めることができた可能性がある．乳児では頸部の触診はうまくできないことも多く，頸部を念入りに触診する習慣が乏しかった

② 吸入処置後に効果確認の目的で患児の呼吸音を再度聴診したときの患児の姿勢の変化が，アレルギー性の病態ではなく吸気性呼吸困難が主たる問題であったことに気づくきっかけとなり，初診時からの検査データと問診内容の洗い直しをした

③ 通常，再診では前回の診療録の記載内容を踏まえて，治療開始後の変化について問診することから診療に入るため，前回処置（β刺激薬を含む吸入と処方）は有効と思い込んでいた

④ 初診時に行った胸部単純X線撮影は細気管支炎の診断を目的に実施したため，肺野に眼が奪われてしまった．また，画像を適切な距離で読影しなかったことも，気管透亮像の異常に気づかなかった一因である

⑤ 換気不全に備えて高次病院に転院し，安全を確保のうえで実施した鎮静下のMRI画像は，頸部から前・中縦隔に広がるリンパ管腫の診断に有用だった

D もしも見落としたら？～見落とさないために

① 乳幼児では，特に冬期など厚着のまま頸部まで衣服を持ち上げて診察を行ってしまうと，患児は頸部から肩および前胸部が圧迫されて不自然な姿勢をとりやすい．頸部の視診や触診はもちろん，呼吸状態の視診および聴診など患児の身体所見を誤ってとる原因となり，重大な見逃しを招きやすい．筆者らは初診のときに本人と家族にこのデメリットを説明して，上半身は原則裸で診察できるようお願いしている

② 喘鳴を聴取する場合に，乳幼児が姿勢を変えるに任せてさまざまな姿勢で聴診所見を得ることで，重要な情報が得られる可能性がある．筆者らは特に乳児では聴診時の患児の体の抑制は安全を確保できる必要最小限としている

③ 撮影目的にかかわらず，胸部単純X線写真で意識的に気管透亮像を確認することは有用である．また，検査画像は複数人で読影できる体制を普段から整えておくことが望ましい

教訓

① 本例では，立て抱きによる吸気性呼吸困難が増強したことから，頸部から縦隔につながる巨大なリンパ管腫が診断された．姿勢によりはじめて聴診できる所見もある

② 乳児でも頸部の触診を平素から丁寧にする習慣をつけておく

③ 胸部単純X線写真では必ず気管透亮像を確認する

文献・書籍（さらに知識を深めたい方へ）

1) 米地 敦 他：腫瘍内出血を伴う縦隔リンパ管腫の一例．（会議録）日本臨床外科学会雑誌，65巻増刊，pp707，2004
2) 窪田昭男：リンパ管腫．「系統小児外科学」（岡田 正 編著），永井書店，pp754-758，2001
3) 高田維茂 他：縦隔の腫瘍性病変．臨床画像，22（10）：1102-1121，2006
4) 野澤久美子：上気道．「必修小児の画像診断」（Hans Blickman 原著，相原敏則 監訳），pp9-24，メディカル・サイエンス・インターナショナル，2002
5) Watts, K. D. & Goodman, D. M.：Wheezing, Bronchiolitis, and Bronchitis. Nelson Textbook of Pediatrics（18th ed., Kliegman, R. M. et al. eds.），pp1773-1778, Saunders, Philadelphia, 2007
6) Robert, M. K.：Airway Obstruction in Children. Practical Strategies in Pediatric Diagnosis and Therapy（2nd ed., Kliegman, R. M. eds.），pp82-94, Saunders, Philadelphia, 2004
7) Beste, D. J.：Neck Masses in Childhood. Practical Strategies in Pediatric Diagnosis and Therapy（2nd ed, Kliegman, R. M. eds.），pp895-908, Saunders, Philadelphia, 2004
8) Jerald, P. Kuhn. et al.：The Neck and Respiratory System. Caffey's Pediatric X-Ray Diagnosis（9th ed, Frederic, N. et al. eds.），Mosby, 1993：Hygromas（Cystic Lymphangiomas），p362, Cystic hygromas（lymphangioma），pp689-690
9) Lane, F. D.：Lymphatic Malformation. Diagnostic Imaging Pediatrics（1st ed., Donnelly L. F. et al. eds.），Section6, pp58-61, Amirsys, 2005

＜北野尚美，吉川徳茂＞

第7章　その他

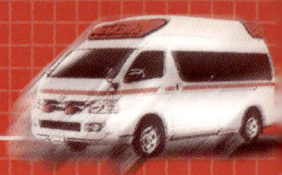

case 48　そんな，ただの風邪のはずが…

対応医：年間搬入患者5万人，24時間1次〜3次まで対応する救命救急センター2年目研修医

事例紹介

1 搬入から初期対応までの経過

【症例】16歳，女性

【主訴】頭痛，咽頭痛

【現病歴】1月21日授業中に側頭部痛が出現．嘔吐もあり当院に救急車で搬送された．

【バイタルサイン】意識清明，血圧：144/76 mmHg，脈拍：128回/分，SpO_2：98％，体温：36.8℃

【身体所見】GCS 15．神経学的異常なし．頭痛は左側頭部に限局している．徐々に痛くなってきて，拍動性ではないが間欠性であり，自制できる．嘔吐は2〜3回のみで来院後はない．咽頭痛は軽度．口蓋扁桃の腫脹は軽度．その他の身体所見は異常なし．身長166 cm，体重65 kg

【画像診断】頭部CT：出血，腫瘍などの所見なし．

2 初期対応

　　神経学的所見に異常はなく，また頭部CTでも所見がなかったことより，側頭部痛に関しては筋緊張性頭痛の診断となった．しかしながら咽頭痛の訴えと口蓋扁桃などの軽度腫脹があったために，咽頭炎の診断で耳鼻科にコンサルトを行った．

ここまでの対応医の思考

頭痛については筋緊張性頭痛だし咽頭痛については風邪を引いて扁桃炎を合併したのだろう．このまま鎮静薬と抗菌薬でフォローしてもいいと思うが口蓋扁桃が軽度腫脹しているようなので耳鼻科に診てもらおう．

3 危機を回避した経過

● 耳鼻科での診察

　　口蓋扁桃はほとんど正常であったが，頸部の触診で両側甲状腺の腫大と圧痛がみられた

（表1）ために血液検査を行ったところ，血清T3，T4の高値とTSH（tyroid-stimulating hormon：甲状腺刺激ホルモン）の低値がみられたために甲状腺機能亢進症の診断で救急外来へ再度連絡があった．

表1　血液検査

WBC	12,690/μL	AST	24 IU/L	T4	10≦ ng/dL
Hb	15.0 g/dL	LDH	180 IU/L	TSH	0.003≧ μIU/L
CRP	0.1≧ mg/dL	T3	30≦ pg/dL		

● 内分泌専門医による診察

救急外来で甲状腺超音波検査を行った．超音波検査の所見は内部不均一な甲状腺の腫脹であった（図）．検査所見と併せて，内分泌専門内科医にコンサルトを行った．その後も咽頭痛の訴えは続き，体温は38℃まで上昇して発汗と頻脈（132回/分）もみられてきた．体重は1カ月に10kg減少したということであった．

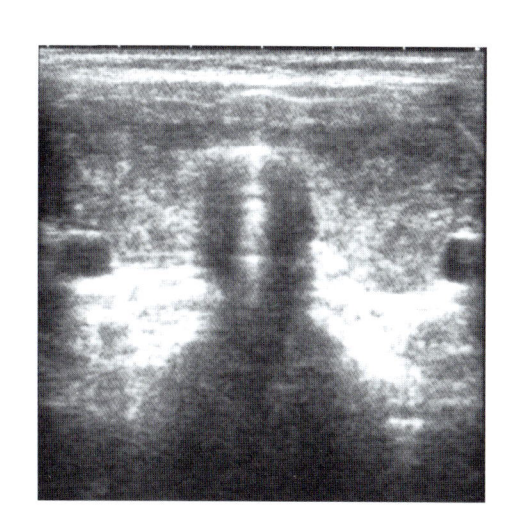

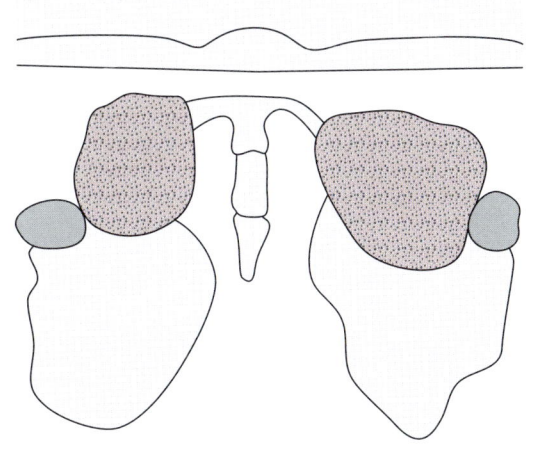

■ 内部が不均一で腫脹した甲状腺

図　甲状腺超音波検査（水平断）

4　最終診断と対応

甲状腺機能亢進症と甲状腺クリーゼ疑いの診断で入院．入院後抗甲状腺薬，β遮断薬，ステロイド，ヨードの投与で症状は改善した．また，救急外来で採血したTSHレセプター抗体と抗TPO抗体の高値も認められて，ほぼBasedow病と診断された．退院後は外来フォローとなった．

〈最終診断〉
甲状腺機能亢進症（Basedow病）

解　説

A 誤診・失敗の原因：扁桃炎との思い込みと，重い主訴に気をとられたため

① 「咽頭痛は単純な扁桃腺炎だ」と思い込んで触診などその他の診察を行わなかった
② 主訴が複数にわたる場合には，症状が重い主訴に目を向けて他の主訴については比較的簡単に診察を行うというピットフォールがある．また，複数の主訴を1つの疾患からの症状であると思い込んで結びつけるというピットフォールもある．本症例は前者であった．人間の体は1つであることを常に頭のなかに入れて，**病気を診るのではなく患者を診る**という姿勢を常にもつことが重要である．個々の症状について丁寧な問診，診察を行えば確実に診断にたどり着く．本症例でも視診までは行ったが触診を怠ったために甲状腺の腫脹と圧痛を見逃すこととなった

B 本症例で必要な鑑別診断

● 咽頭痛

咽頭痛を主訴とする疾患には**表2**のような疾患がある．

頸部は生命にかかわる重要な血管，器官が狭い範囲に存在する．そのため，腫脹や外傷などによって致命的になる疾患があるので十分に注意する．

鑑別診断で重要なことは，問診のみで終わることなく丁寧な視診，触診を行うことである．特に咽頭痛は，本症例のような，視診や触診である程度鑑別できる疾患が多いので忘れずに行う．

表2　咽頭痛を主訴とする疾患

原因		疾患名
感染炎症	比較的軽症	咽頭炎，喉頭炎，扁桃炎，気管支炎，頸部リンパ節炎，顎下腺炎
	致命的になりうる	甲状腺クリーゼ，急性喉頭蓋炎，頸部膿瘍，小児クループ，縦隔炎，
悪性新生物		食道癌，甲状腺癌，喉頭癌，咽頭癌
その他		外傷，異物，熱傷，有毒ガス，化学薬品

● 甲状腺機能亢進症

甲状腺機能亢進症はBasedow病，亜急性甲状腺炎，下垂体腫瘍，甲状腺癌などが原因で起こる．検査所見では血清T_3の高値，T_4の高値（ときには正常），TSH値の低下，TSH受容体抗体の高値がみられる．症状は多種多様で個人差が多い．訴えとしては体重減少，多汗，疲労，動悸，息切れ，不眠，情動不安，下痢，体重減少（食欲は亢進）などがあげられる．

甲状腺機能亢進症を未治療で放置したり，十分な治療がなされなかったりした場合に，感染やストレス，薬剤反応といった誘因が加わると甲状腺クリーゼとなる．甲状腺クリーゼは致死率が20～30％と高値である．症状は発熱，せん妄，痙攣，頻脈，発汗などが

あげられる．本症例でも発熱（38℃），頻脈（113回/分），発汗があり甲状腺クリーゼに近い状態であると判断して対応した．

C 本症例の落とし穴・確定診断に至ったポイント

　本症例では咽頭痛を季節柄（1月であった）風邪であろうと思い込み，口腔内の視診のみを行い，口蓋扁桃の軽度腫脹（耳鼻科としては正常）があると考えてその他の所見をとることを怠った．また，当初は体型によるものと思っていたやや太い頸部は耳鼻科から甲状腺の腫脹を指摘された後で再度触診すると腫脹を確認することができた．対応医は甲状腺の腫脹を診たことがなかったために，頸部の視診で違和感を覚えながらも見落とすことになった．

　このように視診でははっきりしなくても，触診で甲状腺の腫脹と圧痛があることで診断が容易となることがある．どんな季節であっても咽頭痛を主訴に来院した患者では，口腔内所見のみならず，甲状腺やリンパ節など頸部の視診，触診といった基本的な診察手技を怠らないようにすることが大事である．

D もしも見落としたら

　主訴が複数ある患者は多い．患者の訴えをよく聞くこと（症状の出現した時間，強度，継続性など）で複数ある主訴が関連するものか独立するものかは診断できることが多い．本症例では炎症所見がひどくはなく軽症であったが，甲状腺クリーゼや亜急性甲状腺炎は前述したように生命にかかわることもあるので注意を要する．

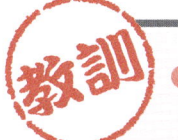

教訓
- 主訴や症状が複数にわたる場合には，1つの疾患ではなくいくつかの疾患による場合があるので，注意深く診察を行い，鑑別する必要がある
- 診察では問診のみならず視診，触診，聴診などをもれなく行い，鑑別診断に導く

文献・書籍（さらに知識を深めたい方へ）

1) Harrison's Principles of Internal Medicine（16ed., Kasper, D. L. et al. eds.）．McGraw-Hill, 2004

<山口　均>

第7章　その他

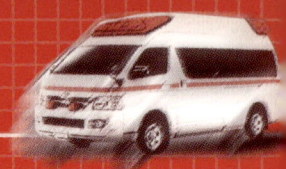

case 49　原因不明の敗血症，まさか川崎病だったとは！

対応医：救急専門医，救急専従歴14年目

事例紹介

1　搬入から初期対応までの経過

【症例】16歳，男性

【主訴】不明熱

【現病歴】3月下旬より咽頭痛が出現し，4月はじめより左頸部腫脹が出現した．その後発熱と皮疹も出現してきたために他院を受診した．

抗菌薬の内服投与を受けるが改善は認められず，採血にてCRP 20 mg/dL以上，WBC 23,600/mm^{3}と高度の炎症所見であった．そのために点滴加療を開始し前医紹介となるが，腹膜刺激症状が出現し，CTにて胸腹水・腸管浮腫を認め，収縮期血圧が70台まで低下したために当院紹介となる．

【バイタルサイン】意識：清明，呼吸：24回/分，SpO$_2$：94%（O$_2$カニューレ2 L投与中），血圧：124/48 mmHg（DOB4γ投与中），心拍数：136回/分，体温：40.1℃

【身体所見】

瞳孔	2.5/2.5 mm	胸部	
口渇・発汗	著明	心音	純
呼吸苦	あり	呼吸音	清
嘔気・嘔吐	あり（胆汁様）	腹部	膨満・硬
下痢	あり（水様性）	筋性防御	あり
頸部		腸管蠕動音	弱いが聴取可能
左頸部有痛性リンパ節腫脹頸部硬直	認めず 認めず	腫瘤	触知せず
		四肢	浮腫なし

2　初期対応

前医にて挿入されていた中心静脈ルートより輸液を開始し，新たに右鼠径部に中心静脈カテーテル留置する．この時点で免疫グロブリン（献血ベニロン®）とカルバペネム系抗菌薬（カルベニン®）投与を開始した．前医の中心静脈ルートに関してはこの時点で抜去し，感染源の検索のためカテーテル先端培養検査に提出した．上記に加え血液・尿・喀痰についても培養検査に提出した．

原因不明の敗血症，まさか川崎病だったとは！ case 49

不整脈を認めていたことから心電図と心臓超音波検査を行ったところ，EF 30％台と心機能低下が認められた．血圧低下に関しては心機能低下と発熱による脱水が原因と考え，大量輸液を行ったところ初期対応により血圧改善を認め，DOBについても中止することができ，その後も血圧100/40mmHg，脈拍120回/分前後で循環動態を安定することができた．

ここまでの対応医の思考

重症感染症を考慮して，感染源を特定する目的で採血〔一般採血（表1），各種ウイルス抗体，自己抗体など〕，培養検査（血液・喀痰・尿・便），CTなどの画像検索を行う．採血・培養上においても明らかな感染源の特定には至らず，CTにおいて

頸部：耳下腺腫脹と周囲リンパ節壊死・膿瘍を疑うlow density mass（＋）（図1）
胸部：両側胸水
腹部：腹水，麻痺性イレウス像

を認める．のみで感染源は不明であった．そのために原因特定のためリンパ節腫脹に対しリンパ節生検および血液疾患の存在も考え骨髄穿刺を施行する．

3 危機を回避した経過

リンパ節生検での病理組織結果は炎症性リンパ節炎の所見であった．入院時心電図上A-Vブロックは認めていたが，その後にST変化も出現してきたために川崎病を疑う．川崎病診断基準を用いたところ，年齢以外の部分で合致し，冠動脈CTにて冠動脈瘤（図2）の存在を確認し，確定診断するに至った．

表1　入院時検査成績

血算		生化学		凝固検査	
WBC	32,300/μL	GLU	117mg/dL	PT	18.9sec
RBC	3.38×10⁶/μL	TP	5.0g/dL	PT	42.8％
Hb	9.9g/dL	Alb	2.4g/dL	APTT	41.4sec
Ht	30.0％	T-Bil	3.8mg/dL	Fib	852mg/dL
PLT	36.8×10⁴/μL	AST	26IU/L	FDP	8.7μg/mL
		ALT	58IU/L		
動脈血ガス分析（O₂カニューレ2L）		ALP	398IU/L		
		CK	51IU/L		
pH	7.481	Amy	119IU/L		
pCO₂	29.0mmHg	BUN	15mg/dL		
pO₂	76.1mmHg	CRN	0.94mg/dL		
HCO₃⁻	21.2mEq/L	Na	135mEq/L		
BE	－1.4	K	3.2mEq/L		
		Cl	103mEq/L		
		Ca	8.8mg/dL		
		CRP	31.01mg/dL		

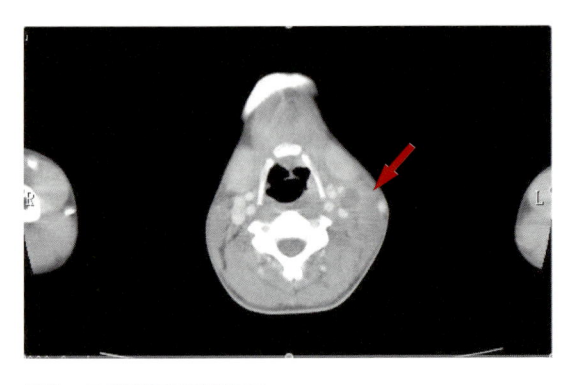

図1　来院時頸部造影CT
左頸部リンパ節腫脹あり，嚢胞性変化が認められる（→）

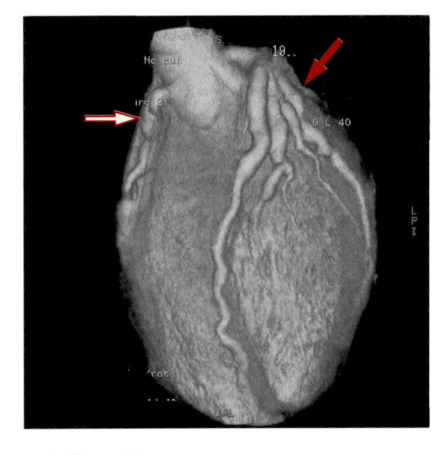

図2　心臓3DCT
（p11，Color Atlas⑦参照）
左前下行枝についても拡張が著明に認められる（⇨）．
右冠動脈はSegment 3まで拡張を著明に認める（→）

4 最終診断と対応

　直ちに心臓小児科にコンサルトし冠動脈瘤に対し血栓形成の予防目的でワルファリン（ワーファリン®），アスピリン（バイアスピリン®），トラピジル（ロコルナール®）投与開始となる．その後，心機能低下の改善が認められ外来継続加療となる．

〈最終診断〉
川崎病

解　説

A　誤診・失敗の原因：非典型的な発症年齢＋対応医の経験不足

- 川崎病の好発年齢としては4歳以下が80％を占め，特に6カ月～1歳に多いという報告があり，鑑別診断の際に年齢で除外されており，炎症所見の上昇を認めていたことから本例で感染症を最初に疑う原因となった．また小児疾患に対する経験が日常青年～成人を対象として治療を行っている救命救急医に不足していたことも否めない．
- 入院時の心臓超音波検査にて明らかな冠動脈瘤の存在が確認されておらず，この点においても確定診断が遅れることとなった原因の1つと考えられる．

川崎病の診断基準としては
① 5日以上続く発熱
② 両側眼球結膜の充血
③ 口唇の紅潮・いちご舌・口腔咽頭粘膜のびまん性発赤
④ 不定形発疹
⑤ 四肢末端の変化として（急性期）手足の硬性浮腫，掌蹠ないし指趾先端の紅斑（回復期），指先からの膜様落屑

⑥ 急性期における非化膿性頸部リンパ節腫脹

の6主要症状のうち5つ以上の症状を伴うものを本症と診断する．ただし上記6主要症状のうち4つの症状を認められなくても，経過中に断層心エコー法もしくは心血管造影法で冠動脈瘤が確認され，他の疾患が除外されれば本症とする．

B 本症例で必要な鑑別診断

● 敗血症

やはり最も鑑別診断にあがるところであるが，検査所見異常に身体所見と病歴の十分な聴取が必要である．川崎病を疑った場合においても平行して各種培養検査などの提出も必要である．

● A群溶連菌感染症

川崎病と比較して5〜15歳に感染するため特に鑑別が重要と考えられる．溶連菌迅速キットでの陽性率は50〜60%程度のため咽頭所見（出血斑，膿汁の付着）に注意する必要がある．

C 本症例で診断確定に至ったポイント

感染源のみならず，あらゆる方面から原因となりうる疾患を検索する必要がある．そのためには十分な身体所見の検索と病歴聴取を行う必要がある．

炎症性疾患の場合，採血，血液・喀痰・尿などの細菌培養や画像検索によるアプローチが必要であるが，それ以外の疾患も念頭に置くべきで，明らかな感染源の特定に至らなかった場合，リンパ節生検などによる侵襲を伴う原因検索も必要である．また先天性疾患や小児疾患において，入院以前まで全く症状として認められなかった症例もありうることから注意が必要である．

D もし見落としたら？

本疾患では，冠動脈瘤の存在から血栓症を併発することがあるため，診断の遅れは致命的なものになりかねない．救命するためには初期対応の時点での十分な身体所見・病歴聴取が大切である．

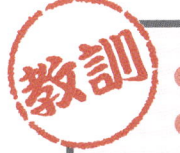

教訓
● 不明熱の原因に稀に川崎病などの特殊な症例が隠れている可能性がある
● 川崎病は若年齢層に多く認められる疾患であるが，典型的な身体所見を呈することから，年齢にこだわらず初期対応時に十分留意することが必要である

文献・書籍（さらに知識を深めたい方へ）

1）川崎病（MCLS，小児急性熱性皮膚粘膜リンパ節症候群）診断の手引き（厚生労働省川崎病研究班作製 改訂5版），日本小児科学会雑誌，106（6）：837，2002

＜太田育夫，山本雄豊，坂田育弘＞

第7章　その他

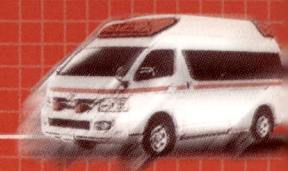

case 50　えっ！眼が見えると言ったのに～

対応医：救急専門医．卒後15年目（ER専従1年目）

事例紹介

1　搬入から初期対応までの経過

【症例】69歳，男性

【主訴】歩行困難

【既往歴】糖尿病（経口薬），高血圧症，狭心症・心筋梗塞，アルツハイマー型認知症

【現病歴】1年前より，アルツハイマー病と診断され自宅介護を受けている．前夜より急に歩かなくなり頭痛も訴えるようになったため，200×年△月○日深夜，家人に付き添われ救急外来を受診した．病院玄関より車椅子を使用し診察室へ入室．
「（眉間あたりが）痛い」と訴え，「目が痛くてあけられない」と強く閉眼している．

【身体所見】意識レベル：普段と同様の失見当識はあるが応答は良好．指示に従い四肢を動かす．両側眼球結膜に軽度の充血あり（左右差なし）．
瞳孔：両側3mm正円，痛みのためか開眼の指示に従わず対光反射の評価困難．追視の指示に従わないが，「見えますか？」と尋ねると「見える」と答える．角膜混濁は明らかでない（と思われた）．
　その他，頭頸部，胸腹部，四肢に特記すべき所見を認めず．
　下肢運動は指示に従い筋力低下は認めず．Babinski反射は両側とも認めず．回内回外試験，指鼻試験は指示に従わず．小幅歩行であるが介助にて歩行可能．

2　この時点での問題点

① 歩行障害の可能性　　　⑤ 両側眼球充血
② 頭痛　　　　　　　　　⑥ アルツハイマー型認知症
③ 眼痛　　　　　　　　　⑦ 糖尿病
④ 追視不能　　　　　　　⑧ 心筋梗塞の既往

ここまでの対応医の思考

歩行障害の可能性に関しては筋力低下が明らかでなく介助歩行も可能である．脳血管障害は考えにくいが，頭痛を訴えることもあり出血性病変鑑別のために頭部CTを施行する．眼痛に関しては，急性閉

塞隅角緑内障発作に注意する必要があるが，視力低下の訴えはなく瞳孔所見に左右差を認めない．何らかの原因による角膜びらんの可能性も考え，局所麻酔点眼薬の効果を確認してみよう．また，これまでにさまざまな既往疾患があり，本人の訴えに不明瞭な部分もあるため，スクリーニング目的で，血算・生化学検査，心電図検査を行っておこう．

3 検査結果および経過

頭部CTでは，中程度の脳萎縮を認めるが，出血病変・粗大病変は認めず．少なくとも急性期治療を要する脳血管障害は否定的と考えられた．血算，生化学検査，心電図検査でも特記すべき所見を認めず．神経学的所見と考え合わせ，歩行障害に関しては経過観察とする方針とした．

頭痛，眼痛の訴えに対しては，試験的にベノキシール®点眼（局所麻酔薬）を行ったところ痛みは消失し，視力に関しても「見える」と答えた．追視の指示には従わなかったが担当医は認知症のためと考えた．局所麻酔薬の点眼が痛みに有効であること，両側同時の緑内障は考えにくいのではないかと思われることより，精査目的の眼科再診を指示して帰宅させた．

4 帰宅後経過

帰宅後，未明に自宅でトイレに行こうとして一人で歩いたところ，誤ってガラス戸に顔面から突っ込んでしまった．左上眼瞼に約10cmの顔面裂創を受傷，救急車で再受診となった．

再来院時も，本人は「目が見えない」とは言わなかったが，縫合処置後の翌朝に眼科コンサルトしたところ「両側急性閉塞隅角緑内障」，「失明に近いと考えられる」との診断であった．

〈最終診断〉
急性閉塞隅角緑内障発作

解　説

A 急性閉塞隅角緑内障発作の診断

● 救急外来での診断法

急性閉塞隅角緑内障発作は，隅角閉塞により急激に眼圧が上昇し，視力低下，霧視，眼痛を生じる疾患である．悪心・嘔吐，頭痛など眼科以外の主訴で救急受診する場合も少なくない．視診では，①結膜充血（毛様充血といい角膜周囲の充血が強い），②散瞳，③対光反射の遅延・消失，④角膜混濁が認められる（図）．

救急外来でも行える簡便な検査として，眼球外側からペンライトをあてるペンライト法がある．正常では虹彩全体が照らされるが，閉塞隅角では膨隆した虹彩のため外側しか照

- 患側中等度散瞳
- 眼球結膜充血
- 角膜混濁
- 眼圧上昇

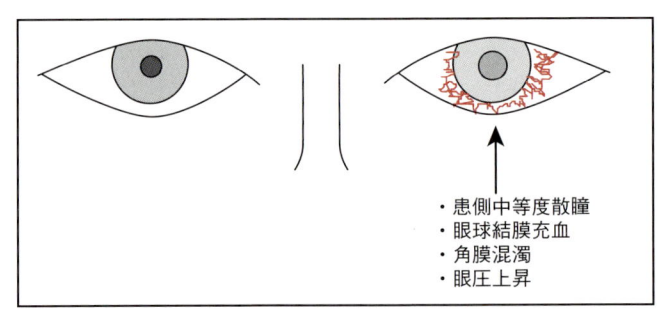

図　急性閉塞隅核緑内障発作の視診所見

らされない．ただし，慣れないと評価が難しく，部屋を暗くして真横から光をあてないと評価を誤る恐れがある．また，閉眼した上眼瞼から眼球の硬さを比べる方法も知られているが主観による判断のため精度は落ちる．

　眼圧計で高眼圧を確認し，細隙灯で閉塞隅角を確認すれば診断は確定する．放置しておくと失明に至る恐れがあるため，疑った場合は直ちに眼科コンサルトを行うべき疾患である．眼科医がすぐ近くにいない場合は，眼科医紹介までに縮瞳薬（塩酸ピロカルピン点眼5分毎）や浸透圧利尿薬（マンニトール1〜3 g/kg，30分かけて点滴静注）などによる眼圧降下を考慮する．レーザー虹彩切開術は，眼圧が低下し角膜浮腫が軽減してから行う．

● 本症例の特異性

　本症例において，「急に歩かなくなった」原因は視力低下によるものであったと考えられた．担当医は必要な鑑別診断として急性閉塞隅角緑内障発作を考えたが，以下の理由によりその可能性を除外してしまった．

① 本人が「目は見える」と返答した
② 瞳孔径は3 mm程度であった
③ ベノキシール®で痛みがおさまったため，表在性の痛みだと考えた
④ 緑内障発作が両側同時に発症するとは思わなかった

B 本症例の落とし穴

　初回受診時に追視をしなかったのは，認知症のためではなく視力低下のためであった．「見える」という認知症の患者さんの返答は簡単に信用すべきでなかった．

　緑内障の瞳孔散大は中程度であること，局所麻酔点眼薬（ベノキシール®）は緑内障発作の痛みにも有効であること，両側同時発症の緑内障発作はありうること，を担当医は知らなかった．

　深夜の受診でなく平日日勤帯の救急外来受診であったなら，「実はよくわからないのですが」と遠慮なく眼科医に相談していただろう．急激に視力障害をきたす疾患には迅速な対応を必要とする病態が多い（表）．

　本症例では，「多分，大丈夫だろう」という楽観的な憶測が「ひょっとしたら緑内障発作かもしれない」という心配を打ち消してしまった．深夜の眼科医コンサルトを遠慮する気持ちが結果的に患者さんに不利益をもたらしたのである．

表 視力障害をきたす急性疾患（上段の方が緊急性が高い）

病名	症状	所見	特殊検査	ERで行いうる治療
網膜中心動脈閉塞	突然発症	蒼白網膜，眼底浮腫 cherry red spot	なし	眼球マッサージ（外傷除外要） →続いて緊急眼科コール
急性隅角閉塞性緑内障発作	頭痛・嘔気 眼痛	中等度瞳孔散大 結膜充血，角膜混濁	眼圧上昇	縮瞳剤点眼，浸透圧利尿薬 →続いて緊急眼科コール
内因性眼内炎	発熱，飛蚊症 眼痛	前房蓄膿，毛様充血 座位で前房に膿のニボー	なし	広域抗菌薬・抗真菌薬 →続いて緊急眼科コール
メタノール中毒	両側視力障害 酩酊	視神経円板腫脹 cherry red spot	代謝性アシドーシス	エタノール内服，炭酸水素ナトリウム，静脈内投与
網膜剥離	飛蚊症，光視症，片眼視野欠損	後部硝子体剥離 網膜裂孔		安静，眼帯
ブドウ膜炎	霧視 眼痛	毛様充血，前房フレア 角膜後面沈着物		ステロイド考慮
視神経炎	眼球運動に伴う痛み 眼痛	視神経乳頭腫脹 Marcus Gunn徴候		ステロイド考慮
側頭動脈炎	発熱，頭痛，筋痛	視神経浮腫 側頭動脈圧痛	赤沈亢進	ステロイド考慮
硝子体出血	飛蚊症 視界に赤い帯	硝子体出血		安静，眼帯
黒内障発作	一過性	神経症状伴いうる	頸動脈超音波検査 心臓超音波検査	アスピリン考慮

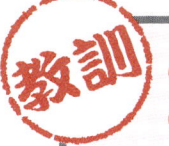

教訓

- 認知症の患者さんが「大丈夫」と言っても，頭から信用してはならない
- 不十分な知識で「大丈夫」と判断しない．特に「落とし穴」は頭に入れておく
- 「多分，大丈夫」ではなく，「ひょっとしたら危ない」と考える

文献・書籍（さらに知識を深めたい方へ）

1) 日本眼科学会ホームページ，緑内障診療ガイドライン
   http://www.nichigan.or.jp/member/guideline/glaucoma.jsp
2) John, D. M.：OCULAR EMERGENCIES：EMERGENCY MEDICINE. A COMPREHENSIVE STUDY GUIDE.（6th eds. Judith, E. T. editor in chief），pp1449-1464, Mc. Grow Hill, New York, 2004
3) Gregory, W. H.：EYE EMERGENCIES：Harwood-Nuss' Clinical Practice of Emergency Medicine（4th eds. Allan, B.W. editor in chief）. pp111-148, Lippincott Williams & Wilkins, Philadelphia, 2005
4) 「眼科インストラクションコース 11 眼科ERまるごとマスター 緊急性から考えようエマージェンシー」（白神史雄／編），メジカルビュー，2007
5) 山上 浩，飯島千津子：深夜でも緊急に眼科コールが必要な病態．レジデントノート，9（11）：pp1618-1624, 2008

＜太田 凡＞

第7章 その他

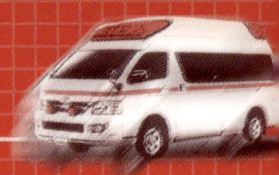

case 51 旅行者が発熱と軽い腹痛…採血結果で目が開いた！

対応医：卒後2年目研修医師 & 小児科専門医
（診療場所：休日準夜帯の救命救急センター診察室）

事例紹介

1 搬入から初期対応までの経過と血液検査結果

【症例】4歳5カ月，男児
【主訴】発熱，腹痛
【家族歴】同胞2名中第2子
【出生歴】在胎39週，出生体重2,895g，仮死なし
【ワクチン接種歴】BCG・ポリオ・三種混合・麻疹・風疹ワクチン接種すみ
【既往症】熱性痙攣（複合型）で入院（2歳1カ月），発熱時はジアゼパム坐薬の予防的使用をしている，便秘（3歳11カ月，腹部X線撮影を受けた）
【現病歴】7月16日夜に少量の嘔吐と右側腹部痛があり，翌朝かかりつけA小児科で夏かぜの診断で総合感冒薬の処方を受けた．そのときに"盲腸"の可能性は否定できないと説明を受けた．保育所で手足口病が流行していた．18日には腹痛は消失し，19日から予定どおり家族旅行中で，処方薬を20日まで内服した．

7月21日に再び右側腹部痛を訴え，宿泊先に近いB小児科を受診した．浣腸の処置を受け，多量の有形硬便が出て症状は消失し，便秘と診断を受けた．

7月22日午前中は元気で海水浴に行った．昼食後に倦怠感と悪寒を訴え，38℃の発熱に気づいた．この日の食事内容は，朝は菓子パン1個と牛乳コップ1杯，昼は焼きそば1/3皿とスポーツ飲料1/2缶，乳飲料1パック，夕はりんご1/4個で食欲は低下していたが，機嫌は特に悪くなかった．感冒様症状はなかった．夕方に少量の軟便があり，軽い右側腹部痛を訴えたが，悪心や嘔吐はなかった．発熱と腹痛を主訴に20時10分に救命救急センターを初診，独歩で診察室へ入室した．

【バイタルサイン】体温：38.2℃，呼吸：28回/分，脈拍：110回/分で整，血圧：86/58 mmHg，経皮酸素モニター値：手指で99

【身体所見】

体重	14.8kg	顔面浮腫	なし	心音	純
体格	中	眼球結膜	異常なし	腹部	平坦で緊張強い．**臍やや斜め上方に軽い**痛みを訴える．圧痛は明らかでない．反跳痛もない．
呼吸状態	胸腹式で安定	眼瞼結膜	軽度貧血様		
意識	清明	咽頭発赤	なし		
応答	良好	扁桃	Ⅱ°		
活気低下	なし	頸部リンパ節	大豆大1個触知	肝・脾	触知しない
表情不良	なし	甲状腺腫	なし	鼠径部	異常なし
皮膚	発疹や紫斑なし	胸郭変形	なし	下腿浮腫	なし
項部硬直	なし	胸郭運動	異常なし	神経学的所見	異常認めず
顔色不良	なし	呼吸音	清	中耳所見	耳鏡にて異常認めず

2 初期対応

　小児の発熱では採尿できれば検尿沈渣を行うことにしている．
　【検尿・沈渣】尿ケトン（±），尿糖（−），尿潜血（−），尿タンパク（−），沈渣異常なし

▶ ここまでの対応医の思考

　昼間に海で遊んでから発熱しているが，全身状態は安定しており熱中症の徴候は特に認めない．熱性痙攣の既往があるので，発熱が心配で救急受診したのだろうか．緊急性はなく重症でもない．希望に添った対症療法で対応して，明朝に宿泊先の近くの小児科診療所を受診するよう勧めることにしよう．右側腹部痛は部位やその経過から，急性虫垂炎ではないと考える．仮に急性虫垂炎ならすでにもっと悪化しているはずだ．

3 危機を回避した経過

　方針について小児科専門医にスーパーバイズを受けたところ，焦点があいまいなままで対症療法をすることは避けたいと指摘を受けた．確かに急性上気道炎を示唆する随伴症状はなく，急性腸炎らしい随伴症状もない．約一週間すっきりしていない**右側腹部痛**の経過も確かに気がかりである．それに保護者も手持ちのジアゼパム坐薬の挿入は1回済ませており，解熱薬や点滴を希望している様子もない．
　そこで対応医は，
① 腹痛の経過が説明できにくい
② 急性炎症性疾患を積極的に示唆する問診や身体所見に乏しい
③ 最近1週間の診療所受診では検査は受けていない
④ 同伴の保護者の様子から不用意に時間外受診をするようには見受けられない
⑤ 他の救急患者も幸い落ち着き，対応できるマンパワーがある
以上5点を考慮して，血液検査と胸腹部X線撮影検査の実施が適切という考えに至った．
　「発熱は今日からですが，腹痛もあり一週間何かすっきりとしていないようですので，血液検査とX線撮影検査を受けていただいた方が安心だと思います．」と説明，家族と患児の了承を得て検査を実施した．

【血液生化学検査】

血算		生化学		BUN	11 mg/dL
WBC	6,000/μL	TP	7.2 g/dL	Cr	0.6 mg/dL
RBC	406万/μL	Alb	3.5 g/dL	Na	137 mEq/L
Hb	**10.6 g/dL**	AST	77 U/L	K	4.1 mEq/L
Ht	31.9%	ALT	9 U/L	Cl	97 mEq/L
MCV	78.6	**LDH**	**1,295 U/L**	GLU	112 mg/dL
MCH	26.1	CPK	201 U/L	T-Bil	0.4 mg/dL
MCHC	33.2	ALP	398 U/L	D-Bil	0.1 mg/dL
PLT	15.0万/μL	Amy	73 U/L	**CRP**	**4.16 mg/dL**
		UA	5.6 mg/dL		

【胸・腹部X線撮影（立位正面）（図1, 2）】

　右下肺野に淡い浸潤影を認め，右心陰影後方から横隔膜をこえて腹部に続くシルエットサイン一部陽性の異常陰影を認める．大腸ガス像あり異常ガス像は認めない．左右腎陰影の位置とサイズに明らかな異常はない．

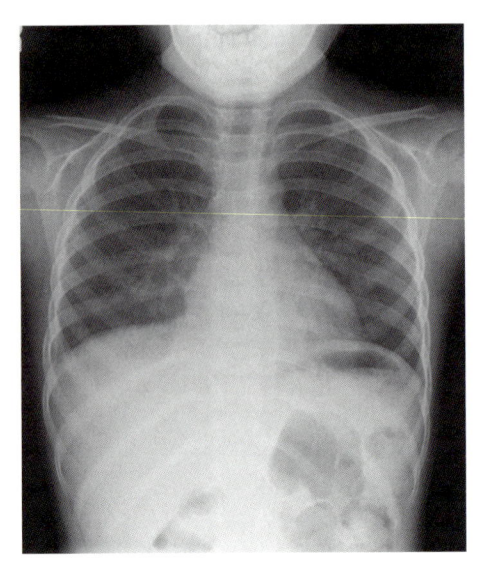

図1　胸部X線写真（立位）

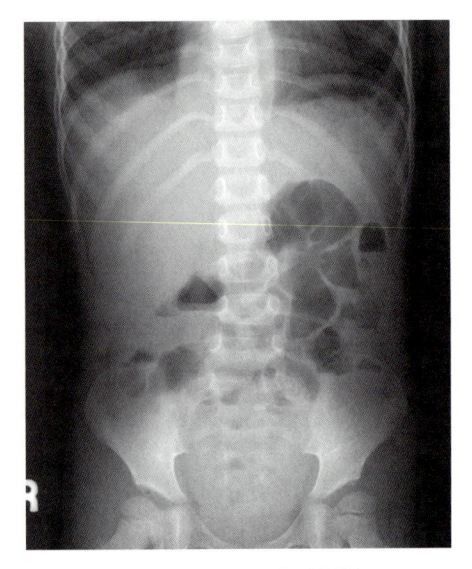

図2　腹部X線写真（立位）

4　暫定診断と対応

　血清LDH値の著しい上昇とHb値の軽度低下，CRP値の上昇から，悪性新生物が強く疑われ，発熱と右側腹部痛はそれによる全身および局所症状である可能性が考えられた．両親に検査結果を提示して，急ぎ精査が必要な病状であると考える根拠を説明した．

　追加検査として尿中VMA・HVAを提出した．両親と相談の結果，投薬はせず，本日は宿泊先に戻って自己検温をして，明朝に当院小児科外来を受診する方針となった．対応医は小児科担当医師に直接連絡して概要を伝え，紹介状を作成した．

5 最終診断と対応

　翌日小児科受診時の問診により，時期ははっきりしないが少し前から右膝窩付近を痛がることがあったこと，加えて，歩行時に右下肢を引きずることがあったことがわかった．

　末梢血に芽球の出現はなかった．尿中VMA 79.2μg/mg・Cr，尿中HVA 136.7μg/mg・Cr，NSE 511.2ng/mL，フェリチン372ng/mLの異常高値を認めた．胸腹部のCTとMRI画像から，右側傍下部胸椎の後腹膜交感神経節原発と考えられるダンベル型の神経芽腫と診断された．骨髄穿刺で細胞質が乏しく類円形の核を有する小型の異形細胞を認め，免疫染色で骨髄転移と判断した．

　両親が治療施設として希望した自宅近隣の医療機関と緊急で連携して同日に転院した．

〈最終診断〉
神経芽細胞腫　病期Ⅳb

解　説

A　誤診・失敗の原因：旅行中の家族であることにより生じた先入観

● 診断の困難性

　非特異的な主訴とインパクトのない身体所見，しかも旅行中となると，"家族の都合で時間外に救命救急センターを受診した軽症の子ども"の印象を拭えないため初療のカンが鈍りやすい．小児の救急診療において，発熱の多くが急性ウイルス性感染症であるため，慣れてくるとかえって安易に済ませてしまうこともある．発熱は教科書的に悪性新生物（Hodgkin病，リンパ腫，神経芽細胞腫，白血病など）の鑑別が必要な主訴で，初療時に気軽に行った対症療法により発見の遅れを招くおそれがあることを肝に銘じて診療にあたる．

● 診断の非典型例

　神経芽腫は小児領域では中枢神経系以外の固形腫瘍のなかで最多で，その90％は5歳までに診断され，65％が副腎髄質由来である．非マス・スクリーニング発見例では，症状は腫瘍そのものによる，転移による，腫瘍からの分泌物質によるものなどさまざまで，腹部腫瘤は一般的な症状であるとされているが，腹痛の鑑別診断に特別大きく取り上げられているわけではない．発熱や腹痛の鑑別診断には悪性新生物が含まれており，本症例は詳細な問診により下肢痛と跛行があったこともわかっており，振り返るとむしろダンベル型の神経芽腫として典型的な症状を呈していた．

　本例では明らかでなかったが，単純X線撮影で腫瘤像に石灰化を伴うことが多い．

B 本症例で必要な鑑別診断

● 不明熱と反復する腹痛の鑑別診断

慢性腹痛を主訴に発見された腫瘍として，右副腎神経芽腫（10歳男児，1カ月前からときどき右腹部痛と微熱）と成熟卵巣奇形腫茎捻転（7歳女児，1年前からときどき下腹部痛）が報告されている[1]．6カ月児に対する尿中VMA・HVAのマス・スクリーニングが中止されてから約4年が経つが，神経芽腫の早期発見には15〜18カ月が適当な年齢である可能性も指摘され[2]，この時期に尿中VMA・HVA検査を行っている地域もある．

● lactate dehydrogenase（LDH）の上昇する疾患

血清LDH値は成人に比し小児では高値で，幼児の正常値は309±77.1 U/Lとされている[3]．また，4歳男児の50パーセンタイル値は459 U/Lで97.5パーセンタイル値は633 U/Lと報告がある[4]．LDHの上昇は非特異的であるが，本症例のようにAST，ALTが正常〜軽度上昇でLDHが著明に上昇していれば，悪性疾患の存在を念頭に精査を急ぐ．神経芽腫では腫瘍の消長に一致して推移するとされている．その他には過激な運動後，LDH結合性免疫グロブリン血症巨赤芽球性貧血にも注意を要する．

C 本症例の落とし穴・確定診断に至ったポイント

本症例で悪性腫瘍の精査へと方向転換できた直接の原因は，血清LDHの上昇を発見できたことだった．神経芽腫病期4Sで発見された3カ月男児でLDHは1,388 U/Lと報告がある[5]．血清LDHはスクリーニング検査項目にたいてい入っているので，検体の採取と保存など測定値に影響を及ぼす因子に日頃から留意し，異常値の見過ごしに注意する．

D もしも見落としたら？〜見落とさないために

小児では年齢により特徴的な疾患が存在することを念頭においた初療が要求される．救急診療で重大な基礎疾患の診断に繋がる糸口をつかんでいる可能性がある．発熱やその随伴症状を一元的に説明しにくいような症例に出くわしたときには，**無理に納得しようとせずに疑問や矛盾点を問題リストにあげておくこと，病態把握があいまいなまま類似の対症療法をくり返さないこと**が肝要である．特に，全身状態が安定している年長児では，初療での処方，処置や家族への説明が原疾患の発見の遅れを助長した症例が複数経験されており留意すべきである．根拠の乏しい投薬の上乗せ，「風邪でしょう」などの発言を慎む．

筆者らは体温の日内変動と随伴症状の時間的経過を正確に把握する目的で，自己検温表を救急診察室に常備している．「体温の経過と困った症状，飲んだ薬など心配なことを書き込んで，明日かかりつけの小児科医に見せてください」と説明して自己検温表を手渡すことは家族の不安に寄り添う1つの手だてである．翌日の診療場面において，自己検温表は医師患者間のコミュニケーションの改善に有効なツールとなっている．

3カ月未満児で随伴症状の乏しい発熱では，全身状態が保たれているように思われても入院観察を勧める．外陰部洗浄後に採取したパック尿で検尿沈渣と尿定量培養を提出し，血液培養を採取，髄液検査を準備して慎重に対応する．

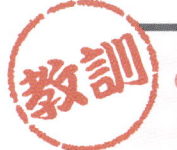

case 51 旅行者が発熱と軽い腹痛… 採血結果で目が開いた！

教訓
- 全身状態がよい幼児の救急患者で，救急診療医による血清LDH高値の発見が小児がん発見への道筋をつくった
- 軽症の時間外受診患者として対症療法をくり返していたならば，悪性新生物の発見を遅らせてしまったおそれがあった

文献・書籍（さらに知識を深めたい方へ）

1) 重村倫成 他：慢性腹痛を主訴に発見された腹部腫瘍の2例．日本小児科学会雑誌，110（3）：476-477，2006（会議録）
2) 浜崎 豊 他：神経芽腫の組織学的，生物学的特性－年齢的因子との関連－．小児がん，43（4）：712-718，2007
3) 「小児の正常値」（馬場一雄 他 編），医学書院，1976
4) 飯田暢子：乳酸脱水素酵素．「日本人小児の臨床検査基準値」（小児基準値研究班 編），日本公衆衛生協会，pp43-46，1997
5) 山本将平 他：著明な肝臓腫大と急激な貧血をきたした神経芽腫病期4Sの乳児例．小児がん，41（4）：891-895，2004
6) 山田至康：発熱．病状からみた鑑別診断と臨床検査．小児科診療，66（11）：1856-1860，2003
7) Robert, M. K.：Acute and Chronic Abdominal Pain. Practical Strategies in Pediatric Diagnosis and Therapy（2nd ed., Kliegman, R. M. et al. eds.），pp249-269, Saunders, Philadelphia, 2004
8) Michael, W. L. Gauderer & John, C. C.：Abdominal Masses. Practical Strategies in Pediatric Diagnosis and Therapy（2nd ed., Kliegman, R. M. et al. eds.），pp383-394, Saunders, Philadelphia, 2004
9) Andrea, C. S. McCoy & Stephen, C. A.：Fever of Unknown Origin. Practical Strategies in Pediatric Diagnosis and Therapy（2nd ed., Kliegman, R. M. et al. eds.），pp987-995, Saunders, Philadelphia, 2004
10) Joann, L. A.：Neuroblastoma. Nelson Textbook of Pediatrics（18th ed., Kliegman, R. M. et al. eds.），pp2137-2140, Saunders, Philadelphia, 2007
11) 野澤久美子：縦隔．「必修小児の画像診断」（Hans Blickman 著，相原敏則 監訳），pp53-62，メディカル・サイエンス・インターナショル，2002
12) Jerald, P. K. et al.：Mediastinum. The Neck and Respiratory System. Caffey's Pediatric X-Ray Diagnosis（9th ed, Frederic, N. Silverman & Jerald, P. Kuhn eds.），pp683-686, Mosby, 1993
13) Lane, F. D.：Neuroblastoma. Diagnostic Imaging Pediatrics（1st ed., Donnelly L. F. et al. eds.）Amirsys, Section5, pp78-81, 2005

＜北野尚美，吉川徳茂，篠﨑正博＞

第7章　その他

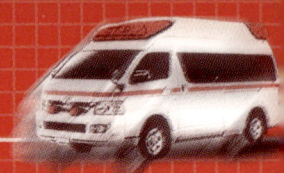

case 52　縮瞳と意識障害とくれば，橋出血，有機リン中毒，麻薬中毒．まてよサリンか…

対応医：救命救急24年目（著者）

事例紹介

1　搬入から初期対応まで

【症例】 84歳，男性

【現病歴】 患者は男性，パーキンソン病で寝たきり状態，前立腺肥大症で加療中であった．2006年秋，朝10：00頃より喀痰量が増量し，14：00頃より水様便，その30分後に顔色が悪くなり，呼びかけに反応なくなったために，救急要請となった．

【バイタルサイン（当センター入室時）】 血圧：94/54 mmHg，心拍数：55回/分，呼吸数：30回/分，体温：33.6℃，意識：GCS 6（E1V1M4）．

【身体所見】 瞳孔：両側1 mm，対光反射なし（図1），顔面蒼白，大量発汗と水様便失禁，流涎，喀痰による気道閉塞を認めた．全肺野で湿性ラ音聴取，皮膚は湿っていた．

【頭部CT】 出血巣なし，early CT sign（早期虚血変化）なし

【喀痰グラム染色】 好中球，グラム陽性球菌多数，貪食像あり

【胸部X線】 両側肺浸潤影

【頭部CT】 出血なし

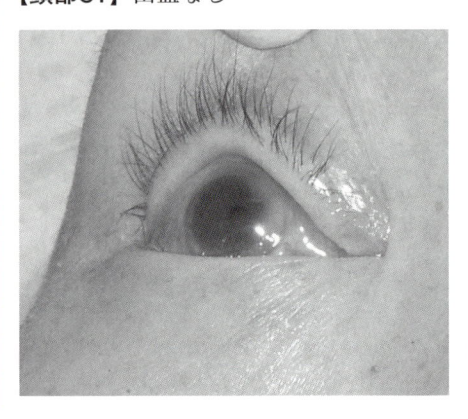

図1　入室時の縮瞳
（p11，Colar Atlas⑧参照）

2 初期対応

● 身体所見への対応

気道閉塞，意識障害，気道分泌過多に対して気管挿管を行った．冷汗と低血圧よりショックと考えて急速輸液を開始した．橋出血の可能性を考慮し頭部CT撮影を行い，異常ないことを確認した．

縮瞳に対しては，有機リン中毒を考えた．寝たきりの患者が有機リンを服薬するとはどういうことなのだろうか．家族に病歴を聞くことにした．同時にアトロピン1mg静注を2回行った．これにより瞳孔径は4mmに回復した．続いてPAM（pralidoxime）を2g投与した．胃洗浄を行ったが，排液は白色でなく，にんにく臭もしなかった．便もにんにく臭はしなかった．それでも，有機リン中毒を考え活性炭50gの胃内投与を行った．

● 病歴の聴取と検査結果

家族からは，パーキンソン病で寝たきり状態で前立腺肥大症の加療中であることを聞いた．有機リン殺虫剤自己服薬の可能性はなく，第三者が誤って飲ませることはしていない．自宅に殺虫剤は置いていないと言う．また毒ガスの刺激臭はなかったという．

生化学検査の結果が出た（表）．ChE 4 IU/Lと，異常低値を示していた．副交感神経刺激症状は強かった．この時点で，警察に自宅の調査を依頼した．家族は不満そうであった．

喀痰の塗抹所見と意識障害より気道感染による敗血症と考えた．抗菌薬〔CTX（cefotaxime）・GM（gentamicin）〕の投与を開始した．現在内服中のすべての内服薬を中止し，人工呼吸器管理とし，集中治療を開始した．

表 血液検査成績

動脈ガス分析（酸素投与）		末梢血・生化学			
pH	7.03	WBC	17,800/mm³	AST	26 U/L
pCO₂	107 mmHg	RBC	494万/mm³	ALT	16 U/L
pO₂	58 mmHg	Hb	15.1 g/dL	ALP	221 IU/L
HCO₃⁻	26.9 mEq/L	PLT	20.3万/mm³	LDH	352 IU/L
Na	143 mEq/L	TP	7.1 g/dL	ChE	4 IU/L
K	4.0 mEq/L	NH₃	45 μg/dL	BUN	18 mg/dL
Cl	110 mEq/L	GLU	166 mg/dL	Cre	0.7 mg/dL

▶ ここまでの対応医の思考

臨床診断は有機リン中毒あるいはサリン中毒で，気道管理と循環管理，アトロピンとPAM投与を行った．ICUに入室してからは，PAM持続投与を行った．警察からの報告では，有機リンの空き瓶はない，毒ガスの存在もなかった．

3 危機を回避した経過

　ICUに入室してから内服薬をもう一度確認した．パーキンソン病に対してレボドパ・カルビドパ合剤（ネオドパストン®）100 mg，3錠1日3回．塩酸アマンタジン（シンメトレル®）50 mg，3錠1日3回．前立腺肥大症・神経因性膀胱に対して**臭化ジスチグミン（ウブレチド®）5 mg，1錠1日1回**．塩酸タムスロシン（ハルナール®）0.2 mg，1錠1日1回．これらの副作用を5年目医師が調べたところ，臭化ジスチグミン（ウブレチド®）の副作用として，下痢，腹痛，発汗，**コリン作動性クリーゼ**があることがわかった．主治医の泌尿器科医師に臭化ジスチグミン（ウブレチド®）によるコリン作動性クリーゼの頻度を尋ねたところ，医師3名とも経験したことはなく，その存在も認識しておらず，稀な病態であることがわかった．2年前の臭化ジスチグミン（ウブレチド®）投与前のChEは147 IU/Lで正常であった．
　コリン作動性クリーゼと診断して，人工呼吸管理，ドーパミン投与，PAM投与を続けた．家族には，臭化ジスチグミン（ウブレチド®）の副作用であることを伝えた．

4 最終診断と対応

　臭化ジスチグミン（ウブレチド®）がコリンエステラーゼ阻害薬であること，来院時の**臨床症状・コリンエステラーゼ値の著明低値**がコリン作動性クリーゼと合致することより，コリン作動性クリーゼと診断した．
　対応として，PAMの投与は48時間で終了した．第5病日に気道分泌量が減らず，気管切開を行った．瞳孔径が1.5 mmに縮瞳してきたため，初診時に戻り，再びアトロピンを投与した．続いてアトロピン0.5 mg/時持続投与を開始した．瞳孔径，気道分泌量が安定したので第7病日にアトロピンを内服1.5 mg/日に変更した．ChEは第22病日106 IU/Lまで徐々に増え，意識は元通りになったためリハビリテーション目的に，泌尿器科に転科した（図2）．

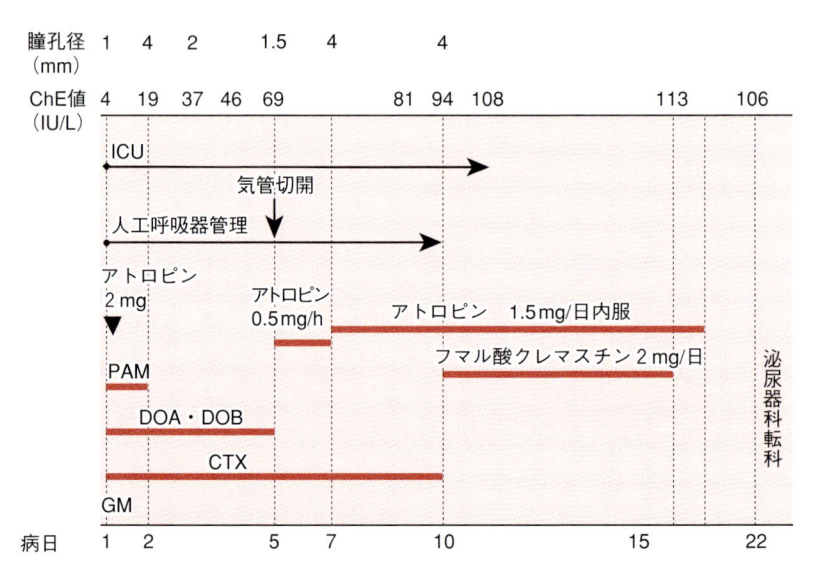

図2　治療経過
DOA：dopamine，DOB：dobutamine

〈最終診断〉
服薬薬剤によるコリン作動性クリーゼ

解　説

A　誤診・失敗の原因：稀な副作用

　縮瞳の鑑別診断では，橋出血，麻薬中毒，有機リン中毒が考えられる．橋出血は，予後がよくない．麻薬中毒は稀．有機リン中毒は初期治療がその予後を左右する．

　JCS 30以上の意識障害，あるいは気道閉塞症状のあるときは気管挿管を行う．アトロピン，PAM投与と，胃洗浄および活性炭投与が必要である．すなわち，縮瞳をみたら，有機リン中毒を考えるのが救急診療の鉄則である．本症例も，その鉄則どおりに有機リン中毒を疑い初期治療を開始した．しかし，病歴から有機リン中毒は否定的であった．症状が重篤であり，サリン中毒を考えた．寝たきり状態のご老人に有機リン中毒，サリン中毒は最初からあるわけがないのだが，臨床症状・コリンエステラーゼ値の著明低値から鑑別診断の筆頭にあがった．服薬内容を確認し，副作用を成書で再確認したところ，コリン作動性クリーゼが浮上してきた．

B　本症例で必要な鑑別診断

　縮瞳の鑑別診断で，橋出血，麻薬中毒，有機リン中毒が考えられる．有機リン中毒は，早期診療早期治療が必要になる．これまで世間に知られていなかったコリン作動性クリーゼは，コリンエステラーゼ阻害薬による治療中に起こる．呼吸困難を伴うアセチルコリン過剰状態の急激な悪化とされ，人工呼吸を要する状態で心肺停止状態に至った症例の報告[3,4]もある．臭化ジスチグミン（ウブレチド®）の副作用として報告されたコリン作動性クリーゼでは，1日投与量10 mg以上で86％，投与開始2週間以内が46％，65歳以上の高齢者が87％であった[1]．

　欧米の救急教科書には，縮瞳の鑑別はCOPSと記載されている[2]．

- **C**holinergic / **C**lonidine（コリン作動性 / クロニジン）
- **O**piates / **O**rganophosphates（アヘン / 有機リン酸類）
- **P**henothiazines / **P**ilocarpine / **P**ontine bleed（フェノチアジン / ピロカルピン / 橋出血）
- **S**edative hypnotics（鎮静剤）

C 本症例で診断確定に至ったポイント

　　　コリン作動性クリーゼは，泌尿器科・精神科領域では有名な病態ではあるが，救急領域では比較的認識が薄い（図3）．本症例は84歳と高齢ではあるが，臭化ジスチグミン（ウブレチド®）5 mgと少量で，投与開始から1年以上経過してからコリン作動性クリーゼを発症している．縮瞳＋意識障害の鑑別として，臭化ジスチグミン（ウブレチド®）内服の有無の確認は重要である．

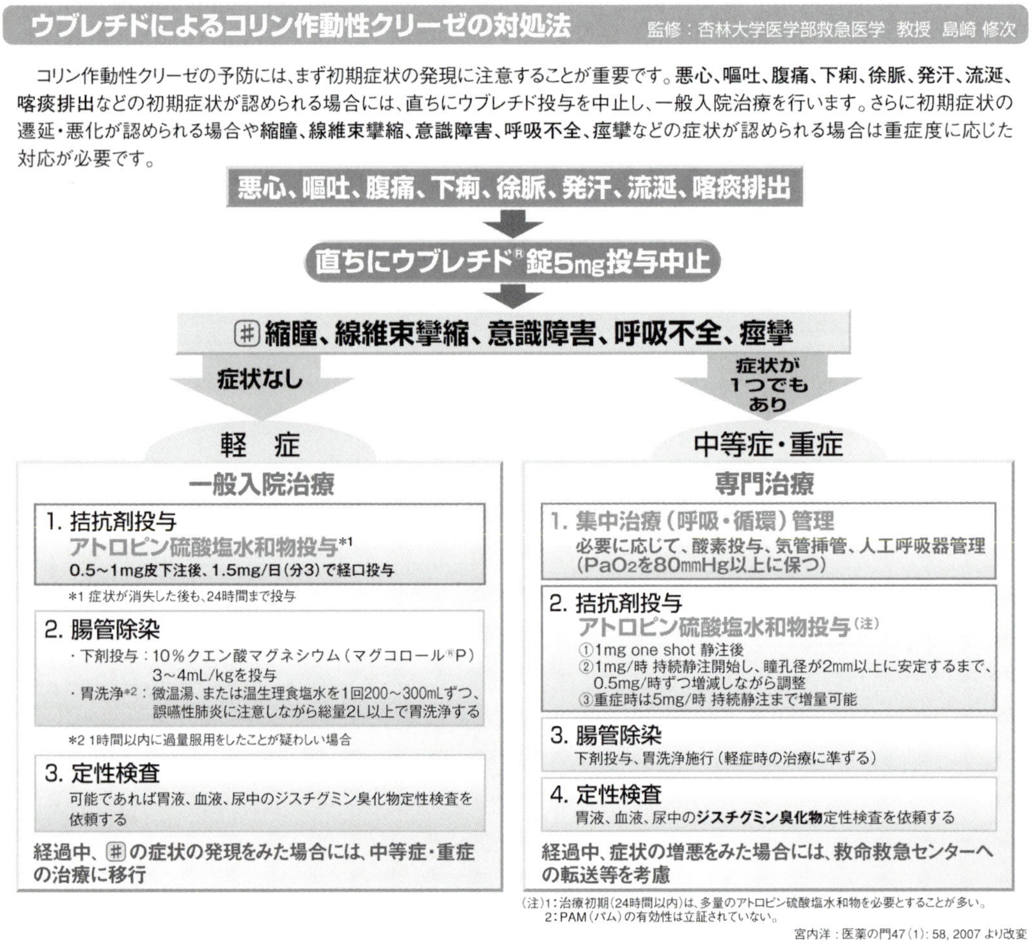

ウブレチドによるコリン作動性クリーゼの対処法　　　　監修：杏林大学医学部救急医学　教授　島崎 修次

コリン作動性クリーゼの予防には，まず初期症状の発現に注意することが重要です．悪心，嘔吐，腹痛，下痢，徐脈，発汗，流涎，喀痰排出などの初期症状が認められる場合には，直ちにウブレチド投与を中止し，一般入院治療を行います．さらに初期症状の遷延・悪化が認められる場合や縮瞳，線維束攣縮，意識障害，呼吸不全，痙攣などの症状が認められる場合は重症度に応じた対応が必要です．

悪心，嘔吐，腹痛，下痢，徐脈，発汗，流涎，喀痰排出
↓
直ちにウブレチド®錠5mg投与中止
↓
#縮瞳，線維束攣縮，意識障害，呼吸不全，痙攣

症状なし	症状が1つでもあり
軽症	**中等症・重症**
一般入院治療	専門治療
1. 拮抗剤投与 　アトロピン硫酸塩水和物投与*1 　0.5～1mg皮下注後，1.5mg/日（分3）で経口投与 　*1 症状が消失した後も，24時間まで投与 2. 腸管除染 　・下剤投与：10％クエン酸マグネシウム（マグコロール®P）3～4mL/kgを投与 　・胃洗浄*2：微温湯，または温生理食塩水を1回200～300mLずつ，誤嚥性肺炎に注意しながら総量2L以上で胃洗浄する 　*2 1時間以内に過量服用をしたことが疑わしい場合 3. 定性検査 　可能であれば胃液，血液，尿中のジスチグミン臭化物定性検査を依頼する 経過中，#の症状の発現をみた場合には，中等症・重症の治療に移行	1. 集中治療（呼吸・循環）管理 　必要に応じて，酸素投与，気管挿管，人工呼吸器管理（PaO₂が80mmHg以上に保つ） 2. 拮抗剤投与 　アトロピン硫酸塩水和物投与（注） 　①1mg one shot 静注後 　②1mg/時 持続静注開始し，瞳孔径が2mm以上に安定するまで，0.5mg/時ずつ増減しながら調整 　③重症時は5mg/時 持続静注まで増量可能 3. 腸管除染 　下剤投与，胃洗浄施行（軽症時の治療に準ずる） 4. 定性検査 　胃液，血液，尿中のジスチグミン臭化物定性検査を依頼する 経過中，症状の増悪をみた場合には，救命救急センターへの転送等を考慮

（注）1：治療初期（24時間以内）は，多量のアトロピン硫酸塩水和物を必要とすることが多い．
　　　2：PAM（パム）の有効性は立証されていない．

宮内洋：医薬の門47（1）：58, 2007 より改変

図3　2008年6月に配布された臭化ジスチグミン（ウブレチド®）の使用時に注意を喚起するパンフレット
（鳥居薬品株式会社配布．監修：杏林大学医学部救急医学　島崎修次）
2004年6月にコリン作動性クリーゼの記載がすでにされている

D もしも見落としていたら

　有機リンあるいはサリン中毒として，初診時はアトロピンを使用し，その後PAMを使用した．コリン作動性クリーゼとこれらは病態が似ているため，治療法は大差ないと考え，PAM投与を継続した．コリン作動性クリーゼにはPAMの有効性は立証されていない[1]．アトロピン持続投与を開始してから状態が安定した．

教訓
- 縮瞳，意識障害の鑑別診断に，わが国では，橋出血，麻薬中毒，有機リン中毒に加えて，ウブレチド®によるコリン作動性クリーゼを入れたい

文献・書籍（さらに知識を深めたい方へ）

1) 宮内　洋：排尿障害治療剤臭化ジスチグミン（ウブレチド錠）中毒の診断と治療―コリン作動性クリーゼの対処法を中心に―．医薬の門，47：58-65，2007
2) Barkin, R. M. et al.：Rosen and Barkin's 5-Minute Emergency Medicine Consult (2nd ed.). Lippincott Williams & Wilkins, 2003
3) 山中滋木 他：臭化ジスチグミン（ウブレチド®）によるコリン作動性クリーゼを呈した1例．泌尿紀要，48：21-23，2002
4) 山宮千明 他：臭化ジスチグミンの適性使用をめざして―コリン作動性クリーゼの症例から―．新潟県病医誌，51：43-46, 2003

<今　明秀>

第7章 その他

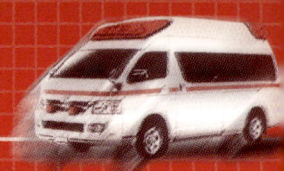

case 53 大変だ，早く脱水を補正しなくちゃ

> 対応医：年間搬入患者数3万人，24時間全例応需の救命救急センターに勤める救急専従医（研修医からのコンサルト）

事例紹介

1 搬入から初期対応までの経過と血液検査結果

【症例】50代，男性

【主訴】しゃべりにくい，四肢脱力

【現病歴（妻より聴取）】うつ病のため4年間精神科入院歴あり（妻も精神科入院歴あり），高血糖と肝機能異常を指摘されたこともあったが詳細不明であった．当センターを受診する前日まで酒を飲んでいたが，応答が鈍くなり食事もとらないため，当センターに救急搬送されてきた．

【内服薬】アモキサンカプセル®（アモキサピン），リーゼ®（クロチアゼパム），ドグマチール®（スルピリド）（服薬していたかについては不明）

【現症】身長：160 cm，体重：78 kg（BMI 30），意識レベル：JCS 30，GCS E3V3M6 頸静脈怒張あり，中等度の下腿浮腫あり，胸腹部異常なし，神経学的に麻痺・巣症状なし

【血液検査（表1，2）胸部X線写真（図）】

血液ガス所見		PLT	26.7万	ChE	165 IU/L	CRP	11 mg/dL
pH	7.337	生化学		T-Bil	0.9 mg/dL	HbA$_{1c}$	14.5%
pCO$_2$	28 mmHg	血漿浸透圧	293 mOsm/kg	LDH	439 IU/L	尿	
pO$_2$	62.4 mmHg	PT-INR	1.2	CK	1,772 IU/L	比重	1.011
HCO$_3^-$	14.6 mmol/L	Fib	487 mg/dL	BUN	44 mg/dL	糖	4＋
BE	−9.5 mmol/L	PT	77%	Cre	3.6 mg/dL	ケトン体	（−）
Anion Gap	16.3 mmol/L	D-dimer	2.14 μg/mL	Na	106 mEq/lL	潜血	3＋
Lac	77 mg/dL	TP	7.2 g/dL	K	5.2 mEq/L	白血球	（−）
血算		AST	55 IU/L	Cl	72 mEq/L	尿浸透圧	260 mOsm/kg
WBC	20,400/μL	ALT	45 IU/L	Ca	9.1 mg/dL		
Hb	13.5 g/dL	LAP	84 IU/L	GLU	1,280 mg/dL		

大変だ，早く脱水を補正しなくちゃ

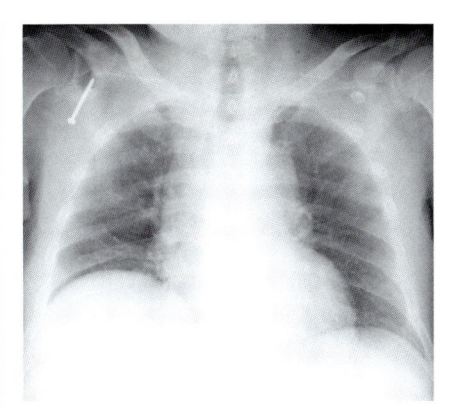

case 53

図　来院時胸部X線写真
CTR：50％，心陰影の縮小は認めない

> **ここまでの対応医の思考**

末梢静脈をとり輸液を開始した．初期対応した研修医は高血糖による意識障害と考え，インスリンを静脈内投与し，輸液速度を少し速めた．腎機能障害があるので，輸液を大量に行うのは危険かもしれない．でも高血糖＋脱水によるものであればもっと輸液を行わないといけない．糖尿病による意識障害の可能性が最も高く，次にアルコール多飲による意識障害を考えた．栄養状態が悪いのか下痢をしているのか，ナトリウムが低いのが気になるが…

2 危機を回避した経過

糖尿病性昏睡（高血糖高浸透圧性昏睡）を強く疑い，指導医に指示を仰いだ．指導医も糖尿病性昏睡と考え，腎機能障害・下腿浮腫は糖尿病合併症であろうと考えた．高血糖高浸透圧性昏睡の場合，当センターは集中治療室での治療が確立している施設であるため，直ちに集中治療医にコンサルトがあった．集中治療医は以下の通り考えた．

検査より得られた情報をまとめると以下の通りであった．

CVP	8 cmH₂O	血漿浸透圧	293 mOsm/kg
血中Na	106 mEq/L	尿浸透圧	260 mOsm/kg
尿中Na	20 mEq/L		

高血糖はあるものの血漿浸透圧は正常範囲内，中心静脈圧（CVP）が低くなく身体所見からも脱水兆候はない．むしろ血管内容量は多い．意識障害は低ナトリウム血症であり，高血糖は二次的な要因ではないか．家族から病歴をさらに聴取したところ，甘い物好きで口渇のためにジュースをいつも飲んでいたという情報を得た．これより，水分過負荷による希釈性低ナトリウム血症に高血糖を併発したものと診断した．

3 最終診断と対応

上記診断のもと，集中治療室において人工呼吸，少量の利尿薬，80 mL/時の細胞外液の輸液を行った．利尿がつき，ナトリウム濃度・血糖値ともに正常化し浮腫も改善した（図2）．意識も清明となり人工呼吸から離脱し，集中治療室を退室することができた．人工呼吸から離脱後本人より聴取できた病歴は，毎日6〜8Lの含糖飲料を飲んでいたということであった．向精神薬服薬に伴う口渇が原因であった．

第7章　その他

救急外来「まさか！」の症例53

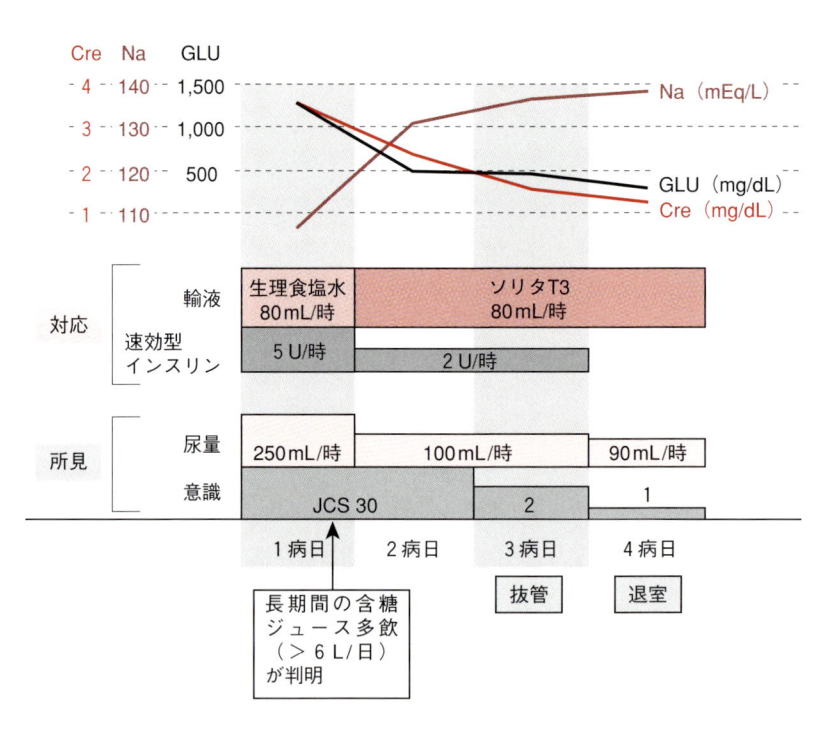

図2　本症の治療経過

> 〈最終診断〉
> 希釈性低ナトリウム血症＋糖過負荷

解　説

A 誤診・失敗の原因：糖尿病性昏睡との思い込み

　高血糖，意識障害をみると，まず思い浮かぶのは糖尿病性昏睡に代表される高浸透圧症であろう．本症例も血糖値がきわめて高く，意識障害をきたしていること，そして「糖尿病の既往がある」ということから糖尿病性高浸透圧症と診断した．しかし，実際に血漿浸透圧を測定してみると，正常範囲内であることが判明した．また，血漿浸透圧は実測できなくても計算式により，次のように推測することができる．

$$血漿浸透圧 (mOsm/L) = 2 \times Na (mEq/L) + 血糖値/18 + BUN (mg/dL)/2.8$$

※本例では約300（＝ 2×106＋1,280/18＋44/2.8）と，実測値に近い値となる．

　以上より本症例は糖尿病性高浸透圧症による意識障害ではなく，低ナトリウム血症により意識障害を呈しているものと考えた．ただし，高血糖を呈する場合に，生体反応として血漿浸透圧を維持するために細胞内にナトリウムが流入し，その結果低ナトリウム血症を示すこともあり，注意が必要である．

また，この血漿浸透圧の式を利用して実測値との差をみると，浸透圧に差をきたしている原因物質があることを推測することができる．例えば，急性アルコール中毒の場合，血漿エタノール濃度を直接測定することも可能であるが，その設備がない場合（急性アルコール中毒と判明している場合には），意識障害の程度と血漿エタノール濃度を対比させることが可能である．またメタノール中毒の場合にも，血中にアルコールが高濃度で存在すると，血漿浸透圧が上昇することを利用して血漿浸透圧を実測値と計算値の差から血漿濃度を推測し，中毒の程度を推測することができる．

B 本症例で必要な鑑別診断

糖尿病性高浸透圧症は著明な脱水症状を呈し，その治療は大量の輸液負荷が中心であるのに対し，希釈性低ナトリウム血症は基本的に輸液を極力少なくすることが必要である．この2つの病態が鑑別できないと，致命的な誤りをきたすことになる．

鑑別診断には以下の疾患があげられる．

① 高血糖を示す疾患群と，本症例の鑑別
- ホルモン産生腫瘍：CTなどの画像検査，血液検査で鑑別
- 薬剤性（ステロイド，交感神経刺激薬，ナイアシン，サイアザイド利尿薬，フェニトイン，ペンタミジンなど）：投薬，服薬歴を聴取することで鑑別
- 肝疾患：画像検査，血液検査で鑑別

② 低ナトリウム血症を示す疾患群と，本症例の鑑別
- 脱水症：病歴，身体所見で鑑別
- 薬剤性（利尿薬，ACE阻害薬など）：投薬，服薬歴を聴取することで鑑別
- 鉱質コルチコイド欠乏：身体所見，血液検査で鑑別
- SIADH（ADH不適合分泌症候群）：溢水がない，ADH測定などで鑑別
- 甲状腺機能低下症：甲状腺機能検査で鑑別
- うっ血性心不全：心疾患の既往，心機能評価などで鑑別
- 肝機能障害：病歴，画像所見などで鑑別
- 腎不全：病歴，検査所見などで鑑別

C 本症例で確定診断に至ったポイント

高血糖であるのに脱水症状がなく，むしろ溢水であったこと（身体所見の**頸静脈怒張は有用**である）が診断の第一歩であった．また，血漿浸透圧を測定することが高血糖による障害よりも希釈性低ナトリウム血症を診断する手がかりとなった．最終的には本人からの病歴聴取が診断のポイントとなった．

この症例をはじめとして，多くの救急疾患では診断の手がかりには**病歴聴取が大きな役割を演じている**．しかし来院時に意思表示のできる症例はむしろ少なく，診断のうえで「キーとなる本人しか知りえない情報が最後までわからない」といった事態を経験することが多い．本人から病歴聴取ができない場合には，同居者・近所の人・友人（メールでやりとりしていることもある）・知人（趣味を同じくしている者など）から，可能な限りの情報収集を行うことが重要である．

D もしも見落としたら

　鑑別疾患で述べたとおり，**糖尿病性高浸透圧症と希釈性低ナトリウム血症は，輸液の方針が全く逆である**．すなわちこの2つの病態が鑑別できないと，致命的な誤りをきたすことになる．糖尿病性高浸透圧症に輸液を行わないと急速に腎不全・脳梗塞を発症することになるし，希釈性低ナトリウム血症に大量輸液を行うと急速に心不全を起こす可能性がある．

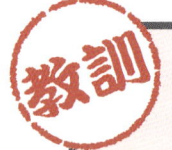

> **教訓**
> - 意識障害の原因は多くあるが，高血糖による高浸透圧症と希釈性低ナトリウム血症は治療方針が全く異なる
> - 血漿浸透圧を測定すること・病歴聴取が鑑別の手がかりとなる

参考文献

1) Current medical diagnosis and treatment（Tierney, Jr. L. M. et al. ed.）. McGraw-Hill, USA, 2008

<辻本登志英>

索引

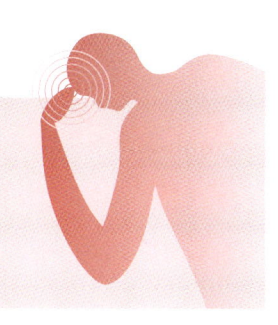

数字

12誘導心電図 ………… 17, 147
50歳以上の急性腹症 ……… 139

欧文

A ~ D

AAA ………………………… 137
ABI ………………………… 128
anion gap ………………… 180
A群溶連菌感染症 ………… 251
Boerhaave's syndrome …… 165
CK-MB …………………… 117
CO_2ナルコーシス ………… 58
COPD ……………………… 64
cough test ………………… 161
CO-Hb ……………… 219, 222
CRP ………………………… 104
CT …………………………… 30
D-dimer …………………… 104
DKA ………………… 153, 154
Done nomogram …………… 179
duplex scan ……………… 80
D-dimer …………………… 150

E ~ K

empty delta sign ………… 50
ERT ………………………… 201
ERTの適応 ………………… 202
extravassation …………… 137
FAST ………………… 202, 204
HCO_3^- ……………………… 104
Horner症候群 ……………… 44
Ht …………………………… 104
IVCフィルター ……………… 80
kernig徴候 ………………… 30

L ~ R

LA …………………………… 104
Méniére病 ………………… 45
MR venography …………… 50
MRI ………………………… 30
NOMI ……………………… 153
nonocclusive mesenteric ischemia
………………………… 153
pCO_2 ……………………… 104
PCPS ……………………… 201
PLT ………………………… 104
Protein S欠乏症 …………… 50
PT活性 ……………………… 104
RAPD ……………… 190, 191
recombinant tissue-type plasminogen activator ………… 90
rt-PA ………………… 90, 92

S ~ W

SAH ………………… 18, 28, 139
S-FDP ……………………… 104
SIADH ……………………… 187
SIRS ……………………… 234
Stanford A型 ……………… 151
Stanford B型 ……………… 151
ST上昇 ………………… 16, 17
tapping …………………… 161
venous thromboembolism … 82
VTE ………………………… 82
Wallenberg症候群 ………… 44
Wernicke脳症 ……………… 22

和文

あ行

悪性症候群 ………………… 187
アドボケイト ……………… 77
アミロイドアンギオパシー … 107
アルコール性脳障害 ……… 222
意識消失 …………………… 16
意識障害 …… 50, 66, 89, 93, 152, 153, 154, 184
胃食道静脈瘤 ……………… 139
胃洗浄 ……………………… 179
一過性意識障害 …………… 52
一過性意識消失 …………… 55
一酸化炭素中毒
　………………… 218, 219, 224
遺伝子組換え組織型プラスミノーゲン・アクチベータ ………… 90
運動失調 …………………… 46
会陰部痛 …………………… 138

嚥下障害 ………………… 46
延髄外側梗塞 …………… 44
エントリー ……………… 148
黄斑円孔 ………………… 192

か

外傷性黄斑浮腫 ………… 192
外傷性視神経障害 ……… 192
回転性めまい …………… 43
過換気症候群 ………… 21, 24
脚気 ……………………… 22
褐色細胞腫 ……………… 102
化膿性脊椎炎 ……… 122, 126
川崎病 …………………… 249
眼窩内球後出血 ………… 192
眼窩壁骨折 ……………… 189
眼球陥没 ………………… 45
眼瞼下垂 ………………… 45
間欠型 …………………… 218
間欠性跛行 ……………… 127
患者アドボカシー ……… 77
感染性腹部大動脈 ……… 122
感染性腹部大動脈瘤 … 124, 125
感染性心内膜炎 ………… 106
感染性脳動脈瘤 ………… 105
眼底乳頭浮腫 …………… 49
冠動脈支配 ……………… 20
冠動脈瘤 ………………… 250

き

気管狭窄 ………………… 64
気管支喘息 ……………… 64
気管支喘息重積 ………… 63
気管腫瘍 ………………… 64
気管内腫瘍 ……………… 64

偽腔 ……………………… 148
気道閉塞 ………………… 55
逆行性健忘 ……………… 19
急性胃粘膜病変 ………… 139
急性壊死性潰瘍性歯肉炎 … 236
急性下肢虚血 …………… 128
急性疾患 ………………… 102
急性腎盂腎炎 …………… 126
急性心筋梗塞 …………… 102
急性大動脈解離 …… 92, 93, 95
急性尿細管壊死 ………… 180
急性肺血栓塞栓症 ……… 102
急性腹症 ………………… 139
急性薬物中毒 …………… 219
胸郭出口症候群 ………… 77
胸腔ドレーン …………… 202
胸腔ドレナージ ………… 58
胸骨正中切開 …………… 202
胸髄損傷 ………………… 196
胸椎脱臼 ………………… 196
胸痛 ………………… 72, 119
共同偏視 …………… 16, 146
胸腹部造影CT ………… 150
胸部刺創 ………………… 199
胸部症状 ………………… 160
胸部痛 …………………… 70
虚偽性障害 ……………… 102
緊急冠動脈造影 ………… 20
緊張性気胸 ……… 58, 67, 202

く，け

くも膜下出血 …… 17, 18, 28
経口避妊薬 ……………… 50
経食道心エコー ………… 114

頸髄損傷 ………………… 197
頸椎症 …………………… 35
経鼻胃管 ………………… 137
痙攣 …………… 52, 55, 146
下血 ……………………… 110
結核性脊椎炎 …………… 126
血管外漏出 ……………… 137
血管性耳鳴 ……………… 143
血管造影 ………………… 139
血栓症 …………………… 73
血栓性素因 ……………… 82
血栓溶解薬 ………… 90, 151
血栓溶解療法 …………… 93
現病歴 …………………… 125

こ

後下小脳動脈 …………… 44
交感神経緊張 …………… 20
高気圧酸素治療装置 …… 219
高気圧酸素療法 …… 220, 223
口腔内咬傷 ……………… 55
甲状腺機能亢進症 ……… 102
高炭酸ガス血症 ………… 68
硬直 ……………………… 161
項部硬直 ………………… 30
硬膜下血腫 ……………… 194
抗リン脂質抗体症候群 … 50
呼吸苦 …………………… 157
呼吸困難 …… 62, 66, 71, 72
誤診率 …………………… 138
骨粗鬆症 ………………… 126
骨転移 …………………… 25
骨盤骨折 ………………… 204
孤立性上腸間膜動脈解離 … 169

索引

さ

細菌性小動脈瘤 ……… 107
細菌性脳動脈瘤 ……… 107
再破裂 …………………… 20
左頸部腫脹 …………… 248
嗄声 ……………………… 46
サリチル酸 …………… 179

し

試験開腹 ………… 206, 212
耳性めまい ……………… 44
自然気胸 ………………… 67
視束管骨折 …… 189, 190, 191
持続痛 ………………… 138
持続勃起 ……………… 196
失神
　…… 19, 52, 138, 150, 224
視野狭窄 ………………… 49
重症肝不全 …………… 180
重症敗血症 …………… 234
重炭酸ナトリウム投与 … 180
十二指腸球部 ………… 160
十二指腸穿孔 ………… 159
縮瞳 ……………………… 45
出血性ショック
　……………… 137, 170, 199
消化管穿孔 …………… 160
消化管損傷 ……… 206, 208
上下顎歯槽骨炎 ……… 236
症候性てんかん … 147, 149
上腸間膜動脈の解離 … 168
上皮腫 …………………… 31
上部消化管出血 ……… 137
静脈血栓症 …………… 154
静脈血栓塞栓症 ………… 82

静脈洞血栓症 …………… 49
初期診断 ………… 102, 138
食道透視 ……………… 166
ショック ……………… 138
心因性視力障害 ……… 192
人格変化 ………………… 50
心気症 ………………… 102
心筋炎 ………………… 120
心筋梗塞 …………… 17, 116
心筋障害 ………………… 20
精神疾患 ……………… 101
神経循環無力症 ……… 101
神経症 ………………… 101
心室細動 ……………… 230
心身症 ………………… 101
真性てんかん ………… 150
心臓刺傷 ……………… 201
心臓神経症 …………… 101
心臓喘息 ………………… 64
身体化障害 …………… 102
身体疾患 ……………… 101
身体表現性障害 ……… 101
診断基準 ……………… 250
心タンポナーデ … 95, 97, 202
深部静脈血栓症 ………… 79
心不全 …………………… 64
心膜炎 ………………… 120

す〜そ

髄膜炎 …………… 31, 105
髄膜刺激症状 …………… 30
頭痛 ………………… 18, 30
脊髄梗塞 ……………… 139
脊髄損傷 ……………… 197

脊柱管狭窄症 ………… 127
脊椎カリエス ………… 126
切迫するD ……… 194, 204
前庭神経炎 ……………… 44
先入観 … 26, 100, 125, 126
造影CT …………… 139, 150
小腸損傷 ………… 208, 212
僧帽弁逸脱症 ………… 102
側腹部痛 ……………… 138
鼠径部痛 ……………… 138

た，ち

代謝性アシドーシス
　…………… 153, 154, 155
大腿骨骨幹部骨折 …… 195
大腸損傷 ……………… 208
大動脈解離 …… 110, 125, 147
大動脈瘤切迫破裂 …… 120
多飲 …………………… 186
単純CT ………………… 139
チアミン ………………… 22
チェックバルブ ………… 67
致死的な消化管出血 … 139
遅発性脳症 …… 218, 219, 222
中枢性めまい …………… 44
中毒情報センター …… 232
超音波検査 …………… 138
腸管壊死 ……………… 170
腸管気腫症 …………… 153
腸管虚血 ……… 154, 169, 170
腸腰筋膿瘍 …………… 126
陳旧性脳虚血 ………… 222

つ〜と

椎骨脳底動脈循環不全 … 35
対麻痺 ………………… 196

低血圧 ………… 138	脳動脈瘤破裂 ………… 18, 58	腹部痛 ………… 110
低酸素血症 ………… 68	脳ヘルニア ………… 31	腹部鈍性外傷 ………… 212
低ナトリウム血症 ………… 185	**は，ひ**	腹膜炎 ………… 160
テネスムス ………… 138	パーソナリティ ………… 124	腹膜刺激症状 ………… 161, 208
デュラフォイ潰瘍 ………… 139	肺癌 ………… 77	腐食性物質 ………… 232
転移性骨腫瘍 ………… 126	敗血症 ………… 139, 251	不定愁訴 ………… 26
転移性頭蓋骨腫瘍 ………… 25	肺血栓塞栓症 ………… 71, 72, 80	プライバシー保護 ………… 186
臀部痛 ………… 138	背部痛 ………… 138, 147	フリーエアー ………… 204
頭蓋底骨斜台部 ………… 25	拍動性腹部腫瘤 ………… 138	分枝動脈 ………… 149
頭蓋内圧 ………… 19, 48	発熱 ………… 248	閉塞性ショック ………… 97
統合失調症 ………… 184	パニック発作 ………… 102	閉塞性動脈硬化症 ………… 128
洞停止 ………… 142	パンコースト症候群 ………… 77	閉塞性脳血管障害 ………… 92
糖尿病性ケトアシドーシス ………… 153	皮質下出血 ………… 105	ヘパリン投与 ………… 49
糖尿病性末梢神経障害 ………… 128	微小脳内出血 ………… 106	扁桃周囲膿瘍 ………… 54, 55
頭部CT ………… 17, 147	皮疹 ………… 248	片麻痺 ………… 149
頭部MRI ………… 25	ビタミンB_1 ………… 22	防御 ………… 160
動脈血栓症 ………… 154	左胸部痛 ………… 71	膀胱痛 ………… 138
動脈塞栓症 ………… 154	左緊張性気胸 ………… 66	放散痛 ………… 119
吐血 ………… 136	左肺摘出術術後 ………… 67	保存的治療 ………… 169
突然死 ………… 138	非閉塞性腸管虚血 ………… 153, 154	発作 ………… 184
突然の痛み ………… 138	非乏尿性腎不全 ………… 180	**ま〜ら行**
突発性食道破裂 ………… 165	肥満 ………… 138	右下肢急性動脈閉塞症 ………… 128
突発性難聴 ………… 45	病歴 ………… 123, 149	水制限 ………… 186
ドップラー聴診計 ………… 129	ヒラメ筋静脈 ………… 81	水中毒 ………… 186
な行	頻回受診 ………… 101	迷走神経反射 ………… 139
尿潜血陽性 ………… 139	**ふ〜ほ**	酩酊 ………… 213
尿路感染症 ………… 139	不安障害 ………… 101	門脈ガス ………… 153
尿路結石症 ………… 139	腹腔内 ………… 161	有痛性青股腫 ………… 130
妊娠 ………… 70	腹水貯留 ………… 206	腰椎圧迫骨折 ………… 139
脳幹梗塞 ………… 90	腹痛 ………… 138	腰椎穿刺 ………… 20, 31
脳梗塞 ………… 93, 147, 151	腹部大動脈瘤 ………… 137	腰痛 ………… 110
脳性T波 ………… 20	腹部大動脈瘤切迫破裂 ………… 125	良性発作性頭位眩暈症 ………… 45
脳動脈瘤 ………… 28	腹部超音波検査 ………… 111	類上皮腫 ………… 31

◆ 編者プロフィール ◆

千代孝夫（ちしろ　たかお）

日本赤十字社和歌山医療センター　救急集中治療部

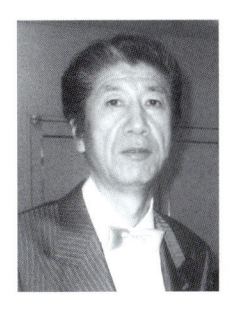

◆ 趣味

- **美味探求**：最近では「美味い店を探すのは死ぬほど難しいが，行ったらダメな店を見つけることは極く容易である」と，自分を納得させている．外見だけで内容のないマズイ店が偽装で摘発されないのが不思議だ．和歌山に来て初めて出逢った「シャコエビ（シャコではない）」と「アラカワの黄桃」の味には，卒倒する．
- **映画・小説**：最近のヒットは，「ノー・カントリー」と，最高傑作なのに，何故かすぐに上映が終わった「ミスター・ブルックス」＝それが一番のミステリーだ．
- **車**：考えられない道楽！　製造後20年なのに，年収より高い車に乗る．月給より高いマフラーに交換する．月給の半分を使ってオイルを交換する．まさに極道です．

◆ 若い医者へのアドバイス

- **素直**：古狸医には，良いかっこして「表層的なその場逃れの言い訳を言おう」としないこと，素直な態度が好まれる，知らないことは，即時「知りません，教えて下さい！」と言おう．深遠な医学の世界，簡単に正解は見つけられない．
- **誤解**：救急医療への大いなる誤解がある．それは，冠言葉で"死語"の「救急だから…」，「迅速なら乱暴でも良い」とすることである．現在の救急医療は，必要十分なステップを踏み，チーム医療を行い，専門医，上級医を駆使した高度で繊細な医療である．
- **恐れ**：私の持論は「救急患者の治療法には複数の正解があるが，実際に確かめられるのは1つのみである」だ．熟慮，選択した結果が良ければ胸をなで下ろし，上手くいかなかった場合は，悔やみ反省する．恐る恐るやるのが救急医療です．

救急外来「まさか！」の症例53
日常にひそむ思考の落とし穴と診断のポイント

2008年9月5日　第1刷発行
2009年4月20日　第2刷発行

編　集	千代孝夫
発行人	一戸裕子
発行所	株式会社　羊　土　社
	〒101-0052
	東京都千代田区神田小川町2-5-1
TEL	03(5282)1211
FAX	03(5282)1212
E-mail	eigyo@yodosha.co.jp
URL	http://www.yodosha.co.jp/
装　幀	若林繁裕（ON/OFF）
印刷所	株式会社　三秀舎

ISBN978-4-7581-0649-8

本書の複写権・複製権・転載権・翻訳権・データベースへの取り込みおよび送信（送信可能化権を含む）・上映権・譲渡権は，（株）羊土社が保有します．

JCLS ＜（株）日本著作出版管理システム委託出版物＞　本書の無断複写は著作権法上での例外を除き禁じられています．複写される場合は，そのつど事前に（株）日本著作出版管理システム（TEL 03-3817-5670，FAX 03-3815-8199）の許諾を得てください．

シミュレーションで学ぶ 救急対応マニュアル

千代孝夫／編（日本赤十字社和歌山医療センター救急集中治療部）

本書の特徴
- 救急でよく出合う重要エピソードを厳選して掲載．2巻あわせて計63case！
- 対応の手順は**時系列に沿ってリアルに解説**，適切な処置，家族への説明のタイミングなども伝授．さらに現場ならではのコツや注意点が満載！

① 事故・事件・アウトドア 編
- 定価（本体 4,000円＋税）
- B5判 ■ 2色刷 ■ 182頁
- ISBN978-4-7581-0602-3

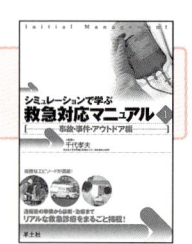

◆掲載エピソード
- トラックの荷台から転落した
- 野球の球が目にあたって物が二重に見える
- 暴漢に鈍器で頭を殴打された
- 海水浴で溺れた
- 草原でヘビに咬まれた　…など

② 小児・高齢者・女性 編
- 定価（本体 3,900円＋税）
- B5判 ■ 2色刷 ■ 190頁
- ISBN978-4-7581-0603-0

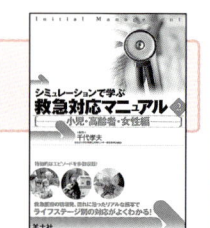

◆掲載エピソード
- タバコを食べた
- 浴衣で花火をしていて燃え移った
- カラオケの最中に意識を失った
- 排便後にトイレで倒れた
- 妊娠中だが腹痛が激しい　…など

正常画像と並べてわかる 救急画像 時間経過で理解する

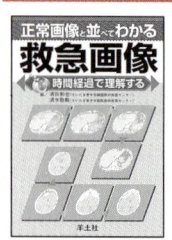

大好評の画像診断シリーズ第4弾！

編／清田和也，清水敬樹
- 定価（本体 3,200円＋税）　□ A6判
- □ 278頁　□ ISBN978-4-7581-0616-0

救急医療は時間が勝負！
本書は，正常画像と並べて病変画像の時間経過を列挙．ポケットにあれば安心の1冊．

経過でみる 救急・ICU 画像診断マニュアル
救急対応に活かす実践的画像診断とフォローアップ撮影のポイント

編集／清水敬樹
- 定価（本体 5,500円＋税）　□ B5判
- □ 269頁　□ ISBN978-4-7581-0620-7

救急画像の経時的変化と救急対応がわかる．受傷時，術直後，受傷1週間後，1ヵ月後などの画像を提示し，フォローアップを解説．

救急診療 チェックマニュアル
現場で使えるフローチャート＆to do リスト

三宅 康史／編

診断はフローチャート，治療はチェックリストの2部構成でこれまでにない使いやすさ．
鑑別のキーとなる所見も豊富に提示．
現場の流れに即した臨場感溢れる構成で診療の流れが一目でわかる！
救急現場ですぐに役立つ！

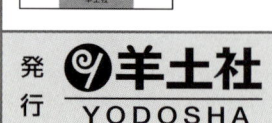

- 定価（本体 4,500円＋税）
- □ B6変型判　□ 471頁　□ ISBN978-4-7581-0614-6

発行　羊土社 YODOSHA
〒101-0052　東京都千代田区神田小川町2-5-1　TEL 03(5282)1211　FAX 03(5282)1212
E-mail: eigyo@yodosha.co.jp
URL: http://www.yodosha.co.jp/

ご注文は最寄りの書店，または小社営業部まで

日常診療に役立つ書籍

ICUでの病態管理と急変時に役立つQ&A 改訂第2版

編集／三宅康史

「ICUでの日頃の疑問が解決する大好評の入門書，改訂版登場！」

「最初の輸液選択は？」「HDとCHDFの違いは？」…ICUでの治療のノウハウや検査，鑑別など130余りのポイントをQ&A形式で解説．ICU入門に最適な一冊！

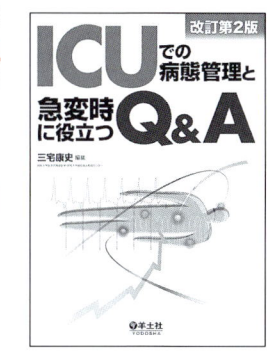

- 定価（本体4,500円＋税） ■ B5判
- 222頁　■ ISBN978-4-7581-0660-3

新版 救命救急センター 初期治療室マニュアル

監修／杉山　貢
編集／荒田慎寿

「救急医療に携わる医師必携のハンドブック！」

三次救急を中心とした本格マニュアルが待望の改訂！現場で求められる初期治療のポイントを簡潔に解説．フローチャート，スコア等も多数収録．白衣のポケットに入る携帯サイズ！

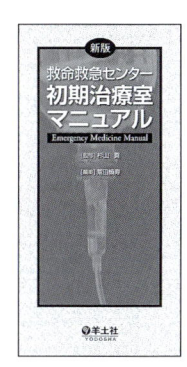

- 定価（本体4,500円＋税） ■ A5変型判
- 438頁　■ ISBN978-4-7581-0654-2

挿管困難対策手技マニュアル

安全な挿管のための基本知識とDAM症例におけるデバイスの使い方

監修／尾崎　眞
編集／車　武丸

「安全かつ迅速に気管挿管を行える実践的なDAMの解説書！」

カラー写真と動画で注目のエアウェイスコープ，気管支ファイバースコープ，トラキライト，スタイレットスコープの使用法が初心者にもマスターできる！

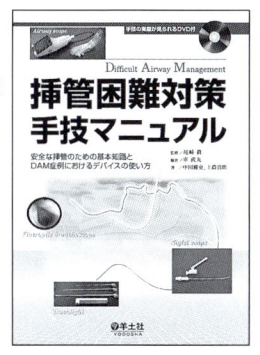

- 定価（本体6,800円＋税） ■ B5判
- 164頁　■ ISBN978-4-7581-0659-7

救急外来でのキケンな一言

トラブル事例に学ぶ診療のピットフォールとTips

著者／岩田充永

「救急外来での"一言"に潜む失敗を未然に防ぐ診療のコツを伝授！」

レジデントノートの人気連載"ここが困った！救急外来"が単行本化！
親しみやすい語り口と簡潔な図表でポイントがよくわかる！

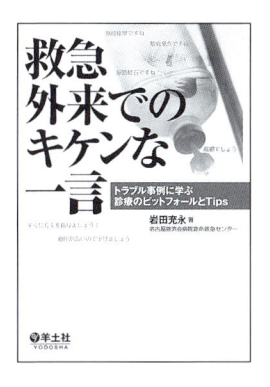

- 定価（本体3,300円＋税） ■ A5判
- 227頁　■ ISBN978-4-7581-0652-8

発行　羊土社 YODOSHA

〒101-0052 東京都千代田区神田小川町2-5-1　TEL 03(5282)1211　FAX 03(5282)1212
E-mail：eigyo@yodosha.co.jp
URL：http://www.yodosha.co.jp/

ご注文は最寄りの書店，または小社営業部まで

Step Beyond Resident

研修医は読まないで下さい!?

著/林　寛之

救急診療・研修指導医に絶対役立つ**「研修医指導虎の巻」**!
エビデンス満載の解説と読みやすい"ハヤシ節"が、ますます冴えわたる!

⑤ 外傷・外科診療のツボ編 Part 2
- ■定価（本体4,300円＋税）　■B5判　■220頁
- ■ISBN978-4-7581-0653-5

ルーチンにとらわれないで自分の頭を使いましょ!
大好評「研修医指導虎の巻」第5弾は、重症外傷からギックリ腰まで、臨機応変にきちんと患者を診られる最新知見＆コツが満載です。書き下ろしコラムも見逃せません!

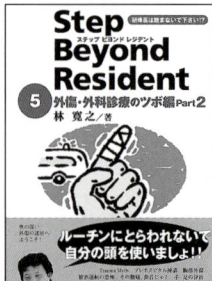

④ 救急で必ず出合う疾患編 Part 2
- ■定価（本体4,300円＋税）　■B5判　■222頁
- ■ISBN978-4-7581-0645-0

③ 外傷・外科診療のツボ編
- ■定価（本体4,300円＋税）　■B5判　■214頁
- ■ISBN978-4-7581-0608-5

② 救急で必ず出合う疾患編
- ■定価（本体4,300円＋税）　■B5判　■238頁
- ■ISBN978-4-7581-0607-8

① 救急診療のキホン編
- ■定価（本体4,300円＋税）　■B5判　■244頁
- ■ISBN978-4-7581-0606-1

こんな講義を受けたかった!

Dr.寺沢流 救急診療の極意
自信がわき出る人気講義録

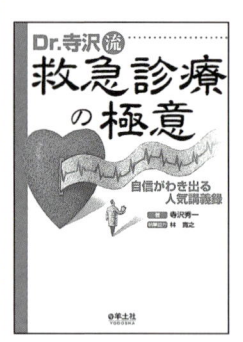

寺沢秀一／著
林　寛之／執筆協力

豊富な事例、臨場感たっぷりの口調、ポイントを絞った明快な解説で"救急が好きになる"と評判の講義が単行本化!
医者として知っておきたい、現場で役立つ知識や心構えがすっと身につく。
これで当直も怖くない!

- ■定価（本体2,900円＋税）　■A5判
- ■252頁　■ISBN978-4-7581-0647-4

日常診療の「困った」に答えます!

日常診療のよろずお助け Q&A 100
救急・外来・当直で誰もが出合う「困った」に経験とエビデンスで答えます!

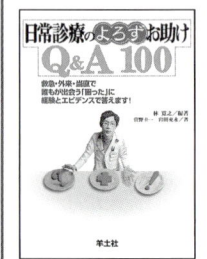

林　寛之／編著
菅野圭一, 岩田充永／著

「こんなとき、どう対処したらよいのだろう？」といった実例に基づく研修医の質問に、林寛之先生が丁寧に答えます。便利な付録カード『医療過誤を避けるTips』は、白衣のポケットに入れてお使いください!

- ■定価（本体3,300円＋税）　■A5判
- ■206頁　■ISBN978-4-89706-695-0

日常診療のよろずお助けQ&A 上級編
研修医の指導から臨床現場のあらゆる疑問まで、ポストレジデントの「困った」に答えます!

林　寛之／編著
太田　凡, 岩田充永／著

- ■定価（本体3,800円＋税）　■A5判
- ■252頁　■ISBN978-4-7581-0631-3

発行　**羊土社 YODOSHA**
〒101-0052　東京都千代田区神田小川町2-5-1　TEL 03(5282)1211　FAX 03(5282)1212
E-mail: eigyo@yodosha.co.jp
URL: http://www.yodosha.co.jp/

ご注文は最寄りの書店、または小社営業部まで